高等卫生职业教育创新实验（训）教材

生理学与病理生理学实验指导

主　编　张秋莹　陈香红
副主编　付金芳　许丽娜　胡瑞瑞
编　者　（按姓氏笔画排序）
　　　　付金芳　郑州澍青医学高等专科学校
　　　　闫晓丽　郑州澍青医学高等专科学校
　　　　许丽娜　郑州澍青医学高等专科学校
　　　　张秋莹　郑州澍青医学高等专科学校
　　　　陈香红　西藏大学附属阜康医院
　　　　胡瑞瑞　郑州澍青医学高等专科学校

河南大学出版社
HENAN UNIVERSITY PRESS
·郑州·

图书在版编目(CIP)数据

生理学与病理生理学实验指导/张秋莹,陈香红主编. -- 郑州:河南大学出版社,2023.8
ISBN 978-7-5649-5567-0

Ⅰ.①生… Ⅱ.①张…②陈… Ⅲ.①生理学-实验-教材②病理生理学-实验-教材 Ⅳ.①Q4-33 ②R363-33

中国国家版本馆 CIP 数据核字(2023)第 151193 号

策划编辑	阮林要
责任编辑	林方丽 韩 璐
责任校对	聂会佳
封面设计	史林英

出版发行	河南大学出版社		
	地址:郑州市郑东新区商务外环中华大厦2401号	邮编:450046	
	电话:0371-86059750(高等教育与职业教育分公司)		
	0371-86059701(营销部)		
	网址:hupress.henu.edu.cn		
排　版	郑州宁昌印务有限公司		
印　刷	郑州市运通印刷有限公司		
版　次	2023年8月第1版	印　次	2023年8月第1次印刷
开　本	787 mm×1092 mm　1/16	印　张	18.5
字　数	463千字	定　价	53.00元

本书如有印装质量问题,请与本社联系调换。

编审委员会名单

主 任 委 员 王左生　孟宪锋　徐玉芳
副主任委员 王　晨　潘守政　江开春　贺　生
委　　　员 王丙申　侯小丽　任　文　李福琴
　　　　　　　张佩琛　严　巍　王宪龄　高洪君
　　　　　　　李　省　廖仲夏　齐　蕊

前 言

为了适应我国医学高等专科教育的改革和发展,培养高质量、高水平、高素质的卓越医药卫生人才,在总结前版教材基础上,根据我校各专业新修订人才培养方案的要求,结合执业资格考试的内容,重新修订编写了本教材。

本教材共分三篇。第一篇为实验基础知识与基本技能,详细介绍了常用实验动物的品类、习性和适用范围;通过图片等生动展示了实验动物的捉拿和固定、给药、取血、插管等基本动物实验操作技能。在老版教材基础上加入了实验课考核实施办法与评估标准,力求公平、客观地评价学生的学习情况。第二篇为实验内容,包括生理学基础实验20项、病理生理学基础实验8项和综合性实验8项。在编写过程中,为了提高学生兴趣,增强实验代入感,我们结合多年的教学经验与临床实践,认真整理典型案例,内容涵盖人体各个系统和器官的正常功能,并涉及发热、缺氧、水肿等疾病状态下常见症状和体征及其产生原因与机制,这些内容均编入实验原理与临床应用模块中。鉴于立体化教材的需要,每项实验均附有图文演示课件和课后练习题。第三篇为实验设计的原理与方法。本篇依据高职高专学生的整体素质进行编写,力图使学生对什么是科研有一个初步的认识,对研究目的、研究方法和途径、论文的撰写等方面的知识有初步了解,逐步启迪学生的科学思维,培养他们的创新能力。

本教材紧紧围绕教学目标,突出以学为本的教学定位。实验项目的选择保证系统性与实用性,同时兼顾不同专业实验教学的需要,给各医学相关专业的选用留有余地,以增加适用性和灵活性。教材力求文字简明,通俗易懂;图片清晰(重要图片采用单色加彩色印刷,彩色图片集中放在文后),视频生动;案例真实典型,强化思政,从各个方面提高其可读性、引导性,便于学生自主学习。

本教材采用集体讨论、分工编写、共同审定、主编统稿的原则,于 2023 年 6 月定稿。

　　编写过程中,尽管各位编者都以严肃认真、高度负责的精神努力工作,但书中仍难免有错误与不足之处,希望各院校师生及广大读者提出宝贵意见,以便今后进一步修订和完善。

编者
2023 年 6 月

目 录

第一篇 实验基础知识与基本技能 ·· 001
第一部分 绪 论 ··· 003
项目一 实验课的目的和要求 ·· 003
项目二 实验报告书写要求 ·· 005
项目三 实验室规章制度 ·· 006
项目四 实验课考核实施方案与评估标准 ·· 007
第二部分 常用实验仪器及使用方法 ·· 023
项目一 MedLab 生物信号采集处理系统 ·· 023
项目二 实验仪器及其基本操作技术 ·· 030
项目三 动物实验常用手术器械及操作规范 ··· 033
第三部分 常用实验动物基本知识与技术基础 ·· 037
项目一 实验动物的种类和选择 ·· 037
项目二 实验动物的抓取、固定和标记方法 ··· 045
项目三 实验动物的麻醉方法 ·· 050
项目四 实验动物的给药方法 ·· 054
项目五 实验动物的生物样品采集方法 ·· 058
项目六 实验动物的处死方法 ·· 063
项目七 急性动物实验常用手术部位及手术方法 ··· 063

第二篇 实验内容 ··· 069
第一部分 生理学基础实验 ··· 071
项目一 反射弧的分析 ·· 071
项目二 蛙类坐骨神经-腓肠肌标本制备 ··· 076

项目三　不同的刺激强度、刺激频率对骨骼肌收缩的影响 …………………… 082
　　项目四　神经干动作电位的引导、神经干传导速度与神经干不应期的测定
　　　　　　………………………………………………………………………………… 086
　　项目五　血液的组成和血细胞比容测定 ………………………………………… 092
　　项目六　ABO血型鉴定及出血时间、凝血时间的测定 ………………………… 097
　　项目七　蛙心起搏点的观察 ……………………………………………………… 103
　　项目八　蛙心期前收缩和代偿间歇 ……………………………………………… 109
　　项目九　离体蛙心灌流实验 ……………………………………………………… 114
　　项目十　人体动脉血压的测定和心音听诊 ……………………………………… 120
　　项目十一　家兔心血管活动的神经体液调节 …………………………………… 127
　　项目十二　家兔呼吸运动的调节 ………………………………………………… 134
　　项目十三　家兔胸内负压的测定 ………………………………………………… 140
　　项目十四　大鼠胃酸的分泌及影响因素的观察 ………………………………… 144
　　项目十五　家兔胃肠道的运动及其平滑肌的生理特性 ………………………… 148
　　项目十六　人体体温测量 ………………………………………………………… 152
　　项目十七　声音的传导途径 ……………………………………………………… 157
　　项目十八　视野测定、视敏度的测定和盲点的测定 …………………………… 161
　　项目十九　去大脑僵直 …………………………………………………………… 167
　　项目二十　小脑肌紧张调节作用的观察 ………………………………………… 172

第二部分　病理生理学基础实验 ……………………………………………… 176
　　项目一　大鼠实验性肺水肿 ……………………………………………………… 176
　　项目二　血管通透性改变在水肿发生中的作用 ………………………………… 181
　　项目三　低张性缺氧 ……………………………………………………………… 184
　　项目四　血液性缺氧 ……………………………………………………………… 189
　　项目五　氰化物中毒性缺氧 ……………………………………………………… 195
　　项目六　家兔实验性高钾血症 …………………………………………………… 199
　　项目七　氨在肝性脑病发病中的作用 …………………………………………… 204
　　项目八　小鼠急性肾功能衰竭 …………………………………………………… 210

第三部分　综合性实验 …………………………………………………………… 215
　　项目一　家兔急性失血性休克 …………………………………………………… 215
　　项目二　犬感染性休克 …………………………………………………………… 222

项目三　家兔肠缺血再灌注损伤 …………………………………… 226

项目四　影响心功能的因素及实验性心力衰竭的发生与治疗 ………… 232

项目五　影响动脉血压与呼吸运动的综合因素 ………………………… 239

项目六　家兔呼吸衰竭模型复制 ………………………………………… 246

项目七　尿生成的影响因素及利尿药的作用 …………………………… 252

项目八　临床案例讨论 …………………………………………………… 259

第三篇　实验设计的原理与方法 …………………………………………… 273

附　录 ………………………………………………………………………… 283

参考文献 ……………………………………………………………………… 285

第一篇

实验基础知识与基本技能

第一部分 绪 论

项目一 实验课的目的和要求

一、生理学实验的目的

通过经典生理学实验使学生逐步掌握各器官、系统的正常功能及其机制,逐步熟悉生理学实验的基本操作技术,较熟练地掌握耳缘静脉麻醉、游离神经、气管插管等手术操作技能;了解生理学实验设计的基本原则,了解获得生理学知识的方法,验证和巩固生理学的基本理论。培养学生的无菌和规范操作意识以及细心严谨的科研态度,通过实验使学生逐步提高对实验中各种生理现象的观察能力、分析能力、自主思考和团队合作的能力。

二、病理生理学实验与综合实验的目的

通过部分病理生理学实验和综合实验使学生逐步掌握临床常见病理过程的发生发展规律,多发病常见症状及其机制,使学生能够较熟练掌握鼠类、家兔等实验动物的给药方法及其颈胸部、腹部等的解剖技巧;了解综合实验设计的基本原则,使学生初步掌握复制人类疾病动物模型的基本方法,理清分析实验结果的基本思路;同时培养学生的爱伤意识和医者仁心的精神、严谨的态度、严密的科学思维方法和严谨的科学工作作风。

三、实验课的要求

1.课前准备工作

(1)仔细预习实验指导,了解本次实验的相关内容,包括导入案例、实验目的、实验原理与临床运用、实验步骤和操作步骤等。

(2)复习与本次实验有关的理论知识并充分理解,以提高实验课的学习效果。

(3)实验小组内进行讨论交流,预测本实验各步骤可能出现的结果,注意并充分评估实验中可能发生的误差和问题,制定处理预案,保证实验项目的顺利实施。

(4)按照实验项目中的要求,准备好记号笔、演草纸、橡胶手套、工作服等用具。

2.实验开始前

(1)遵守课堂纪律,准确理解指导教师关于本次实验项目目的的讲解,注意观察示教操作,如有疑问及时向指导教师提出。

(2)实验小组所有成员听从组长安排,合理分工,相互配合,共同努力完成项目任务。

(3)各实验台的实验器材和设备放置力求整齐、妥当。小组长检查是否齐全,是否出现故障,并及时向指导教师报告,不可随意自行处理。

(4)以人体为对象的实验项目,应提前获得实验对象的知情同意,并在确认实验过程绝对安全的前提下,才能开始实验。

(5)各小组长应向组员强调实验室纪律,听从指导教师的安排,确保良好的实验秩序。

3.实验进行时

(1)学生应在实验中坚持严谨、实事求是的科学态度,按照实验方法和操作步骤,准确地进行技术操作,不能随意更改实验步骤。杜绝粗心马虎、违反操作规程的现象。在实验过程中不得进行与实验无关的活动。

(2)仔细、耐心地观察实验过程中出现的每一个现象,及时、准确、客观地记录实验结果,将出现的实际结果与预期结果进行比对,思考结果产生的原因,有什么生理意义和临床价值等,最后得出本实验的正确结论。对于没有达到预期结果的操作,要及时分析其原因,总结经验。

(3)实验过程中遇到问题,首先组内讨论解决办法,解决不了时,应向指导教师汇报情况,请求给予协助解决。

(4)规定实验项目结束后,若条件许可,征得指导教师同意后方可进行自拟实验项目。

(5)要爱护和尊重实验动物,按操作规范对其进行麻醉、手术和处理。

(6)整个实验过程保持实验台面相对整洁。

(7)注意爱护实验器材和设备,节省实验所需试剂和药品,保证实验过程顺利进行。实验过程中需要临时借用器械或物品,必须由指导教师统一调配,不得私自取用。

4.实验后

(1)各组组员将实验所用器械和设备擦洗干净,整理就绪;实验台面擦洗干净。小组长负责清点器械,如发现损坏和丢失,应立即报告指导教师,并在教师指导下填写物品赔偿单据。临时借用的器械或物品,实验完毕后应立即归还。

(2)进行过实验操作的实验动物应按要求处理和摆放,注意取下连在动物身上的器械和装置。不得肆意侮辱和摆弄动物尸体与离体器官。

(3)实验过程中产生的垃圾要分类处理,尤其是手套、注射器等医疗垃圾应在指导教师的带领下回收至医疗垃圾箱,后送至学校医疗垃圾定点回收站等待统一处理。

(4) 各小组认真收集整理实验所得的数据并进行分析讨论,得出实验结论。

(5) 按要求认真撰写实验报告,确保实验报告的真实性和完整性,并在自己的实验报告上署名。

(6) 大组长在一天内收齐实验报告后交由指导教师批阅。

(张秋莹)

项目二　实验报告书写要求

书写实验报告是为了培养学生的独立学习和思考的能力、分析和解决问题的能力以及综合运用知识的能力。书写实验报告要注意以下书写格式和要求。

一、实验报告的书写格式

姓名____　学号____　班级____　实验室(组)____　日期____　室温____

实验名称:

实验目的:

实验对象:

实验步骤(可省略):

实验结果:

结果分析和讨论:

实验结论:

二、书写实验报告的一般要求

1.实验步骤

实验步骤的书写可作简要描述,仅描述实验的主要方法和步骤,避免烦琐地罗列实验过程。

2.实验结果

实验结果的书写为实验中最重要的部分,应将实验过程中所观察或记录的现象做真实、正确、详细的记录。为了客观反映实验结果,可把由记录系统描记的曲线、统计的数据直接贴在实验报告上,或自己绘制简图,并附以图注、标号及必要的文字说明。如果观察项目较多,亦可分步骤写实验结果。一般表达方式有以下三种。

(1) 叙述式:用文字将观察到的与实验目的有关的现象客观地加以描述。描述时需要按时间顺序进行。

(2) 表格式:能较为清楚地反映观察内容,有利于相互对比。

(3)简图式:将实验中记录的曲线图取不同的时相点剪贴或自己绘制简图,并附以图注、标号及必要的文字说明。

优秀的实验报告常三者并用,从而得到最佳效果。

3.分析和讨论

分析和讨论是根据已知的理论知识对结果进行解释和分析,或将规律性的结果总结上升为理论。分析和讨论是实验报告的核心部分,可以帮助学生提高独立思考和分析归纳问题的能力。分析和讨论时,应根据客观的结果提出有创造性的见解和认识,切忌盲目抄书,更不应抄袭别人的劳动成果。参考文献应注明出处。

4.结论

结论是从实验结果和分析讨论中归纳出的一般性的概括性的判断,也就是该实验所验证的基本概念、规律或理论的简明总结。下结论时,应当用最精练的语言进行高度概括,力求简明扼要,一目了然。结论中不要罗列具体结果,也不要将未得到充分论证的理论分析写入结论。

项目三 实验室规章制度

(1)实验室是教学、科研的重要场所,进入实验室的一切人员必须以高度的责任感和严谨的作风进行工作和学习,应遵守学习纪律,准时到达实验室,不迟到不早退,因故缺席或早退应向教师请假。

(2)实验前要认真预习实验教材,明确实验目的、原理和操作步骤。做好实验前的准备工作。进入实验室必须穿工作服按号入座,不得穿背心、拖鞋。

(3)实验过程中,要思想集中,仔细观察,详细客观记录现象和数据,积极思考,综合分析。不得敷衍了事,不得抄袭别人的实验结果和实验报告,养成严谨认真的态度和实事求是的工作作风,努力提高动手能力。

(4)爱护仪器设备。实验开始前应认真检查器材,如有缺损及时报告指导教师。实验中应严格按操作规程使用仪器,各组专用器材不得串用,以免混乱;实验中如仪器出现故障,及时报告,严禁自行拆卸、乱修。实验后应清点实验器材、用品,刷洗擦拭干净后摆放整齐。实验室的各种器械不经批准不得带出实验室或外借。

(5)实验室内不得做与教学、科研无关的事情,不允许存放私人物品。实验过程中应节约用水、电及实验用品。未经教师许可不得擅自动用与本实验无关的任何器械。若有异常和损坏应立即报告代课教师。

(6)要保持实验环境的安静和卫生,不得大声喧哗和打闹,不准乱扔纸屑和杂物,不得吸烟和随地吐痰。实验结束后,要清理工作台面,所用仪器设备、标本模型、药品试剂整理归位,关闭水、电,经教师检查合格后方可离开实验室。

(7)实验室工作人员要坚守岗位。实验时严格按照实验指导和教师要求进行实验。严格遵守操作规程,不得自行其是,擅自改变操作规程或乱加药品、试剂,以免发生实验安全事故。一旦发生意外,应立即报告指导老师采取应急措施。做好防火、防盗、防污染等安全保卫工作。

(8)实验室垃圾处理方法。生理学和病理生理学实验室垃圾一般分两大类。第一类是动物尸体和废弃物,动物处死后用专用塑料袋包装好,放置在专用冰柜中,由持有许可证的动物尸体和废弃物处置机构运走,及时进行无害化处理。第二类是医疗垃圾,使用过的一次性手套、棉签、口罩、帽子、止血纱布块等应装入黄色医疗垃圾袋内,并及时由专人负责送至医疗垃圾处理中心处理。使用过的锐器,如一次性采血针、注射器针头(针头应与针筒分开)应投放到一次性回收利器盒中并由专人负责送至医疗垃圾处理中心处理。

(许丽娜)

项目四 实验课考核实施方案与评估标准

"生理学"和"病理生理学"这两门课程是临床医学等专业的基础核心课程,授课形式包括理论与实验。实验部分的教学评估属于"生理学"或"病理生理学"课程考核中过程性考核的一部分。为了充分调动学生的学习积极性和主动性,增强学生的动手能力,切实全面地评价学生的实验课学习效果,教研室制定了详细的考核方案。该方案包括实验理论考核与实验技能考核两部分,实验成绩满分100分,折合后计入总评成绩。其中理论考核内容依据实验课开设的实验项目进行,主要考查学生对实验原理中核心知识点的掌握程度和拓展临床应用的了解程度。组织形式采取线上考核的方式。技能考核部分仍然以开设的实验项目为基础,重点考查学生对常用机能学实验操作技术的掌握情况。如:牛蛙枕骨大孔位置的寻找、脊蛙的制备、破坏感受器;小鼠的称重、标记;家兔的捉拿、耳缘静脉注射麻醉、固定、备皮、迷走神经和气管分离;颈总动脉插管和联机操作;气管插管和联机操作等。按照下文中的评分标准对学生的操作规范性和掌握程度进行打分。技能考核组织形式以3~4人的小组为单位进行,这样既提高了实验动物的利用效率,又培养了组员之间的团队协作精神,还考查了他们随机应变的能力。

任务一　动物麻醉之小白鼠吸入麻醉考核细则

(1)任务物品准备:实验室需准备物品有 500 mL 带盖玻璃容器 1 个、医用乙醚、干棉球若干、医用棉签若干、100 mL 小烧杯 1 个、大镊子 1 把、组织钳 1 把、实验级小白鼠 2~3只;考生需准备物品有白大衣、橡胶手套、医用外科口罩。

(2)任务完成时间:要求 5 min 内完成所有操作。

(3)任务具体要求:①正确抓取小鼠;②正确使用乙醚;③正确判断麻醉是否成功。

(4)出现以下情况者,按零分计:①不能正确使用乙醚者;②违反操作规程者;③麻醉过深导致小白鼠死亡者。

(5)注意事项:①实验室内要有严格的防火措施,麻醉过程中严禁开关电器及出现明火;②使用过的手套和口罩要投入医疗垃圾箱内。

(6)评分标准见表 1-1-1。

表 1-1-1　动物麻醉之小白鼠吸入麻醉评分标准

序号	考核内容	考核要点	分值	评分标准	得分
1	麻醉	用镊子钳夹干棉球放入小烧杯中,注入一定量乙醚,使棉球完全浸润后,再用镊子将乙醚棉球取出放入带盖玻璃容器后立即密闭玻璃容器	15	操作不正确扣除此项得分	
		待小鼠在笼内安静时,用右手拇指和示指捏住鼠尾中央将其提起,左手打开玻璃容器,迅速把小鼠放进去,然后紧闭玻璃容器	15	操作不正确扣除此项得分	
		连续观察容器中小鼠的反应,当其自行倒下,呼吸由快变慢时,将其从玻璃容器中取出,开始检查其角膜反射和痛觉反射	10	操作不正确扣除此项得分	
2	麻醉效果的判断	用棉签轻轻触碰鼠的角膜,若鼠不闭眼或闪避,说明鼠的角膜反射消失	10	操作不正确扣除此项得分	
		用组织钳适当用力钳夹鼠的足趾,若鼠无挣扎或闪避,说明痛觉反射消失	10	操作不正确扣除此项得分	
		若其角膜反射和痛觉反射未消失,将其放回玻璃容器中,继续进行麻醉	20	麻醉不彻底,未将其放入玻璃容器中重新麻醉者,扣 10 分;多次反复麻醉者扣 10 分	

续表

序号	考核内容	考核要点	分值	评分标准	得分
3	麻醉后处理	将麻醉后小鼠按要求放回鼠笼里	5	未按要求做扣除此项得分	
		将乙醚棉球从玻璃容器中取出放回小烧杯,药液放回原处	5	未按要求做扣除此项得分	
		所用物品整理干净,放回原处	5	未按要求做扣除此项得分	
4	着装情况	白大衣整洁,口罩佩戴正确,符合个人卫生要求	5	未穿白大衣或个人卫生较差者扣除此分	
小计		总分	100	总得分	
备注	乙醚棉球可由第一组考生制作完成,后面抽到该任务考生直接钳取乙醚棉球即可				

任务二 动物麻醉之家兔耳缘静脉注射麻醉考核细则

(1)任务物品准备:实验室需准备物品有兔台 1 架、100 mL 小烧杯 1 个、20%氨基甲酸乙酯溶液 100 mL、20 mL 注射器 1 只、家兔 1 只、婴儿秤 1 台、组织钳 1 把、0.9%生理盐水 100 mL、医用棉球若干、医用棉签 1 包、纱布条若干;考生需准备物品有白大衣、橡胶手套、医用外科口罩。

(2)任务完成时间:要求 20 min 内完成所有操作。

(3)任务具体要求:①正确方式捉拿家兔;②正确使用婴儿秤对家兔进行称重;③准确抽取麻醉药液;④按静脉给药的要求麻醉家兔;⑤正确判断麻醉是否成功;⑥正确固定麻醉后的家兔。

(4)出现以下情况者,按零分计:①未捉拿与称量家兔者;②违反操作规程者;③麻醉失误导致家兔死亡者。

(5)注意事项:①操作过程中注意防止被家兔抓伤;②麻醉时不可用力按压家兔颈部导致其窒息死亡;③使用过的手套和口罩要投入医疗垃圾箱内,注射器使用后折断投入医疗垃圾箱内,针头使用利器盒回收。

(6)评分标准见表 1-1-2。

表 1-1-2 家兔耳缘静脉注射麻醉评分标准

序号	考核内容	考核要点	分值	评分标准	得分
1	家兔捉拿(可任选其一)	方法一:一手抓家兔颈背部皮肤,轻轻将其提起,另一手托起家兔臀部	10	捉拿部位错扣除 5 分;未托其臀部扣除 5 分;始终无法将家兔捉拿离地面,扣除此项得分	

续表

序号	考核内容	考核要点	分值	评分标准	得分
1	家兔捉拿（可任选其一）	方法二：左手托住家兔前肢的腋下，将其前半身托离地面，右手托住家兔的臀部，平稳将其托离地面后，使家兔躯体紧贴操作者身体	10	捉拿部位错扣除5分；未托其臀部扣除5分；始终无法将家兔捉拿离地面，扣除此项得分	
	称重	将家兔置于婴儿秤上准确称重并读数	5	读数错误扣除此项得分	
	取药	按5 mL/kg取药	5	药量不准确扣除此项得分	
2	耳缘静脉给药（多人合作）	一人找到家兔一侧耳缘静脉，其余同学固定家兔	5	静脉寻找错误、过度按压导致家兔窒息死亡者扣除此项得分	
		充分暴露一侧耳缘静脉	5	未充分暴露扣除此项得分	
		在静脉远心端找寻一注射点，右手持针以接近水平角度刺入静脉，回抽有回血，缓慢注入麻药，边注射边观察家兔表现	20	未从远心端进针者扣5分，回抽无回血者扣5分，推药有阻力，药物注入皮下组织者扣10分	
		注射完成后用棉球按压注射点1 min，以防药液外漏	5	没有完成者扣除此项得分	
3	麻醉效果的判断	观察家兔腹部起伏，呼吸平稳，由快变慢；用棉签轻轻触碰家兔的角膜，若家兔不闭眼或闪避，说明家兔的角膜反射消失；用组织钳适当用力钳夹家兔的后足趾，若家兔无挣扎或闪避，说明痛觉反射消失	5	操作不正确扣除此项得分	
4	固定	将麻醉好的家兔腹面向上平置在兔台上，用医用纱布条一端捆绑其肢体关节上方，一端固定在兔台上；将家兔颈部展平，用纱布条中间勾住其上颌两个中切牙，两端系在兔台上	10	固定不牢固扣5分，家兔颈部没有完全暴露扣5分	
5	麻醉后处理	将家兔放回原处	5	未按要求做扣除此项得分	
		药液放回原处	5	未按要求做扣除此项得分	
		用品整理干净，放回原处	5	未按要求做扣除此项得分	

续表

序号	考核内容	考核要点	分值	评分标准	得分
6	着装情况	白大衣整洁,口罩佩戴正确,符合个人卫生要求	5	未穿白大衣或个人卫生较差者扣除此项得分	
小计		总分	100	总得分	

任务三 小白鼠腹腔注射药物考核细则

(1)任务物品准备:实验室需准备物品有 100 mL 小烧杯 1 个、0.9%生理盐水 100 mL、1 mL 注射器 2 个、实验级小白鼠 2~3 只、电子天平 1 台、钟罩;考生需准备物品有白大衣、橡胶手套、医用外科口罩。

(2)任务完成时间:要求 5 min 内完成所有操作。

(3)任务具体要求:①正确使用天平进行小鼠称重并标记;②准确抽取注射用药液的量;③按腹腔注射的要求捉拿固定小鼠;④按腹腔注射的要求给药。

(4)出现以下情况者,按零分计:①未称重小鼠者;②违反操作规程者。

(5)注意事项:①注意防止小鼠咬伤;②注意无菌操作;③使用过的手套和口罩要投入医疗垃圾箱内,注射器使用后折断投入医疗垃圾箱内,针头使用利器盒回收。

(6)评分标准见表 1-1-3。

表 1-1-3 小白鼠腹腔注射药物评分标准

序号	考核内容	考核要点	分值	评分标准	得分
1	小鼠称重	打开电子天平,天平调零	5	未调零称量扣除此项得分	
		待小鼠在笼内安静时,用右手拇指和示指捏住鼠尾中央将其提起,放置在天平上,记录小鼠重量;用记号笔在鼠尾进行标记	5	操作不正确扣除此项得分	
2	取药	按 0.1 mL/10 g 鼠重抽取药物	5	药量不准确扣除此项得分;手部或其他物体触碰针头者扣除此项得分	
3	腹腔注射	注射部位:左下腹部	10	选择注射部位不对扣除此项得分	
		左手固定小鼠,使腹部向上,头呈低位	20	鼠头未固定好不停摆动扣 5 分;腹部朝向桌面扣 5 分;无法单人完成固定小鼠扣 5 分	

续表

序号	考核内容	考核要点	分值	评分标准	得分
3	腹腔注射	右手持注射器在小鼠左腹侧下腹部刺入皮下	10	无法单人完成此项任务扣5分,操作者手碰触到针头扣除此项得分	
		沿皮下向前推进3~5 mm,然后刺入腹腔(切勿使针头向上注射,以防针头刺伤内脏)	10	无法单人完成此项任务扣5分,操作不正确扣除此项得分	
		回抽无血,注入药液	10	注射部位暴露不充分扣除此项得分	
		轻压注射点,以防药液外漏,放入钟罩观察	10	无此操作扣除此项得分	
4	整理	小鼠放入鼠笼中	5	无此操作扣除此项得分	
		药液放回原处,用品整理干净,放回原处	5	无此操作扣除此项得分	
5	着装情况	白大衣整洁,口罩佩戴正确,符合个人卫生要求	5	未穿白大衣或个人卫生较差者扣除此项得分	
小计		总分	100	总得分	

任务四 大白鼠肌内注射药物考核细则

(1)任务物品准备:实验室需准备物品有100 mL小烧杯1个、0.9%生理盐水100 mL、5 mL注射器2个、实验级大白鼠2~3只、电子天平1台、钟罩、带盖大鼠笼、帆布手套1双;考生需准备物品有白大衣、橡胶手套、医用外科口罩。

(2)任务完成时间:要求5 min内完成所有操作。

(3)任务具体要求:①正确使用天平进行大鼠称重;②准确抽取注射用液;③规范操作固定大鼠;④按肌内注射的要求给药。

(4)出现以下情况者,按零分计:①未称重大鼠者;②违反操作规程者。

(5)注意事项:①大鼠较凶猛,操作时必须佩戴帆布手套,注意防止大鼠咬伤;②注意无菌操作;③使用过的橡胶手套和口罩要投入医疗垃圾箱内,注射器使用后折断投入医疗垃圾箱内,针头使用利器盒回收。

(6)评分标准见表1-1-4。

表 1-1-4 大白鼠肌内注射药物评分标准

序号	考核内容	考核要点	分值	评分标准	得分
1	大鼠称重	打开电子天平,天平调零	5	未调零称量扣除此项得分	
1	大鼠称重	待大鼠在笼内安静时,双手戴上帆布手套,用右手拇指和示指捏住鼠尾中央将其提起,放置在天平上,记录大鼠重量	10	未戴帆布手套扣 5 分;操作不正确扣除此项得分	
2	取药	按 3 mL/kg 鼠重抽取药物	10	药量不准确扣除此项得分;手部或其他物体触碰针头者扣除此项得分	
3	肌肉注射（双人操作）	注射部位:大腿外侧肌肉	10	选择注射部位不对扣除此项得分	
3	肌肉注射（双人操作）	戴帆布手套操作者将大鼠置于鼠笼盖上,右手固定鼠尾,左手抓起大鼠颈背部皮肤将其翻转,腹部朝上	20	操作不正确扣除此项得分	
3	肌肉注射（双人操作）	另一操作者左手拇指和示指固定大鼠一侧后肢并检查肌肉的厚度,以便控制注射深度;右手持注射器,针头呈 45°迅速刺入肌肉	10	手部或其他物体触碰针头者扣除此项得分,操作不正确扣除此项得分	
3	肌肉注射（双人操作）	回抽无血后注入药液	10	操作不正确扣除此项得分	
3	肌肉注射（双人操作）	轻压注射点,以防药液外漏,放入钟罩观察	10	操作不正确扣除此项得分	
4	整理	大鼠放入鼠笼	5	未做扣除此项得分	
4	整理	药液放回原处,用品整理干净,放回原处	5	未做扣除此项得分	
5	着装情况	白大衣整洁,口罩佩戴正确,符合个人卫生要求	5	未穿白大衣或个人卫生较差者扣除此项得分	
小计		总分	100	总得分	

任务五 蛙类坐骨神经-腓肠肌标本制备考核细则

(1)任务物品准备:实验室需准备物品有蛙类手术器械 1 套、1 000 mL 大烧杯 1 个、任氏液 100 mL、蛙板 3 个、蛙钉若干、铜芯弓 1 个、丝线若干、牛蛙;考生需准备物品有白大衣、橡胶手套、医用外科口罩。

(2) 任务完成时间：分步完成，每步操作要求 10 min 内完成。

(3) 任务具体要求：①准确破坏牛蛙大脑和脊髓；②完整分离坐骨神经；③完整分离腓肠肌；④标本具有生理活性。

(4) 注意事项：①及时用任氏液浸润标本，保持其兴奋性；②操作过程中应避免强力牵拉和手捏神经或夹伤神经肌肉；③使用过的橡胶手套和口罩要投入医疗垃圾箱内。

(5) 评分标准见表 1-1-5。

表 1-1-5　蛙类坐骨神经-腓肠肌标本制备评分标准

序号	考核内容	考核要点	分值	评分标准	得分
1	捉拿蛙方法	能按照要求捉拿蛙（五个手指）	20	少一个手指的重要动作扣5分	
	破坏蛙大脑	枕骨大孔位置；持探针方法进针动作、角度、深度、横断动作	40	枕骨大孔位置不对扣10分；持针方法不正确扣10分；没有横断脊髓扣10分；大脑没有完全破坏扣除此项得分	
	破坏蛙脊髓	蛙双后肢伸直、挺硬或粪尿失禁现象出现说明探针刺入脊髓	35	无要点中所述现象出现扣除此项得分。	
小计		该部分总分	95	总得分	
2	持粗剪刀剪断蛙脊椎	左手四指紧握蛙双后肢，拇指按其臀部或三指紧握蛙双后肢，拇指和示指捏其骶髂关节以下脊柱两侧；在骶髂关节上方 0.5 cm 处剪断脊柱，剪断后应保留 2~3 节尾椎	30	剪断后无尾椎者或损坏神经扣除此项得分；剪刀握持方法不规范扣5分	
	清洗手和器械；去除蛙后肢皮肤	接触蛙皮肤的手指、器材必须用自来水清洗后再用任氏液润洗才能接触标本内部；去除蛙皮要剥干净	35	未用自来水清洗手及器材扣10分；未用任氏液润洗手及器材扣10分；沾有血迹的手或器械碰触标本内部扣10分；皮肤未剥干净扣10分	
	剪开蛙双后肢	用粗剪刀沿耻骨联合正中剪开蛙双后肢；将尾骨避向一边，从中间剪断保留的 2~3 节椎骨，注意保护神经不被破坏	30	剪刀使用不规范扣5分；剪断一侧神经扣除此项得分	
小计		该部分总分	95	总得分	

续表

序号	考核内容	考核要点	分值	评分标准	得分
3	固定蛙腿	腓肠肌向上,在蛙脚掌钉蛙钉	10	未按要求扣除此项得分	
	游离坐骨神经	用玻璃分针分离暴露坐骨神经(起始处到腘窝),不要用力牵拉神经	35	未用玻璃分针而用其他器材分离暴露坐骨神经扣10分,用力牵拉坐骨神经扣10分,未完全彻底分离神经扣除此项得分	
		保留椎骨<1 cm	20	保留椎骨>1 cm 扣除此分;使用剪刀方法不规范扣5分	
		保护坐骨神经	30	剪断坐骨神经扣除此分	
小计		该部分总分	95	总得分	
4	分离腓肠肌	眼科剪在大腿肌肉肌腱处做"V"形剪口,剪断肌腱,后将膝关节以上大腿肌肉分离干净	20	没有"V"形剪口扣5分;肌肉分离不干净扣10分;使用剪刀不规范扣5分	
		保留股骨在膝关节以上大于等于1 cm	20	未按要求扣除此项得分	
		用玻璃分针分离蛙腓肠肌	10	未按要求扣除此项得分	
		用剪刀分离腓肠肌肌腱,用丝线结扎肌腱	20	结扎线脱落扣10分;结扎线在肌肉上扣10分;使用剪刀不规范扣5分,未使用器械打结法扣5分	
		用眼科剪剪断腓肠肌肌腱,用组织剪在腘窝处剪掉小腿部分	10	未按要求扣除此项得分	
	标本存放	标本应始终保持被任氏液浸湿状态	5	标本干燥扣除此项得分	
	兴奋性检查	标本兴奋性高,反应快	5	标本无兴奋性或反应迟钝扣除此项得分	
	整理	实验用品的清洗,整理台面	5	未按要求扣除此项得分	
小计		该部分总分	95	总得分	
5	着装情况	白大衣整洁,口罩佩戴正确,符合个人卫生要求	5	未穿白大衣或个人卫生较差者扣除此项得分	

任务六　蛙心起搏点的观察考核细则

(1)任务物品准备:实验室需准备物品有蛙类手术器械 1 套、1 000 mL 大烧杯 1 个、任氏液 100 mL、蛙板 3 个、蛙钉若干、丝线若干、牛蛙;考生需准备物品有白大衣、橡胶手套、医用外科口罩。

(2)任务完成时间:分两步完成,每步要求 10 min 内完成。

(3)任务具体要求:①准确破坏牛蛙大脑和脊髓;②正确暴露心脏;③准确完成斯氏第一结扎。

(4)出现以下情况者,按零分计:①人为因素造成心脏衰竭、出血或破裂者;②违反操作规程者。

(5)注意事项:①不断用任氏液湿润心脏,以防干燥;②在沿窦房沟用丝线结扎时,尽量靠近心房端,确保心房无静脉窦组织残留;③结扎要迅速有力,以完全阻断静脉窦兴奋的传递;④非人为因素造成蛙心功能下降,观察项目未完成者,可重新制作标本;⑤心脏复跳时间较长,复跳后操作不作为考核范畴。

(6)评分标准见表 1-1-6。

表 1-1-6　蛙心起搏点观察评分标准

序号	考核内容	考核要点	分值	评分标准	得分
1	捉拿方法	能按照要求捉拿蛙(五个手指)	20	少一个手指的重要动作扣 5 分	
	破坏大脑	枕骨大孔位置;持探针方法进针动作、角度、深度、横断动作	40	枕骨大孔位置不对扣 10 分;持针方法不正确扣 10 分;没有横断脊髓扣 10 分;大脑没有完全破坏扣除此项得分	
	破坏脊髓	蛙双后肢伸直,挺硬或粪尿失禁现象出现说明探针刺入脊髓	35	无要点中所述现象出现扣除此项得分	
小计		该部分总分	95	总得分	
2	暴露心脏	动物仰卧固定在蛙板上	5	动物固定错误扣除此项得分	
		眼科剪做"V"形剪口剪开皮肤、胸腔,小心剪开心包膜,充分暴露心脏	30	损伤心脏血管扣 10 分;剪刀使用不规范扣 5 分;未按要求操作扣除此项得分	
	观察心脏	观察静脉窦、心房和心室跳动次序	20	不能清楚分辨心脏结构扣除此项得分	
		对心脏在单位时间内的跳动次数进行计数	5	未按要求计数扣除此项得分	

续表

序号	考核内容	考核要点	分值	评分标准	得分
2	结扎后观察心脏	准确找到窦房沟,在下方穿线备用,在心脏舒张期快速用力准确结扎"白线"	20	结扎位置错误或心室不停跳扣除此项得分	
		计算静脉窦、心房、心室在1 min内的跳动次数	5	未计数或计数错误扣除此项得分	
	整理	实验用品的清洗,台面整理	10	未做扣除此项得分	
小计		该部分总分	95	总得分	
3	着装情况	白大衣整洁,口罩佩戴正确,符合个人卫生要求	5	未穿白大衣或个人卫生较差者扣除此项得分	

任务七 家兔呼吸运动调节考核细则

(1)任务物品准备:家兔手术器械1套、兔台1架、100 mL小烧杯1个、20%氨基甲酸乙酯溶液100 mL、20 mL注射器1只、家兔1只、婴儿秤1台、0.9%生理盐水100 mL、医用棉球若干、医用棉签1包、纱布条若干;兔毛盒1个;气管插管1个;CO_2气袋1个;刺激电极1个;张力换能器1个;生物信号采集处理系统与电脑设备1套;考生需准备物品有白大衣、橡胶手套、医用外科口罩。

(2)任务完成时间:分步完成,每步要求20 min内完成。

(3)任务具体要求:①完成家兔麻醉与固定;②分离双侧迷走神经与气管插管;③完成3项呼吸运动调节实验,增加吸入气CO_2浓度,剪断双侧迷走神经,刺激一侧迷走神经中枢端。

(4)出现以下情况者,按零分计:①人为因素造成家兔呼吸衰竭死亡者;②违反操作规程者。

(5)注意事项:①静脉麻醉时速度要缓慢,避免过快导致家兔死亡,边推药边注意观察家兔生命体征。②剪毛备皮时手不要提起皮肤,以免剪破皮肤。③分离皮下组织时要尽可能避开血管,若有少量出血则压迫止血。④气管插管之前务必做两项检查,以预防家兔突然死亡。一方面,用1 mL无针头注射器于喉头开口处伸入,吸取血液或用小镊子夹出气道中的血凝块,以保证呼吸道的通畅。另一方面,检查气管插管是否通畅。⑤考核过程中家兔麻药作用减弱,可适当从耳缘静脉追加麻醉药物。

(6)评分标准:家兔耳缘静脉麻醉与固定评分标准见任务二,表1-1-7为备皮环节开始测评。

表1-1-7 家兔呼吸运动调节评分标准

序号	考核内容	考核要点	分值	评分标准	得分
1	备皮	用组织剪在家兔喉结与其下1 cm处剪毛,剪掉毛发放入兔毛盒	10	备皮位置错误或剪破皮肤扣除此项得分;剪刀使用不规范扣5分	
	分离皮肤、肌肉,分离迷走神经	用组织剪或手术刀沿颈部正中线切开皮肤,长约4~5 cm切口	10	切口位置长度错误扣除此项得分,手术器械操作不规范扣5分	
		分离皮下组织层和肌肉层,注意逐层分离和钝性分离	20	分离时损伤大血管扣除此项得分;未用钝性分离扣5分;分离不彻底导致手术视野组织血肉模糊扣除此项得分	
		用玻璃分针游离迷走神经,在迷走神经下穿两根线备用	10	用其他器材分离迷走神经扣5分;少穿一根线扣5分;迷走神经寻找错误扣除此项得分	
	气管插管	使用组织钳和玻璃分针分离气管,在气管下穿线备用	20	气管分离不完全扣5分;器械使用不规范扣5分;视野出血量较大扣5分;忘记穿线备用扣5分	
		在喉头下2 cm处剪一个倒"T"字形切口	5	倒"T"字形切口错误扣除此项得分	
		清理气管内异物,检查气管插管	10	未清理气管内异物、未检查气管插管扣除此项得分	
		进行气管插管,固定气管插管	10	气管插管固定不牢扣5分;气管插管滑脱扣除此项得分	
小计		该部分总分	95	总得分	

续表

序号	考核内容	考核要点	分值	评分标准	得分
2	连接电脑	在呼吸最明显处(剑突下)用皮针引线穿在明显处并结扎	10	穿线位置不当扣除此项得分;持针钳和皮针操作不规范扣5分	
		线的另一端连接于张力换能器,线的长度约15 cm,处于自然长度	10	不按要求操作扣除此项得分	
		张力换能器与生物信号采集处理系统1号通道相连	10	未按照要求操作扣除此项得分	
	生物信号采集处理系统的使用	调整系统参数,描记呼吸曲线,解释呼吸周期	20	无法描记出曲线扣除此项得分;不会解释呼吸曲线扣5分	
	观察项目操作	吸入 CO_2 气体,注意吸入的量和速度不宜过大过快	20	未按照要求吸入扣除此项得分	
		剪断双侧迷走神经	10	剪断前未打结者扣5分	
		刺激迷走神经中枢端,刺激电极的两极均应放置在同一根迷走神经上	10	未按照要求操作扣除此项得分	
	整理	拔出气管插管,保证无出血现象,家兔放回兔笼,实验器材的清洗,台面整洁	5	未做此操作扣除此项得分	
小计		该部分总分	95	总得分	
3	着装情况	白大衣整洁,口罩佩戴正确,符合个人卫生要求	5	未穿白大衣或个人卫生较差者扣除此项得分	

任务八 家兔心血管活动的调节考核细则

(1)任务物品准备:家兔手术器械1套、兔台1架、100 mL 小烧杯1个、20%氨基甲酸乙酯溶液100 mL、0.3%肝素溶液、20 mL 注射器1只、家兔1只、婴儿秤1台、0.9%生理盐水500 mL、医用棉球若干、医用棉签1包、纱布条若干;兔毛盒1个;动脉夹1个;动脉插管1个;气管插管1个;刺激电极1个;压力换能器1个;生物信号采集处理系统与电脑设备1套;考生需准备物品有白大衣、橡胶手套、医用外科口罩。

(2)任务完成时间:分步操作,每步要求20 min 内完成。

(3)任务具体要求:①完成家兔麻醉与固定;②分离双侧颈总动脉、迷走神经与气管插管;③完成动脉插管和3项心血管活动调节实验,牵拉未插管一侧颈总动脉,刺激迷走神经外周端,快速抬高家兔双后肢。

(4)出现以下情况者,按零分计:①人为因素造成家兔死亡者;②违反操作规程者。

(5)注意事项:①静脉麻醉时速度要缓慢,避免过快导致家兔死亡,边推药边注意观察家兔生命体征。②剪毛备皮时手不要提起皮肤,以免剪破皮肤。③分离皮下组织时要尽可能避开血管,若有少量出血则压迫止血。④气管插管之前务必做两项检查,以预防家兔突然死亡。一方面,用1 mL无针头注射器于喉头开口处伸入,吸取血液或用小镊子夹出气道中的血凝块,以保证呼吸道的通畅。另一方面,检查气管插管是否通畅。⑤每项实验后,应等血压恢复后再进行下一项实验。⑥压力传导系统应严格密封。⑦考核过程中家兔麻药作用减弱,可适当于耳缘静脉追加麻醉药物。

(6)评分标准:家兔耳缘静脉麻醉与固定评分标准见任务二,表1-1-8为备皮环节开始测评。

表1-1-8 家兔心血管活动的调节评分标准

序号	考核内容	考核要点	分值	评分标准	得分
1	分离皮肤、肌肉,分离颈总动脉和双侧迷走神经	用组织剪在家兔喉结与其下1 cm处剪毛,剪掉毛发放入兔毛盒	10	备皮位置错误或剪破皮肤扣除此项得分;剪刀使用不规范扣5分	
		用组织剪或手术刀沿颈部正中线切开皮肤,长约4~5 cm切口	10	切口位置长度错误扣除此项得分,手术器械操作不规范扣5分	
		分离皮下组织层和肌肉层,注意逐层分离和钝性分离	20	分离时损伤大血管扣除此项得分;未用钝性分离扣5分;分离不彻底导致手术视野组织血肉模糊扣除此项得分	
		用玻璃分针游离迷走神经,在迷走神经下穿两根线备用	5	用其他器材分离迷走神经扣5分;少穿一根线扣5分;迷走神经寻找错误扣除此项得分	
		用玻璃分针分离双侧颈总动脉约3 cm并穿线备用	5	用其他器材分离颈总动脉扣5分;少穿一根线扣5分;颈总动脉寻找错误扣除此项得分	

续表

序号	考核内容	考核要点	分值	评分标准	得分
1	气管插管	使用组织钳和玻璃分针分离气管,在气管下穿线备用	20	气管分离不完全扣5分;器械使用不规范扣5分;视野出血量较大扣5分;忘记穿线备用扣5分	
		在喉头下2~3 cm处剪一个倒"T"字形切口	5	倒"T"字形切口错误扣除此项得分	
		清理气管内异物,检查气管插管	10	未清理气管内异物、未检查气管插管扣除此项得分	
		进行气管插管,固定气管插管	10	气管插管固定不牢扣5分;气管插管滑脱扣除此项得分	
小计		该部分总分	95	总得分	
2	动脉插管	压力换能器排空气	10	压力换能器未排空气扣除此项得分	
		动脉插管肝素化	10	动脉插管未用肝素处理扣除此项得分	
		一侧颈总动脉远心端结扎,近心端用动脉夹夹闭,中间保留一定距离	10	未按照要求操作扣除此项得分	
		在靠近结扎线近心端方向剪一个"V"形切口	5	"V"形口太大剪断血管扣除此项得分	
		动脉插管斜面向上插入切口,进入后立即旋转斜面向下进入约2 cm左右,固定插管后取下动脉夹	10	插管固定不牢,动脉夹取下有渗血者扣除此项得分	
	连接电脑	压力换能器与生物信号采集处理系统第1通道相连	5	压力换能器接错通道扣除此项得分	
	生物信号采集处理系统的使用	血压曲线描记,记录一段基线血压	10	未描记出曲线扣除此项得分	
	观察项目操作	快速牵拉未插管一侧颈总动脉,观察曲线变化	10	未出现血压变化扣除此项得分	
		刺激迷走神经外周端	10	刺激位置错误、未出现血压变化扣除此项得分	
		快速抬高家兔双后肢,注意防止动脉插管脱落	10	未按要求操作扣除此项得分	

续表

序号	考核内容	考核要点	分值	评分标准	得分
2	整理	拔出气管插管和动脉插管,保证无出血现象,家兔放回兔笼,实验器材的清洗,台面整洁	5	未按要求操作扣除此项得分	
小计		该部分总分	95	总得分	
3	着装情况	白大衣整洁,口罩佩戴正确,符合个人卫生要求	5	未穿白大衣或个人卫生较差者扣除此项得分	

(张秋莹)

第二部分
常用实验仪器及使用方法

项目一　MedLab 生物信号采集处理系统

MedLab 生物信号采集处理系统是应用大规模集成电路和计算机硬件与软件技术开发的集生物信号的放大、采集、显示、处理、储存和分析的机电一体化仪器,可用于机能学实验的生物信号检测、记录和分析。

MedLab 生物信号采集处理系统由硬件与软件两大部分组成。硬件主要完成对各种生物电信号(如:心电、肌电、脑电)与非生物电信号(如:血压、张力、呼吸)的调节、放大,并对信号进行模/数(A/D)转换,使之输入计算机。软件主要用来对系统各部分进行控制和对已数字化的生物信号进行显示、记录、存储、处理、数据共享及打印输出。

MedLab 生物信号采集处理系统应用软件是 Windows 32 位应用程序,图形操作界面与微软其他应用程序风格一致,好学、易用。全部采用鼠标点击操作,方便简单,多窗口运行,可边采样边处理数据。采样窗口大小随意调节,X、Y 轴压缩扩展自如。支持所有打印机,网络资源共享,并能与其他 Windows 应用程序,如 ACCESS、Excel、Word 等进行无缝对接,共享数据,可长时程记录,边采样边存储,无最大文件长度和时间限制。

MedLab 生物信号采集处理系统是一套由微机控制的针对"生物信号"的实验仪器。它将传统实验仪器生物信号前置放大器、多导记录仪、示波器、刺激器等合并起来。针对不同的生物信号选用合适的设置就可以方便地完成实验。

一、系统组成

记录仪:多导记录仪采用走纸描记信号曲线的工作模式。绘图方式是从右到左全屏幕移动。适用于较慢的信号和连续记录的实验,如血压、呼吸、心电等。

示波器:采用多线记忆示波器的工作模式。绘图方式是从左到右采一帧画一帧。适用于较快信号,特别是周期信号的实验,如神经干动作电位等。

慢波扫描:采用多线慢扫描记忆示波器的工作模式。绘图方式是从左到右,边画边擦。在对较快信号连续记录时,可以避免记录仪方式全屏幕移动造成的眼花、不易观察曲线的缺点。适用于较快信号连续记录的情形,如减压神经放电等。

程控刺激器：MedLab 系统内置了一个由软件程控的刺激器，恒流恒压输出。在对采样条件设置完成后，即可对刺激器进行设置。根据不同实验要求，可选择不同的刺激模式：单刺激、串刺激、主周期刺激、自动间隔调节、自动幅度调节、自动波宽调节、自动频率调节等模式。

二、软件界面

MedLab 软件界面由标题栏、菜单栏、快捷工具栏、标记栏、状态提示栏及通道采样窗、处理窗、数据窗等多个相应的子窗口组成。MedLab 启动后界面如下（图1-2-1）所示。

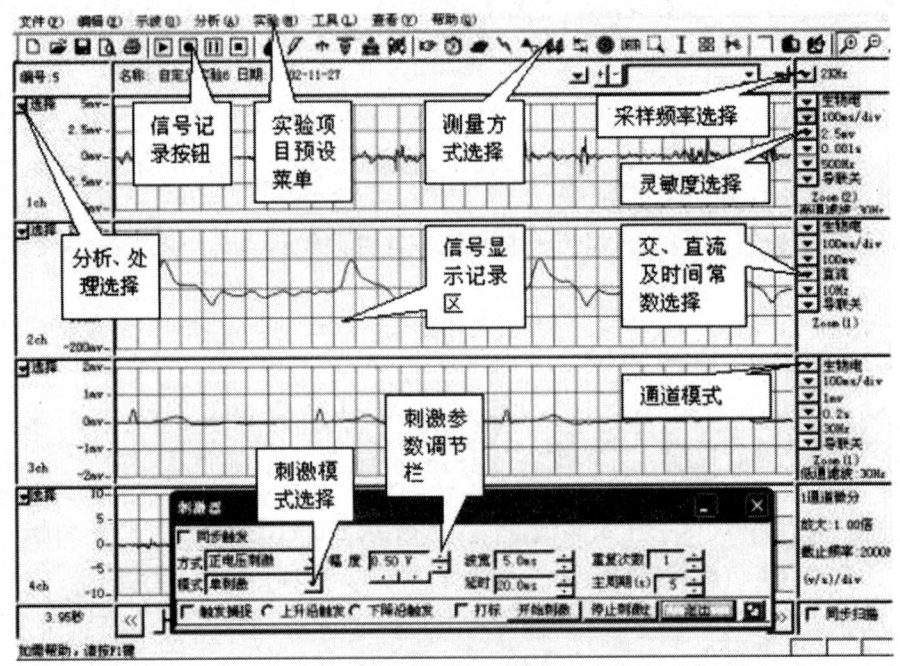

图1-2-1　MedLab 系统软件界面

(1)标题栏：提示实验名称、存盘文件路径、文件名及"缩小""扩大""关闭"按钮。

(2)菜单栏：用于按操作功能不同，分类选择操作，包含如下主菜单名称。

1)文件：包括所有的文件操作，如打开、存盘、打印、退出等。

2)编辑：包括所有对信号图形的编辑功能，如剪切、拷贝、粘贴等。

3)视图：对界面上主要可视部分显示与否进行切换。

4)设置：对系统运行有关的设置功能进行选择。

5)实验：对已完成定制实验配置的具体教学与科研实验项目进行选择。

6)处理：包括所有对信号图形的采样后处理功能，如 FFT 运算、直方图、数字滤波等。

7)窗口：提供一些有关窗口操作的功能。

8)帮助:包括在线帮助,版权信息与公司网址链接。

(3)快捷工具栏:提供最常用的快捷工具按钮,只要鼠标箭头指向该按钮,单击鼠标左键,即可进入操作。

(4)标记栏:用于添加、编辑实验标记,并可用于实验数据的定位。

(5)通道采样窗:每个通道采样窗分三个部分:第一部分为采样窗最左侧的"通道控制区",显示通道号,实时控制放大器硬件。第二部分为采样窗中部的"波形显区",采样时动态显示信号波形,处理时静态显示波形曲线,并可人为选定一部分波形作进一步分析处理,采用多视窗共享数据的方法,可同时进行多视窗的动态、静态观察或测量。第三部分为采样窗最右侧的"结果显示控制区",用来显示 Y 轴刻度、采样通道内容、单位。控制基线调节,Y 轴方向波形压缩、扩展、定标操作等。

(6)X 轴显示控制区:用来动态显示采样时间(X 轴),波形曲线的 X 轴拖动控制,X 轴方向波形压缩、扩展控制。

(7)采样控制区:位于"X 轴显示控制区"的右侧,用于开始采样、停止采样及采样存盘控制。

(8)刺激器控制区:位于"X 轴显示控制区"的左侧,用于选择刺激器发出刺激的模式,刺激启动开关及刺激参数的实时调整。

(9)状态提示栏:位于最下部,提示相关的操作信息、时钟显示和当前硬盘的可用空间。

三、MedLab 的基本操作

1.MedLab 生物信号放大器、刺激器(图 1-2-2)

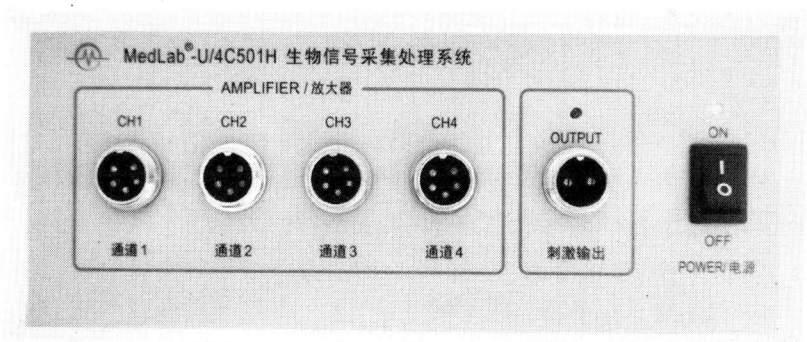

图 1-2-2　MedLab 生物信号放大器、刺激器

(1)输入通道 1、2、3、4 为生物信号输入的端口,传感器可直接插入。生物电信号由专用电缆 MedLab 系统软件界面 MedLab 生物信号放大器、刺激器直接接入。第四通道为两用通道,当按下刺激波形观察按键"R←S"时,第四通道不能输入外部信号,只显示当前的刺激波形。此按键抬起时,恢复显示输入信号波形。MedLab 程控放大器有四个输

入通道,它们的性能大致相同。通道的功能和选用原则如下。

通道1:最小放大倍数为50倍,上限频率为10 kHz。

通道2和4:最小放大倍数分别为50倍与5倍,上限频率为1 kHz。

通道3:最小放大倍数为5倍,上限频率为100 Hz,推荐做心电类实验。张力、压力类慢信号实验无通道选择要求(即:1、2、3、4通道都可以使用)。

通道4:在放大器面板上按下"R←S"按钮,通道4可用作刺激器波形显示通道,此时外部信号无法输入。抬起"R←S"按钮,4通道即作为正常采样通道使用。

(2)交、直流(AC/DC)输入切换开关:位于输入通道的上方,当所测信号为压力与张力时抬起此开关,即为DC(直流状态),此时不但可以测出信号的动态变化,而且可以测出信号中的直流成分。

(3)刺激器输出口:位于最右边,MedLab程控刺激器输出0~12 V刺激脉冲。

(4)外触发输入端口:位于刺激器输出口与4通道之间,用来接入外部刺激器的同步触发信号的端口。

2.MedLab系统软件的基本操作

(1)实验的一般流程:步骤如下。

1)刺激方式的选择:根据不同实验需要选择合适的刺激方式。

2)按信号的性质可大致分为两大类:电信号(如心电、脑电、神经干动作电位、神经放电等)和非电信号(如骨骼肌张力、血压、呼吸道压力、心肌收缩力、肠肌张力等)。

3)信号的快慢:可分为快信号(神经干动作电位、心室肌动作电位、神经放电等)和慢信号(血压、呼吸、心电、平滑肌张力等)。

4)交/直流选择:一般情况下,电信号选择交流输入,非电信号经换能器转换后选择直流输入。

5)放大器放大倍数:根据信号的强弱选择合适的放大倍数,在不溢出的前提下,放大倍数选大一点为好。

6)显示模式:连续记录与记忆示波可选。一般情况下,慢信号选择连续记录,快信号选择记忆示波。

7)采样:按采样开始按钮,开始采样;按采样停止按钮,停止采样。

(2)实验参数配置:用MedLab生物信号采集处理系统做好实验的第一步,就是在开始实验前要做好信号采样的软件设置工作。这就相当于使用传统仪器前,要将仪器面板上的所有重要开关打开,所有重要按钮调定至正确的位置一样。

1)步骤如下:①"标准配置",选择菜单"设置/标准配置",恢复MedLab默认的标准四通道记录仪形式,所有参数复位,采样间隔1 ms。可在此基础上进行各种新实验的配置。②配置新实验,选择菜单"设置/采样条件设置",显示"采样条件设置窗",通道选择:选择信号进入的物理通道。

2)显示模式如下:①连续记录,系统进行等间隔连续记录,不停顿。②记忆示波,一一般情况下,采用刺激器触发,此时记录的数据是断续的,MedLab只记录、显示当前屏一帧的数据曲线,数据快速从左向右作图,用于记录快信号,因只对某一时间段内采样、记录。采样间隔:A/D卡的功能是将连续的模拟实验信号转变为间断的数字信号,采样间隔就是前后采样点的相隔时间。放大器放大倍数:鼠标点击相应通道"通道控制区"中的"放大",选择合适的放大倍数。处理名称:在相应通道的"结果显示控制区"中鼠标点击通道处理名称处,在弹出菜单中选择"处理名称",显示"处理名称窗",选择合适的处理名称。

(3)刺激器的设置:为了方便实验,根据不同实验的实验要求,可选择不同的刺激模式,刺激模式有:单刺激、串刺激、主周期刺激、自动间隔调节、自动幅度调节、自动波宽调节、自动频率调节等模式(图1-2-3)。

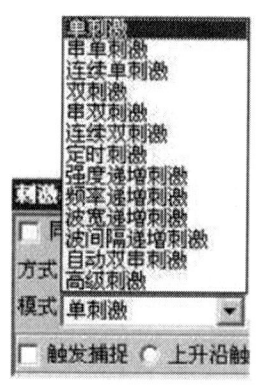

图1-2-3 刺激方式的选择

1)最基本的刺激方式有三种:①单刺激,与普通刺激器一样,输出单个方波刺激,延时、波宽、幅度程控可调(图1-2-3)。②串刺激,相当于普通刺激器的复刺激,但刺激的持续时间由程序控制,即串长的概念,启动串刺激后到达串长的时间,刺激器自动停止刺激输出。串刺激的延时、串长、波宽、幅度、频率可调。③主周期刺激,程控刺激器常用此方式编程。与普通刺激器比较,此种刺激方式将几个刺激脉冲组成一个周期看待,多了主周期、周期数的概念。主周期即每个周期所需要的时间。周期数即重复每一个周期的次数(也即主周期数)。每个主周期里又有以下参数:延时、波宽(脉冲的波宽)、幅度(脉冲的幅度)、间隔(脉冲间的间隔)、脉冲数(一个主周期内脉冲的数目)。

2)为便于实验,MedLab在上述刺激方式基础上,还可选择以下四种专用刺激方式。①自动间隔调节,在主周期刺激的基础上增加脉冲间隔自动增减,默认的脉冲数为2,主要用于不应期的测定。主周期、延时、波宽、幅度、首间隔、增量、末间隔可调。②自动幅度调节,在主周期刺激的基础上增加脉冲幅度自动增减,主要用于阈强度的测定。主周期、延时、波宽、初幅度、增量、末幅度、脉冲数、间隔可调。③自动波宽调节,在主周期刺激的基础上增加脉冲波宽自动增减,主要用于时间-强度曲线的测定。主周期、延时、幅度、频率、首波宽、增量、末波宽可调。④自动频率调节,在串刺激的基础上增加频率自动增减,主要用于单收缩强直收缩、膈肌张力与刺激频率的关系等实验。串长、波宽、幅度、首频率、增量、末频率、串间隔可调。

(4)添加实验标记:为了在长时程实验和改变实验条件时添一些有内容的记号,方便分析数据,MedLab 提供了动态添加实验标记的功能,利用好这一功能,对采样结束后进一步分析数据,处理结果,乃至打印实验报告都有很大的帮助。

1)添加实验标记:在系统开始采样运行后,如认为需要添加标记时,只需用鼠标单击标记按钮,就会在时间轴(X 轴)上按顺序号添加一个标记。采样结束后,允许移动标记位置(标记序号上按鼠标右键拖曳)。采样结束后,MedLab 允许添加实验标记,按选中的位置灵活添加。

2)实验标记内容的编辑:当系统开始采样运行时,实验人员可实时添加标记内容,并点击标记按钮随时添加到时间轴上。

(5)MedLab 数据文件的存盘、编辑、处理及打印输出。

1)MedLab 数据文件名:为保证不丢失数据,只要启动采样,系统自动在当前目录(默认为 C:\program files\MedLab\data)下生成一个 Tempfile.add 的临时文件,此文件将所有"本次"("本次"是指不关闭当前界面,不进行新建文件操作)采集数据全部保存。暂停采样再次启动,数据向后接续,连采连存。结束采样后,可另存为其他文件名。如果打开一个已存盘文件后启动采样,数据同样向后接续。

2)文件的打开与编辑:MedLab 系统可以在不采样时静态打开已存盘文件,浏览观察曲线,并可进行编辑、测量、观察处理,方法与 Office 程序一致。打开文件:将鼠标箭头移至快捷工具栏中"打开文件"栏,单击鼠标左键打开文件对话框,选择文件名,单击打开按钮,即可打开已存文件。编辑曲线:在已打开文件的曲线中,按鼠标选中曲线操作后,即可对已选曲线段进行剪切、拷贝、粘贴,及另存为其他文件名,这有利于删除无用数据,保存有用数据,节约硬盘空间。MedLab 允许选择多段(每次限 20 段)数据,选择多段数据可按下键盘上的"CTRL"键不放开,同时多次拖动鼠标选中不同段曲线,最后另存为其他文件名,也是一种十分方便,快捷的编辑曲线图形的方法。

3)采样数据的计算处理。在线测量:第一步,选择合适的处理名称,选择合适的在线测量间隔;第二步,在"快捷工具栏"上按下"在线测量钮";第三步,开始采样,此时,在"结果显示控制区"中即可显示处理结果。若想将处理结果填入 MedLab 电子表格,按一下"处理结果入表钮";按"结果提示钮",显示"结果提示窗",便于远距离观察。按"在线图表窗钮",显示"在线图表窗",自动将测量结果填入电子表格。

4)采样数据的打印:第一步,选择一段或多段(每次限 20 段)数据;第二步,在"快捷工具栏"上按下"预览钮",显示 MedLab 预览窗,选择合适的参数,即可打印输出,MedLab 允许打印多份相同图形数据的功能,使实验小组的每个同学都可同时得到一份实验报告。

3. MedLab 系统软件可开展的实验项目

实验模块是针对生理学、病理生理学、药理学开设的实验教学项目,系统设置了几十个实验项目的参数。选中了相应的项目,系统即自动设置好了该实验所需的实验参数。实验时根据实际情况对参数稍加调整即可(图1-2-4)。

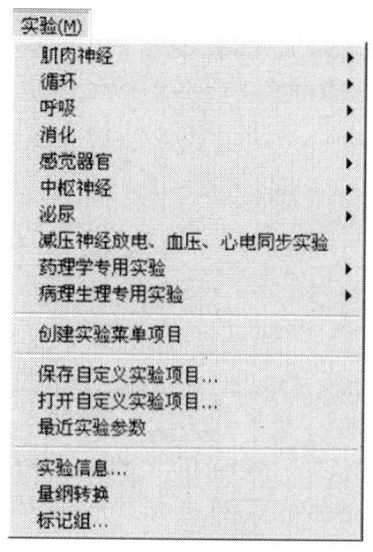

图 1-2-4　实验模块

(1)肌肉神经类实验:刺激强度与反应的关系实验、刺激频率与反应的关系实验、神经干动作电位的引导实验、神经干兴奋传导速度的测定实验、神经干兴奋不应期的测定实验、神经干兴奋不应期的自动测定实验、骨骼肌兴奋时的电活动与收缩关系实验和神经干动作电位、肌电、肌肉收缩实验。

(2)循环类实验:蛙心灌流实验、期前收缩与代偿间歇实验、心电图实验、心肌细胞动作电位实验、心肌细胞动作电位与心电图的同步记录实验、心房和心室冲动传导实验、兔减压神经放电实验、兔动脉血压测定实验、脉搏实验、血流动力学实验、心室内压实验、静脉压实验、心音实验和大白鼠无创尾动脉血压测定实验。

(3)呼吸类实验:膈神经放电实验、呼吸运动调节实验、膈肌放电实验、膈肌放电与呼吸运动同步记录实验。

(4)消化类实验:消化道平滑肌的生理特性实验、消化道平滑肌电活动实验、消化道平滑肌电活动和苯海拉明的拮抗参数实验。

(5)感觉器官类实验:肌梭放电实验、耳蜗生物电活动实验。

(6)中枢神经类实验:大脑皮层诱发电位实验、中枢神经元单位放电实验、脑电图实验。

(7)泌尿类实验:影响尿生成的因素实验。

(8)减压神经放电、血压、心电同步实验。

（9）药理学专用实验：乙酰胆碱对蛙腹直肌作用的量效关系实验、传出神经系统药对动物血压和心率的影响（兔）实验、传出神经系统药对家兔离体肠肌的影响实验、尼可刹米对抗吗啡的呼吸抑制（兔）实验、钙通道拮抗药对血管平滑肌的作用（兔）实验、强心苷对离体蛙心的作用实验、硝普钠的降压作用实验、利尿药的利尿作用实验、心律失常分析实验、心功能测定实验、心电监测实验。

（10）病理生理专用实验：高钾血症实验、急性左心衰实验、肠系膜上动脉闭塞性休克实验、呼吸运动的影响因素和急性呼吸功能不全实验、尿生成的影响因素和急性肾功能不全实验。

项目二　实验仪器及其基本操作技术

机体内很多生理活动都是以非电量的机械能形式表现的，因此必须将它转换成电信号，传送至测量装置，等级放大后，才能进行显示和记录。能将非电信号转换成电信号的装置称为换能器。在机能实验中一些张力、压力、温度的变化等生物信号通过适当的换能器转换成电信号并输入相关仪器（如记录仪、计算机生物信号采集处理系统等）加以处理、分析，即可测量血压、室内压、腔内压、呼吸、肌肉收缩、体温等多种生理参数。生理与病理生理学实验中常用的换能器有张力换能器（机械-电换能器）和压力换能器（容量-电换能器）。除了以上换能器，生理实验中还会用到汞柱式血压计和听诊器；病理生理学实验中还会使用到恒温电热套等。

一、张力换能器

多采用弹性较好的铍青铜合金作为电阻应变感应元件——悬梁臂。由应变片组成平衡电桥（图1-2-5）。当其中的一片受到牵拉发生变形时，电阻值发生变化形成电桥不平衡输出，经放大器放大，即可输入记录仪记录。使用时，将肌肉一端固定，另一端按肌

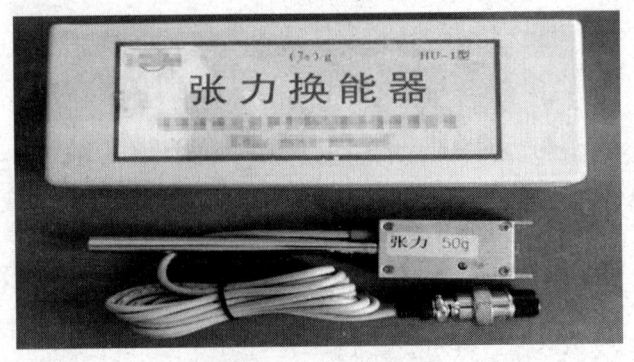

图1-2-5　张力换能器

肉自然长度悬于换能器的受力点上,然后将换能器的输出与记录仪前置放大器相接。机能实验中测量动物心肌、平滑肌及骨骼肌收缩变化等的换能器量程一般为 0~30 g。使用时,张力换能器的悬梁臂系线应与被测组织垂直,不能用手牵拉悬梁臂和超量加载,否则将损坏换能器。严禁向换能器施加大于极限的张力,防止损坏换能器。

二、压力换能器

通过压电装置,采用平衡电桥原理将压力波的信号转换成电信号。压力换能器的两组应变片贴于一弹性扁管上,组成桥式电路(图 1-2-6)。换能器的头部用透明罩密封,透明罩上有两个管嘴,一个与三通阀相通,另一个作排气用。当压力传至弹性扁管,使应变片变形,继而输出电流改变,经放大器放大,由记录仪记录下来。机能实验中可测量动物心室内压、动脉血压、静脉血压、腔内压等。压力换能器一般可测量范围在 $-10 \sim +40$ kPa($-75 \sim +300$ mmHg)。压力换能器应水平安放,与被测动物处于同一水平位置。压力换能器的测量管道系统内不能留有气泡,以免影响记录的波形。注液时应先检查导管是否通畅,避免阻塞形成死腔,引起高压而损坏压力换能器。压力换能器有一定的测压范围,使用时应注意被测压力的大小。对超过检测范围的待测压力不能进行测量。严禁用注射器从侧管向闭合测压管道内推注液体,以免损坏压力换能器。避免猛力撞击或甩打压力换能器。严禁向换能器施加大于极限的张力或压力,防止损坏换能器。

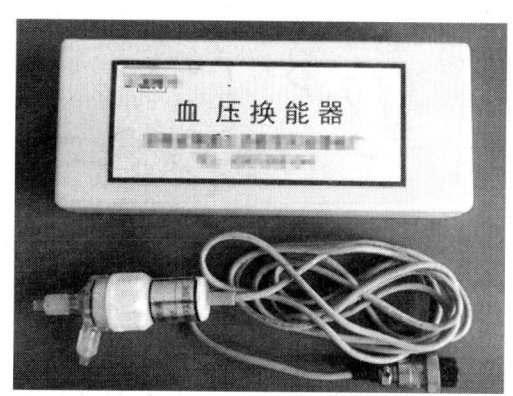

图 1-2-6　压力换能器

三、血压计和听诊器

1. 汞柱式血压计的原理

汞柱式血压计(图 1-2-7)的主要原理是通过空气对局部动脉(常是上臂肱动脉)施加压力,阻止局部动脉的搏动,从而测量这一时期动脉内血流压力的变化过程。

2. 汞柱式血压计的使用方法

首先戴好听诊器(图 1-2-8),将听诊器的体件紧贴肘窝内侧肱动脉处。另一手关闭气门上螺旋帽,握住橡皮球向袖带内打气至肱动脉搏动音消失再升高 20~30 mmHg,然后慢慢放开气门,使汞柱慢慢下降,并注意汞柱所指的刻度。当听到听诊器中第一声搏动,此时汞柱所指的刻度即为收缩压。当搏动声突然变弱或消失,此时汞柱所指的刻度即为舒张压。

3.汞柱式血压计使用注意事项

①测血压时要将血压计放平,上盘与盒体底面应成90°角,不要倾斜或放置高低不平处,这样会影响测量的准确度。②充气袖带要平整缠绕,这样能使压力均匀地压迫在局部动脉血管上,便于监听动脉搏动。③打气时要匀力捏挤橡皮球,不要用力过猛,特别是过27 kPa以后,要边看水银柱边打压,以防水银超过玻璃管的最高刻度而溢出,造成环境污染。④血压计用完后,要将玻璃管内的水银及时收回到水银壶内。方法是:将血压计向右倾斜45°左右,看不见玻璃管内水银后,将控制开关向右旋到底,此时水银就被全部关闭到壶内。有些医护人员往往忽略这一步,要么没有关闭开关,合上上盖时,玻璃管中的水银就可能从管上端泄漏出来;要么没有倾斜或倾斜不到位就关闭了开关,零位刻线以下的一节水银就被挡在了贮汞瓶外,留在了玻璃管中,合上上盖后,这部分水银可能泄漏,或在下次使用时,打开上盖后,残余的水银还没有回到零位刻线处和贮汞瓶中出来的水银融合。如果使用者在这时加压,上面这段水银柱很有可能从玻璃管顶端喷出来,造成水银流失。⑤将橡皮球和叠整好的袖带在铁盒内放好,盖好上盖,千万不要图省事随意塞在盒内,强行合盖,这样极易将玻璃管压断。

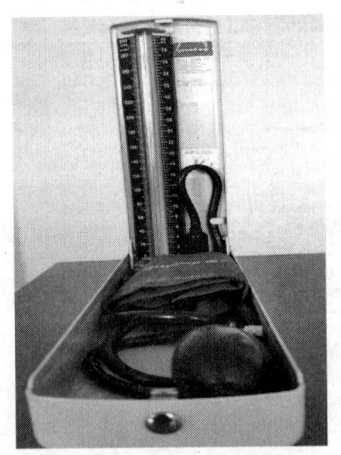

图1-2-7 汞柱式血压计

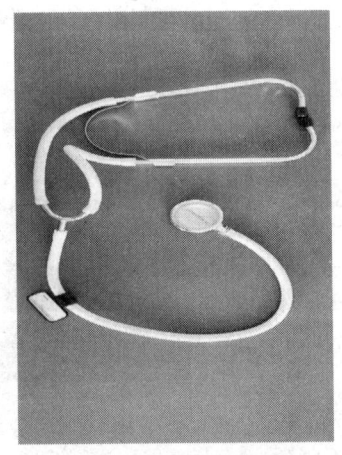

图1-2-8 听诊器

四、电子调温电热套

1.电子调温电热套(图1-2-9)使用方法

接通电源,电源指示灯亮,然后打开调节旋钮开关。加热套功率随着调节方位的变动而变动,工作指示灯也随着显示不同的亮度,顺时针调节会逐步增大功率,增加使用温度,否则反之。

2.电子调温电热套注意事项

由于玻璃纤维表面涂有一层油脂,第一次使用时要缓慢升温产生白烟后关闭电源,烟散后再次通电,反复几次通电无烟后,即可正式使用。电热套使用时必须接地,存放时放置在干燥处,勿使其受潮,如遇潮湿后使用时应注意有感应电,不要用手摸,要慢慢升温,使其干燥后即可恢复良好的绝缘性能。

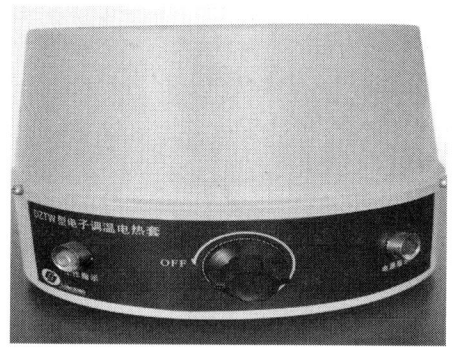

图 1-2-9　电子调温电热套

项目三　动物实验常用手术器械及操作规范

在生理学和病理生理学实验中所使用的动物手术器械,基本上与人体外科手术器械相同。现将蛙类和哺乳类动物实验中常用的手术器械及使用方法简介如下。

一、常用蛙类手术器械(图1-2-10)

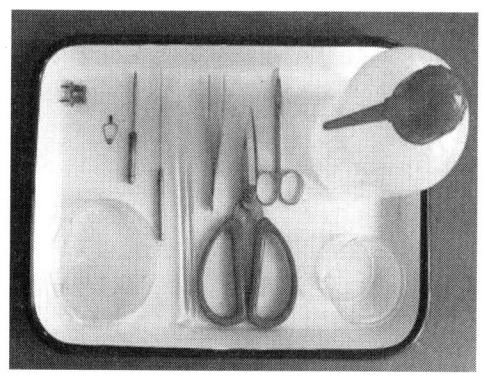

图 1-2-10　常用蛙类手术器械

(1)剪刀:

1)大剪刀:大剪刀用于剪断骨骼、肌肉、皮肤等较硬或坚韧的组织。

2)手术剪:手术剪分为尖头剪和钝头剪,其尖端又有直、弯之别,主要用于分离或剪断皮肤、肌肉等软组织。正确持剪刀法为拇指和环指分别插入剪刀柄的两环,中指放在环指的剪刀柄上,示指压在轴节处起稳定和向导作用(图1-2-11)。

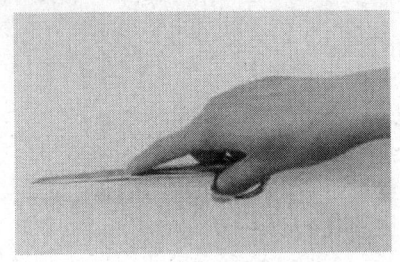

图1-2-11　正确执剪姿势

3)眼科剪:眼科剪也有直头和弯头之分,主要用于剪断神经、血管等细软组织。

(2)镊子:镊子分为有齿和无齿两类,也有大小、长短和直弯之分,用于夹捏或提起细软组织,便于剥离、剪断和缝合。有齿镊用于夹持较坚韧的组织,如皮肤、筋膜、肌肉等。无齿镊用于夹持较脆弱的组织,如血管、筋膜等。使用时以拇指对示指和中指,轻稳并适当用力执镊(图1-2-12)。

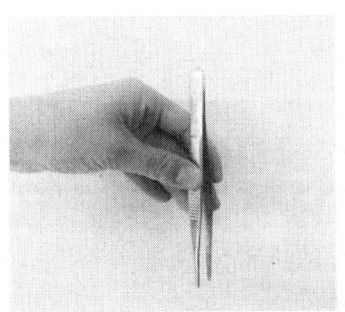

图1-2-12　正确执镊姿势

(3)玻璃分针:主要应用于精细部位和组织的分离和游离等操作,如分离血管间的结缔组织、游离神经等。

(4)金属探针:金属探针用于破坏蛙类的脑和脊髓。

(5)锌铜弓:锌铜弓用金属锌和铜铆接而成,锌铜弓在极性溶液中形成回路时,锌与铜两极产生0.5~0.7 V的直流电压,因此可用来刺激神经或肌肉,使神经或肌肉兴奋。这种刺激仅在锌铜弓与神经或肌肉接触的瞬间产生,持续接触不能使神经或肌肉兴奋。

(6)蛙心夹:使用蛙心夹时可在心脏舒张时夹住心尖,另一端通过棉线连接张力换能器,用以描记心脏舒缩活动。

(7)蛙板:将蟾蜍或牛蛙腿钉在蛙板上,以便实验操作。

(8)蛙心插管:蛙心插管由玻璃制成,尖端经左主动脉干插入蟾蜍或蛙的心室,突出的小钩用于固定离体心脏,插管内充满任氏液。

二、常用哺乳类动物手术器械(图1-2-13)

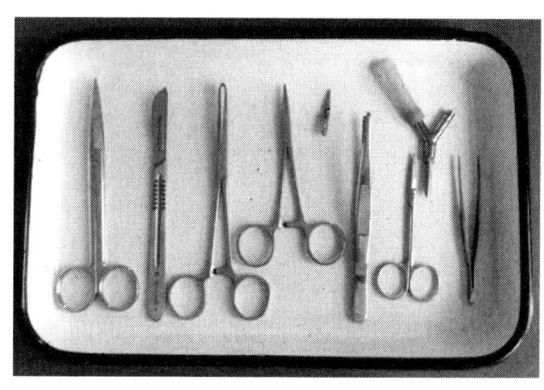

图1-2-13 哺乳类动物常用手术器械

(1)手术刀:用于切开皮肤和脏器,由刀片和刀柄组成,可分为大、中、小号不同类型,大号切开皮肤,中号切割脏器组织,小号切割特殊部位。安装方法:先用持针器(或直形止血钳)夹住刀片,左手握住刀柄,将刀片上的空隙对准刀柄上的槽隙,顺势推入即可。常用持刀法有执弓式、执笔式、握持式和反挑式等(图1-2-14)。

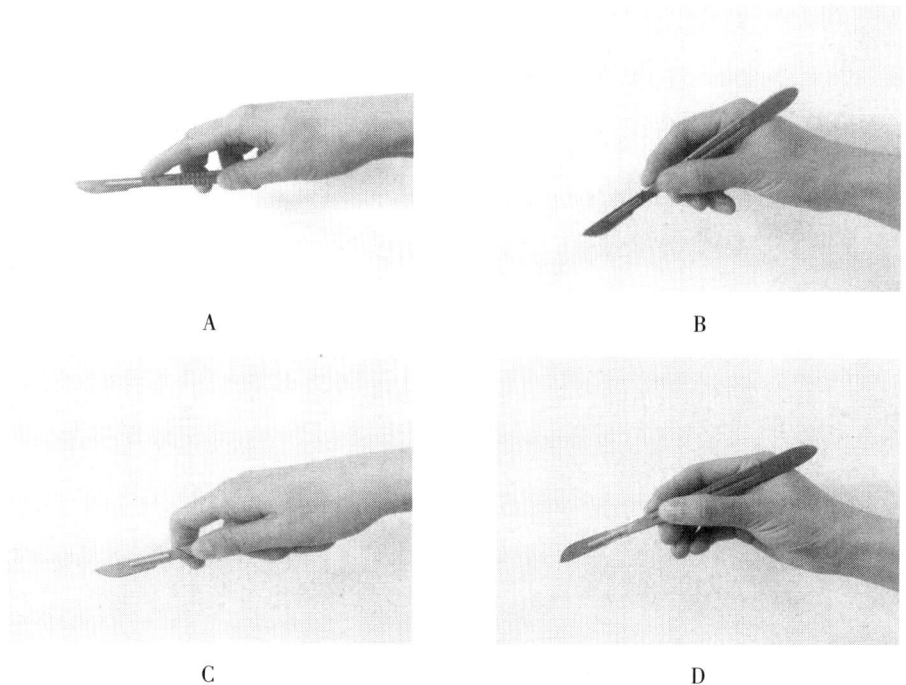

图1-2-14 四种执刀方法
A 执弓式 B 执笔式 C 握持式 D 反挑式

(2)手术剪:大弯剪用于剪毛;大直剪用于剪开皮肤、皮下组织和肌肉;眼科剪用于剪开血管、神经、输尿管等。

(3)镊子:有齿镊用于夹捏较大较厚的组织和牵拉皮肤切口;无齿镊用于夹捏细软组织(如血管、黏膜);弯头眼科镊用于做动脉插管时扩张切口,以利于导管插入。

(4)止血钳:止血钳有弯直、长短之分,常用的是蚊嘴式。作用之一是止血,二是用于分离组织、牵引缝线等。正确执止血钳的姿势,基本上与执剪刀法相似。使用方法:以拇指、中指(或无名指)分别套入止血钳的套扣内,控制止血钳展开的力度,以示指放在止血钳的关节部位,控制止血钳的方向和钳夹组织部位的准确性。切忌左右手分别抓住止血钳的套扣部位,用两手的合力进行止血或分离组织。

(5)动脉夹:动脉夹用于阻断动脉血流,便于动脉插管,也可用于兔子耳缘静脉注射时固定针头。

(6)气管插管:分为金属插管和玻璃插管。急性动物实验时插入气管,以保证呼吸道畅通,一端接气鼓或呼吸换能器可记录呼吸运动。

(7)血管插管:实验时,将动脉插管插入动脉,另一端接压力换能器,可记录血压或通过动脉放血;静脉插管插入静脉,另一端连接汞检压计测量中心静脉压或连接输液器,以便在实验中输液。注意测量时插管腔内需充满抗凝剂且不可有气泡,以免影响实验结果。

(8)膀胱插管:膀胱插管用于引流家兔等大动物膀胱内的尿液及进行尿量的测定。

(9)颅骨钻:开颅时钻孔用颅骨钻。

(10)骨钳:打开颅腔和骨髓腔时用于咬切骨质。

(许丽娜)

第三部分
常用实验动物基本知识与技术基础

动物实验是生理学与病理生理学的重要组成部分,是进行生命科学研究必不可少的手段之一。实验动物用于研究不同因素对功能活动的影响,探索生命的奥秘;在动物体内模拟和复制人类疾病模型,揭示各种疾病的本质;对化学药物和生物制品进行安全性和疗效评价;实验动物还可以作为人类的替身,在军事医学和航天科学中发挥作用。由此看来,实验动物在生命科学研究领域中做出了巨大的贡献,理应受到人类的尊重和保护。动物实验包括实验动物的选择、应用和饲养,实验仪器设备的应用和操作,实验试剂的筛选与配置以及实验动物的手术等多方面知识。本书仅介绍用于机能实验的实验动物相关知识和基本技术。

项目一 实验动物的种类和选择

实验动物是指经人工培育,对其携带的微生物实行控制,遗传背景明确,来源清楚,可用于科学实验、药品、生物制品的生产鉴定及其他科学研究的动物。生理学与病理生理学常用的实验动物有:蛙类、小鼠、大鼠、家兔、豚鼠、犬等。

一、牛蛙与蟾蜍

(1)一般特性:牛蛙(图 1-3-1)和蟾蜍(图 1-3-2)均属两栖纲、无尾目、蛙科。它们的幼体称为蝌蚪,形似小鱼,幼体经变态发育为成体,尾巴消失后在陆地上生活,用肺呼吸,同时其皮肤分泌黏液辅助呼吸。蛙类身体背腹扁平,左右对称,头为三角状,眼大并突出于头部两侧。有上、下眼睑和瞬膜以及鼻、耳等感受器官。前肢有 4 趾,后肢有 5 趾,趾间有蹼,适于水中游泳。蟾蜍体长一般为 11 cm,体表有许多疙瘩,内有毒腺,俗称癞蛤蟆。眼后方有一对较大毒腺,可分泌蟾酥,是我国稀缺的药材。其生活在田间、池边等潮湿环境中,以昆虫等幼小动物为食。冬季潜伏在土壤中冬眠,春天出土,水中产卵,体外受精。其淋巴系统在背部皮下形成若干大的窦部,为背部淋巴囊,注射十分方便。牛蛙是一种大型食用蛙,具有一定的药用价值,原产于北美,因其鸣叫声洪亮酷似牛叫而得名。体长一般在 70~170 mm,最大可在 200 mm 以上,是最大的蛙类之一。皮肤通常光滑,无背侧褶,吻部宽圆。雌性的鼓膜约与眼等大,雄性的则明显大于眼。颞褶从眼后绕过鼓膜上方至腋,雄性尤为明显。

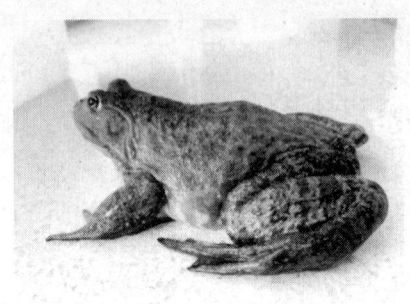

图 1-3-1　牛蛙

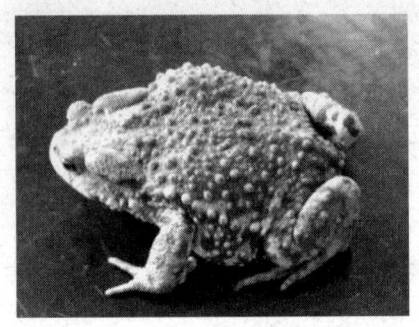

图 1-3-2　蟾蜍

（2）解剖生理学特点:蛙的骨骼系统由中轴骨骼(包括头骨和脊柱)和附肢骨骼组成。腹直肌位于腹部正中,是幅度较宽的肌肉,股三头肌是位于大腿外侧最大的一块肌肉,股二头肌是一狭条肌肉,介于半膜肌和股三头肌之间且大部分被它们覆盖,半膜肌位于二头肌后方的宽大肌肉,腓肠肌是小腿后面最大的一块肌肉,是生理学中常用的实验材料。蛙的心脏在体腔前部,外包围着一层薄膜,称心包膜或围心囊,有两个心房和一个心室。从心室的腹面右上角通出一根斜向左方的白色管子,为动脉圆锥。轻轻提起心室,位于心脏背侧的一个暗红色薄壁囊为静脉窦,静脉窦是蛙心最高起搏点,单位时间内跳动50次左右。在体腔的后部可看到一个被尿液充盈的囊状物,即膀胱,其前端中央稍凹陷。当没有尿液时,则是一个薄壁的囊。膀胱开口于泄殖腔的腹面正中,输尿管和膀胱不直接相通,尿液通过泄殖腔方可到达膀胱。肝脏呈红棕色,由三叶组成,左侧二叶,右侧一叶,左右肝叶之间有一椭圆形的胆囊,呈黄绿色,其导管通入十二指肠。食道与胃之间无明显界限,胃位于体腔的左侧,由左向右稍弯曲,呈 J 字形。胃连小肠的一端称幽门,该部分显著紧缩,以此与小肠为界,小肠包括十二指肠、回肠和直肠,肛门开口于泄殖腔。消化管背面两侧的一对红色囊状物为肺,内部有许多网状的隔膜,将内腔分隔成许多小室。蛙的大脑不发达,其背面有零散的神经细胞,与陆地捕食和逃避敌害活动有关;中脑发达,是视觉中心,小脑与机体的运动和平衡有关。脊髓位于脊椎管内,灰白色,两侧发出脊神经,脊髓在腰部(第二椎骨)和肱部(第四椎骨)附近有所膨大,在尾部变细,称为终丝。

（3）主要品系和种群:蟾蜍的代表物种有花背蟾蜍、黑眶蟾蜍、红眼蟾蜍、中国树蟾等。

（4）在实验中的应用:出于对生态环境和野生物种的保护,目前的实验多用牛蛙。牛蛙的心脏在离体情况下仍可有节奏地跳动许久,所以常用来研究心脏的生理功能、药物对心脏的作用等;蛙类的腓肠肌和坐骨神经可以用来观察外周神经的生理功能,也可观察药物对横纹肌或神经肌肉接头的作用等;蛙还常用来做脊髓休克、反射弧的分析以及肠系膜微循环观察等实验。

二、小鼠

(1) 一般特性：小鼠(图1-3-3)属啮齿目、鼠科、小鼠属。平均寿命2~3年，成年小鼠体重18~35 g。嘴尖，头呈锥体形，嘴脸前部有触毛，耳为半圆形，眼睛大而且鲜红，体长与尾长相当。胆小怕惊，对外界环境改变敏感，不耐冷热，温湿度改变易发生疾病。对多种毒素和病原体易感，百万分之一的破伤风毒素能使小鼠死亡。对致癌物敏感，自发性肿瘤多。喜阴暗，夜间活动加强，其进食、交配、分娩多发生在夜间。喜群居，但雌雄要分开饲养，过分拥挤易发生咬斗。群居优势个体保留胡须，被称为"理发师"，处于劣势者则掉毛，胡须被扒光。小鼠发育迅速，性成熟早，周期短，繁殖能力强。

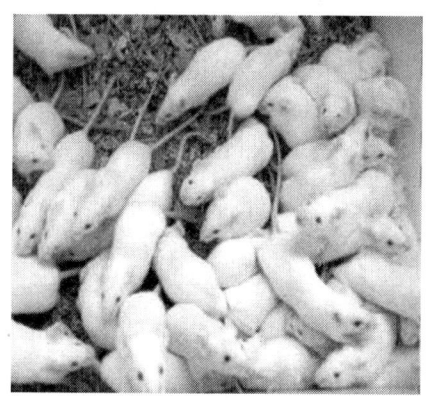

图1-3-3 小鼠

(2) 解剖生理学特点：小鼠的骨骼由头骨、躯干骨、四肢骨和尾椎骨组成。上下颌各有2个门齿和6个臼齿，门齿终身生长，需经常磨损来维持齿端的长度。小鼠无汗腺，有4条明显的血管，背面有3条静脉，腹面有1条动脉。尾有散热、平衡、自卫等功能。小鼠有褐色脂肪组织，参与代谢和增加热能。小鼠的胸腔内有气管、肺、心脏和胸腺。腹腔内有胃、肠、肾、膀胱、胰腺、胆囊肝脏、脾、生殖器官等。小鼠胃容量小，约1~1.5 mL，功能较差，不耐饥饿，肠道较短，盲肠不发达，以谷物性饲料为主。脾脏位于胃的左侧，有明显造血功能，肝由4叶组成，是腹腔内最大的消化器官。肾脏位于背部脊柱两侧，右肾稍高，肾脏的上端有肾上腺。小鼠雄性的生殖器官包括睾丸、附睾、输精管、精囊及前列腺、尿道球腺、凝固腺、包皮腺。幼年时睾丸藏于腹腔，性成熟后下降到阴囊。雌鼠的生殖器官包括卵巢、输卵管、子宫、阴道、阴蒂腺、乳腺。子宫为双子宫，呈"Y"型。小鼠的淋巴系统特别发达，外界刺激可使淋巴系统增生，因此易患淋巴系统疾病。新生小鼠赤裸无毛，全身为红色。3日龄开始长毛，3周龄可离乳独立生活，4周龄雌鼠阴腔张开，5周龄雄鼠睾丸降落至阴囊，开始生成精子。成年小鼠体重18~45 g，体长110 mm左右。成年小鼠的呼吸频率为84~230次/分，心率470~780次/分，血压高压95~138 mmHg，低压67~90 mmHg。

小鼠的体温38℃左右,变化较大,但随日龄增长而趋于恒定。小鼠的总血液量约占体重的1/5,易发生贫血。

(3)主要品系和种群:近交系主要用于肿瘤学、生理学、免疫学和遗传学等的研究,有以下几种:①$C_{57}BL/6$,黑色,对放射物耐受力强,眼畸形,口唇裂的发生率达20%,淋巴细胞性白血病发病率6%。②C_3H/He,野生色,对致肝癌因素敏感,对狂犬病病毒敏感。③BALB/c,易患慢性肺炎,6个月龄以后大多数个体出现免疫球蛋白过多症。④DBA/2,淡巧克力色,经产鼠乳腺癌发生率66%。白血病发生率雌鼠为6%,雄鼠为8%。听源性癫痫发作36日龄小鼠为100%。⑤CBA,易诱发免疫耐受性,对维生素K缺乏高度敏感,雌鼠乳腺癌发生率为60%~65%,雄鼠肝癌发生率为65%。⑥A,白色,初生仔鼠7.6%有唇裂,44%的6月龄雌鼠其红斑狼疮和抗核抗体为阳性,经产鼠乳腺癌发生率高达80%。⑦AKR,淋巴性白血病发病率雄性为76%~99%,雌性为68%~90%。⑧TA_1和TA_2,TA_1为自发低乳腺癌系,TA_2为自发高乳腺癌系。⑨615,肺腺癌发病率高,过早衰老。

封闭群抗病力和适应力很强,繁殖率和成活率高,主要用于药理、毒理、病毒和细菌引起的传染病等研究,有以下几种:①昆明小鼠;②NH;③ICR;④CFW;⑤LACA。

(4)在实验中的应用:小鼠由于体型小,易于控制,生长繁殖快,且饲养管理方便,又有明确的质量标准,已培育成大量的近交系、封闭群和基因突变动物,因此在生物医学研究的各个领域得到广泛应用。比如:测定药物或化学制剂的半数致死量及三致(致畸、致癌、致突变)试验;血清、疫苗等生物制品的鉴定;药物不良反应的评价;全身麻醉药的测试和评价等。小鼠已成为肿瘤遗传学研究中的主要材料,其自发性肿瘤从肿瘤发生学上来看,与人体肿瘤较为接近,是研究人类肿瘤极好的模型(图1-3-4)。严重免疫缺陷小鼠,如裸鼠、SCID小鼠可接受各种人类肿瘤细胞的植入,直接用于人类肿瘤生长、转移及治疗的研究。另外,小鼠对多种病原体敏感、易感染,常用于研究病原体的发病机制、临床症状及治疗。许多小鼠具有遗传疾病,如小鼠黑色素病、白化病、系统性红斑狼疮、家族性肥胖、遗传性贫血、尿崩症等。这些疾病与人类发病相似,因此小鼠可作为人类遗传疾病的动物模型。

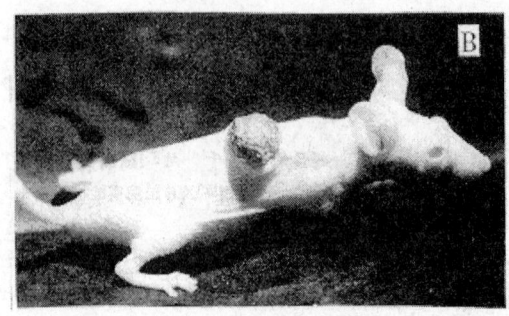

图1-3-4 荷瘤裸鼠

三、大鼠

(1) 一般特性：大鼠（图1-3-5）属啮齿目、鼠科、大鼠属，寿命约3年。外观似小鼠，个体较大。体长16～21 cm、尾长16～18 cm。夜间活跃，喜欢独居，性情温顺，易于调教和捉取，受惊扰后或饥饿状态易咬人。嗅觉发达，味觉不发达。汗腺不发达，靠尾巴和分泌唾液散热，唾液腺机能失调时易中暑死亡。缺乏维生素A，易导致神经功能紊乱。对粉尘、氨气等刺激性气体敏感，长期吸入可引起肺组织坏死而亡。大鼠垂体、肾上腺功能发达，应激反应敏感。

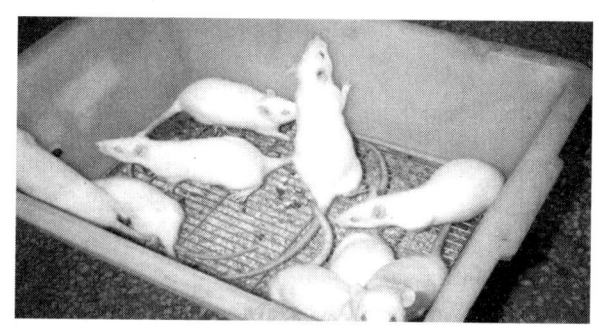

图1-3-5　SD大鼠

(2) 解剖生理学特点：大鼠的胃分为前后两部分，胃中有一皱襞，收缩时堵住贲门，因而不会呕吐。肠分为小肠和大肠，具有一定的消化功能。肝的再生能力较强，部分切除术后仍可再生。大鼠有胆管，无胆囊。肺结构特别，左肺为1个大叶，右肺分成4叶。内鼻后移与咽相对。空气与食物的通道在咽内交叉，因而即使口腔充满食物也能照常进行呼吸。心脏与外周循环与其他哺乳动物稍有不同。心脏的血液供给一部分来自冠状动脉，一部分来自冠状外动脉，后者起源于颈内动脉和锁骨下动脉。肾脏是单乳头、单肾盏结构。雄性腹股沟终生开放，30～40日龄时睾丸下降，有阴茎软骨，生殖器突出。雌性生殖器呈圆形，有凹沟，子宫为双子宫型，两个子宫颈独立地开口于阴道。大鼠2月龄时性成熟，胸部和腹部各有3对乳头。大鼠体温较高，达39 ℃左右。心率370～580次/分，心电图没有ST段，甚至有的导联也不见T波。

(3) 主要品系和种群：大鼠近交系目前达上百种，在心血管、高血压、免疫等疾病的研究均有应用。①ACI，28%雄鼠与20%的雌鼠有遗传缺陷，低血压，有时缺少一侧肾或发育不全或囊肿；②F344，原发性和继发性的脾脏红细胞的免疫反应性低；③LEW，可诱发过敏性脑脊髓炎、过敏性关节炎和自身免疫复合物血管球性肾炎等，可移植多种肿瘤，高脂肪食物容易引起肥胖症；④LOU/CN与LOU/MN，广泛用于免疫学研究，特别是单克隆抗体的制备；⑤SHR，严重自发性高血压，血压可达200 mmHg，作为高血压动物模型用于药物筛选；⑥GH，研究高血压和心血管疾病的良好模型，封闭群有Wistar大鼠、SD大鼠等。

常用突变系大鼠有 SHR/Ola 大鼠,是筛选抗高血压药物的动物模型,癫痫大鼠用铃声刺激可旋转数秒钟,然后向一侧倒地癫痫发作,可用作研究人类癫痫病。肥胖症大鼠血中脂肪酸、胆固醇和磷脂含量增高,可用于研究肥胖症。

(4)在实验中的应用:大鼠垂体-肾上腺系统发达,可用来进行肾上腺、垂体、卵巢等内分泌研究。利用大鼠对惩罚和暗示敏感等的特性,可进行行为学研究和高级神经活动的研究,也可用来筛选和评价神经病药物的药效。大鼠在药理学研究方面的应用极为广泛,几乎所有药物的药理研究都使用大鼠。大鼠还是研究营养学的首选动物。大鼠对空气污染非常敏感,易诱发肺部疾病,常被用作雾霾等环境空气质量下降对人和动物健康影响的研究。此外,大鼠还广泛用于实验外科学、核医学、物理性损伤、计划生育、老年病学等的研究。

四、豚鼠

(1)一般特性:豚鼠(图 1-3-6)原产于南美洲,又称天竺鼠,属啮齿目、豚鼠科、豚鼠属,寿命 5~7 年。胆小、性情温顺,一般不伤人,喜欢安静、清洁、干燥的环境。突然的响声、振动可引起异常骚动或长时间呆滞不动,甚至引起孕鼠流产。听觉发达,常能识别多种不同的声音,当有尖锐声音时,常表现耳郭微动,称听觉耳动反射。豚鼠对温度变化敏感,不适应温度骤变。更换饲料常引起食欲骤减。自身不能合成维生素 C,饲料中要注意补充富含维生素 C 的新鲜水果蔬菜。

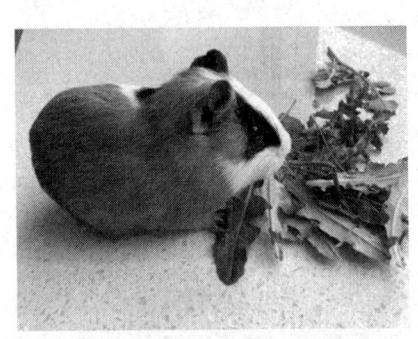

图 1-3-6 豚鼠

(2)解剖生理学特点:身形短粗,头大,耳朵和四肢短小。尾巴只有尾的残迹,上唇分裂。前足 4 趾,后足 3 趾,趾端有甲。门齿呈弓形深入颌部,终生生长。胃壁薄,胃容量 20~30 mL,肠管约为体长的 10 倍,盲肠发达,约占腹腔的 1/3。肝分 5 叶,有胆囊。大脑在胚胎期 42~45 天发育成熟。大脑半球没有明显的回纹,只有原始的深沟,属于平滑脑组织。淋巴结具有高度的反应性,在少量机械或细菌刺激时,很快发生淋巴结炎。雌雄腹部皆有一对乳腺,雌鼠有左右两个完全分开的子宫角,具有无孔的阴道闭合膜,发情时张开,非发情时闭合。豚鼠妊娠期长,新生鼠出生后即能活动,生长发育较快。

(3)主要品系和种群:豚鼠远交系30个,近交系15个。荷兰种生长快,抗病能力强,多用于药物鉴定、传染病学研究。近交系2对结核分枝杆菌抵抗力强,易诱发自身免疫性甲状腺炎。生存期1年的近交系13豚鼠白血病自发率为7%,流产率21%,死胎率45%。

(4)在实验中的应用:豚鼠皮肤对毒物刺激反应灵敏,与人相近,常用于药物和化妆品的皮肤刺激试验。其妊娠期长,胎儿发育完全,幼仔形态功能已成熟,适用于药物对胎儿后期发育影响的试验。对组织胺很敏感,可引起支气管痉挛性哮喘,是平喘药的测试模型。吸入氨气、二氧化硫,可引起咳嗽,常用于镇咳药的药效评价。对结核分枝杆菌很敏感,是研究抗结核药的首选动物。豚鼠易过敏,注射马血清,可复制过敏性休克动物模型。豚鼠是实验动物中血清补体含量最高的。豚鼠听觉发达,被用于听觉和内耳疾病的研究。

五、家兔

(1)一般特性:家兔(图1-3-7)属兔型目、兔科。寿命4~9年,成兔2.5~4 kg。性情温顺,胆小怕惊,听、嗅觉灵敏。具有夜行性和嗜睡性,抚摸其胸腹部及按摩其太阳穴可诱导其进入睡眠状态。汗腺不发达,怕热怕潮,喜欢生活在干燥凉爽的环境,在高温环境下主要通过浅快的喘式呼吸和耳部血管扩张散热。

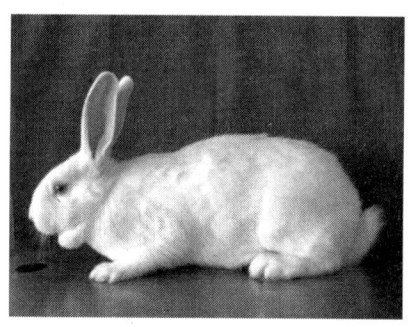

图1-3-7 中国白兔

(2)解剖生理学特点:全身骨骼共275块,肌肉300多条。口腔小,上唇分开,形成豁嘴,门齿外露。盲肠非常大,在回盲处有特有的圆小囊,囊壁富有淋巴滤泡,其黏膜不断分泌碱性液体,可以中和盲肠中微生物分解产生的有机酸。雄兔睾丸可以自由地下降到阴囊或缩回腹腔,雌兔有乳头3~6对,为双子宫类型。胸腔构造与其他动物不同,中央的纵隔将胸腔分为左右两部,互不相通。开胸后打开心包暴露心脏进行实验操作时,只要不弄破纵隔,就无须人工呼吸。颈动脉鞘中有三根粗细不同的神经:迷走神经、交感神经和减压神经。眼球甚大,几乎呈圆形。家兔属恒温动物,正常体温在38.5~39.5 ℃。汗腺不发达,在高温环境下主要通过浅而快的喘式呼吸和耳部血管扩张来散热。其消化道中的淋巴球囊有助于对粗纤维的消化,有食粪特性,是正常的生理现象。家兔有特殊的血型和唾液型,易产生人A型和B型抗体。家兔在正常生命活动中有两种换毛现象,一种是年龄性换毛,一种是季节性换毛。

(3)主要品系和种群:常用的品种有中国白兔、日本大耳白兔、新西兰白兔、青紫蓝兔等。

(4)在实验中的应用:家兔体温变化灵敏,最易产生发热反应,且典型恒定,被广泛用于药品生物制品的热源试验。对病毒、致病菌和寄生虫敏感,血清产量多,可用于复制脑炎、狂犬病等模型和免疫血清制备。兔颈部神经血管和胸腔构造特殊,适合做急性心血管实验。家兔对外源性胆固醇吸收率高达75%~90%,形成的高脂血症、动脉粥样硬化酷似人类,可用于心血管疾病的研究。眼球大,便于进行手术操作和观察,是眼科研究常用动物,比如青光眼兔家族。

六、犬

(1)一般特性:犬(图1-3-8)属于哺乳纲、食肉目、犬科。有300多个品种,体重不等,寿命约10~20年。犬喜近人,易驯养,归家能力强。有较强的适应能力,健康犬鼻镜滋润有油状,触之有凉感。犬喜欢不停地走动,习惯啃咬骨头,撕咬能力强,咀嚼能力差。冬天喜晒太阳,夏天爱洗澡。

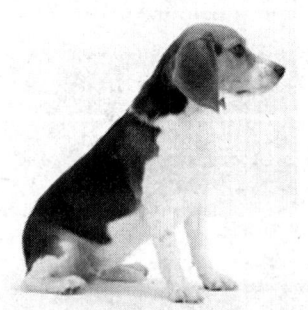

图1-3-8 比格犬

(2)解剖生理学特点:犬出生后2个月,乳齿逐渐换恒齿。无锁骨,肩胛有骨骼肌连接躯体。眼晶体较大,视网膜无黄斑,视力差,红绿色盲。犬的嗅觉极为发达,较人强100倍,鼻黏膜上布满嗅神经,对动物脂肪酸极为敏感。胃小,容易插管,呕吐反应灵敏,肠道短,胰腺分两叶,易摘除,内脏器官生理功能酷似人类,常用于消化系统、循环系统的研究。皮肤汗腺极不发达,散热主要靠呼吸频率的增加,吐舌作喘式呼吸。犬有五种血型,只有A型血能引起输血反应,只有凝集作用,无溶血作用。犬分四种神经类型,适应一些高级神经活动实验。

(3)主要品系和种群:①比格犬,遗传性能稳定,温顺,是公认的实验用犬;②四系杂交犬,心脏大,适用于外科手术;③纽芬兰犬,用于外科实验;④墨西哥无毛犬,可用于研究黑头粉刺病;⑤Boxer犬,用于淋巴肉瘤、红斑狼疮病研究;⑥Dalmation犬,可用于制备嘌呤代谢动物模型等。

(4)在实验中的应用:主要用于外科实验方面,比如新的术式和麻醉方法,器官移植等。犬的循环系统发达,适合做失血性休克、DIC、肺动脉高血压等实验。神级系统发达,可用于神经症、躁狂抑郁症等疾病模型复制。条件反射实验是用犬来进行的经典实验之一。犬的毒理反应与人相近,适合做亚急性、慢性毒理试验。犬易发老年痴呆的淀粉样退行性病变,也是老年白内障、老年耳聋的动物模型。

七、实验动物的选择

实验动物选择的一般原则如下。

(1)年龄、体重基本一致:幼龄动物各个系统发育不完善,老龄动物代谢缓慢,生理功能低下,一般机能实验均应采用成年动物。常用成年动物体重约为:小鼠 18~28 g,大鼠 200~300 g,家兔 2~3 kg。实验组和对照组动物年龄一致,体重相差不超过 2 g。

(2)雌雄各半:不同性别动物对药物敏感性不同,雌鼠对药物的敏感性稍高于雄鼠。如无特殊要求,一般实验应选用雌雄各半。

(3)健康状况良好:体弱病鼠对各种刺激耐受性差,实验结果不稳定。饥饿、寒冷、炎热等外界环境也会影响动物生理状态,孕期小鼠对外界刺激的反应常有变化,实验时要注意剔除。

(4)注意生物节律:动物机体的反应性有节律性变化,体温、血压、激素分泌等也有昼夜规律,实验时应注意这些指标的周期性变化。

在选择实验动物时,还要注意选择解剖生理符合实验要求的动物。如观察一些神经体液因素对心血管活动的调节,宜选用减压神经独立分支的家兔;做呕吐实验,要选用呕吐反应敏感的狗,而不能选用无呕吐反应的大鼠、小鼠;平喘药、抗组织胺药药理实验宜选用豚鼠;普通血管微循环观察,可用蛙类的舌或肠系膜;制作失血性休克模型则宜选用家兔等。尽量选择结构、机能、代谢及疾病特征与人体相近的动物,通过动物实验对人类的疾病、病理生理过程进行推断和探索。如狗的消化过程与人类相似,可用于研究消化液的分泌。在不影响实验质量的前提下,选用最易获得、最经济、最易饲养管理的动物。

项目二 实验动物的抓取、固定和标记方法

一、实验动物的抓取和固定

抓取和固定实验动物是最重要的基本技术,操作人员的这一技术是否正确,直接影响到后续动物实验能否顺利进行。抓取和固定实验动物时,尽量保证实验人员的安全和实验动物的舒适感。动物在一定程度上都有怕生、易激怒的防卫本能,抓取前应了解动物的一般习性。可以和动物之间有几分钟的友好接触和适应过程,切忌对动物采取突

然、不友好的粗暴动作,更不能恐吓动物。操作应熟练、迅速,力争在动物感到不安前抓取和固定好动物。

1. 蛙类的抓取固定法

牛蛙或蟾蜍一般不会攻击人,但应注意他们的皮肤和毒腺分泌的毒液,防止毒液溅入实验人员眼中导致损伤。以牛蛙为例,操作者右手持牛蛙两下肢,将其腹面置于左掌,用左手中指和无名指夹住牛蛙两前肢,示指压住头部,拇指按压背部骶髂关节,用小指和小鱼际夹住双下肢,右手即可做破坏大脑等实验操作(图1-3-9A)。或将牛蛙背面置于左掌,用示指和中指夹住左前肢,拇指压住右前肢,无名指、小指和小鱼际将两下肢夹住,右手可进行淋巴囊给药等腹侧面的操作(图1-3-9B)。制作坐骨神经-腓肠肌标本剪断脊柱时,可用左手拇指和示指、中指固定蛙的骶髂关节,右手持剪刀在骶髂关节上方1 cm左右剪断脊柱(图1-3-9C)。

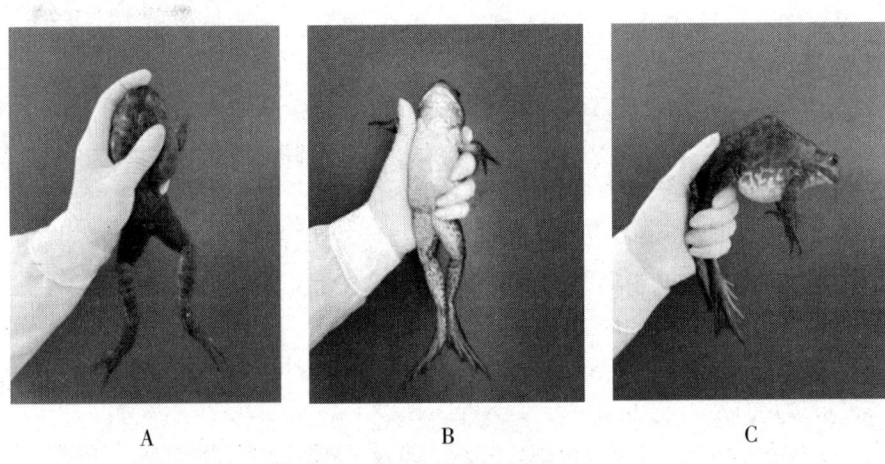

图1-3-9 牛蛙的捉拿方法
A 破坏大脑脊髓握持法　B 淋巴囊穿刺握持法　C 剪断脊柱握持法

2. 小鼠的抓取固定法

小鼠性情温顺,一般不主动咬人,抓取时动作要轻缓。先用右手提起鼠尾,顺势将其放在鼠笼盖或粗糙的表面上,在其有向前爬行的趋势时,轻轻向后拉鼠尾,这样小鼠四肢会紧紧抓牢笼面或粗糙面,起到暂时固定的作用。或者将小鼠双后肢悬空,其双前肢则会更牢固抓紧粗糙面。迅速用左手拇指和弯曲的示指沿小鼠背向前捏住其双耳及颈后背皮肤,将鼠体翻转腹面朝上置于左手手心中,用左手小指和掌部夹住鼠尾,固定在左手上,右手可进行注射或灌胃等操作(图1-3-10)。注意小鼠的头部一定要固定牢固,不可使其随意扭动、转头而咬伤实验人员。也可以单手抓取,先用左手示指和拇指抓住小鼠尾巴,待其向前爬行时,将鼠尾移至小指和小鱼际间夹住,腾出左手拇指和示指顺鼠背向前迅速捏住头颈部皮肤。此法多用于快速抓取,较难掌握。若进行解剖、手术、心脏采血等操作,可麻醉后用图钉将其固定在软木板上进行。

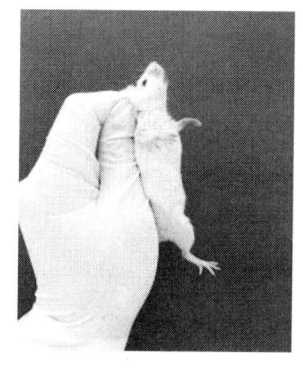 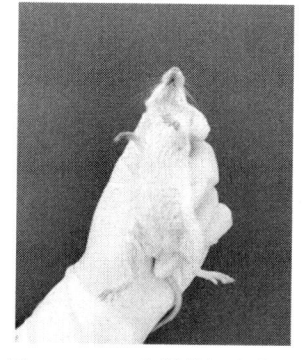 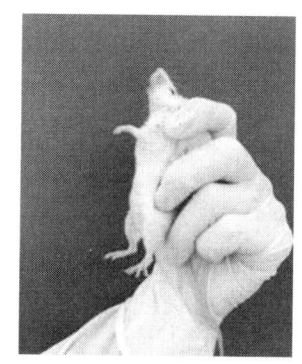

图 1-3-10　小鼠的捉拿方法

3.大鼠的抓取固定法

大鼠较凶猛,抓取时要戴帆布手套,防止被咬伤,但不宜过厚,以免影响操作。抓取方法基本上同小鼠,先用右手提起鼠尾,顺势将其放在鼠笼盖上或粗糙面上,左手压住大鼠躯干,顺鼠尾根部迅速向前滑行,行至颈部时,左手示指和拇指捏住颈后皮肤,其余三指及掌面捏住背部皮肤,右手固定鼠尾,即可由他人进行实验操作(图 1-3-11)。如果大鼠挣扎厉害,可由他人协助捉取。颈部皮肤的抓取不可过紧,以免动物窒息死亡。长时间的操作,应麻醉后用棉线束缚四肢,固定于手术板上进行。抓取大鼠时注意不要只抓尾尖,也不可提起尾尖让动物悬空时间过长,因为此时如果动物挣扎厉害,很容易导致尾部皮肤撕脱。小、大鼠尾静脉穿刺时,可将动物固定在尾静脉穿刺固定器内。如无固定器,可固定在粗试管或玻璃瓶内。

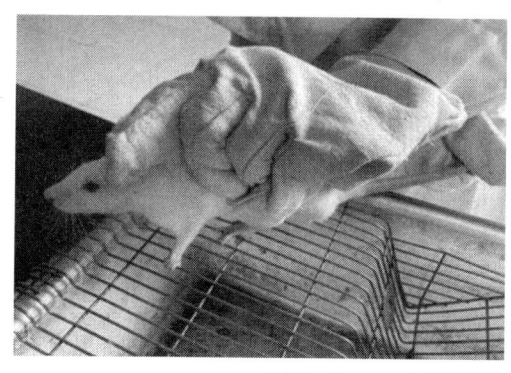 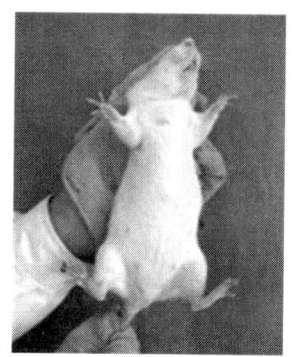

图 1-3-11　大鼠的捉拿方法

4.豚鼠的抓取固定法

豚鼠性情温和,一般不伤人,用手轻轻握住其身体即可。但其胆小易惊,操作时会不停挣扎,操作者的手应避免越抓越紧导致动物呼吸困难。抓取时,先用右手掌迅速扣住鼠背,抓住其肩胛上方,以拇指和示指扣住颈部,其余手指握持其胸部,左手托住臀部,把豚鼠托起,拇指和示指固定双后肢(图 1-3-12)。被麻醉的豚鼠按实验要求可固定在手术板上,其方法与大鼠相同。

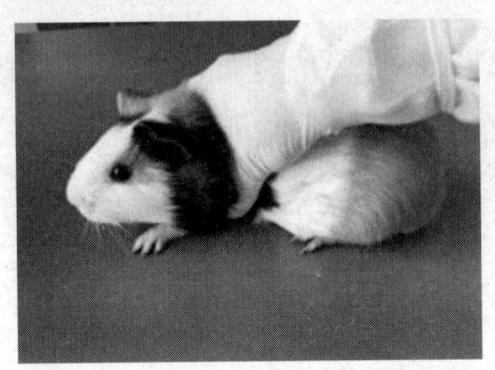 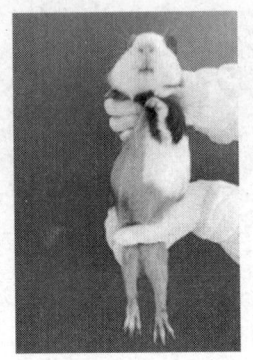

图 1-3-12 豚鼠的捉拿方法

5.家兔的抓取固定法

家兔较顺服,不咬人,但其脚爪锋利,实验人员应防止被抓伤。用右手抓住颈背部皮肤提起家兔,迅速用左手托住其臀部(图1-3-13),使动物体重重心落在操作者左掌心上,整个过程注意家兔四肢,防止被抓伤。切忌抓提兔的双耳、腰部及四肢,以免造成双耳、颈椎及肾脏损害。如进行家兔耳部血管采血或注射,可采用盒式固定法;如进行血压、呼吸测量及颈、胸、腹部手术,可将家兔麻醉后固定在实验台上,用粗棉带固定四肢,粗棉线通过兔牙固定家兔头部(图1-3-14)。

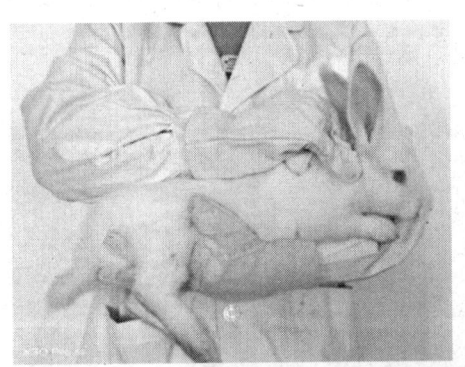 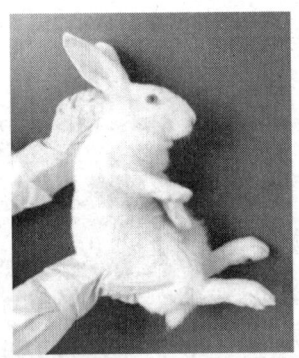

图 1-3-13 家兔的捉拿方法

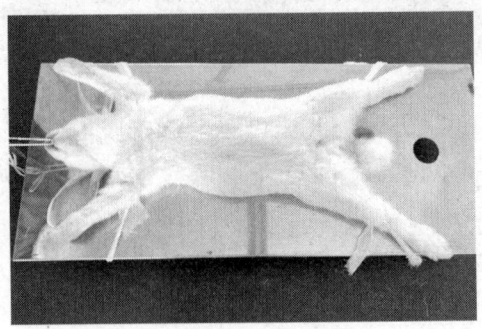

图 1-3-14 家兔的固定方法

6.狗的抓取固定法

狗可领会人的意图,实验前如果操作者与实验狗有过接触,狗会比较顺从,捉取固定就很容易。否则要防止被其咬伤,所以,要先用布带将狗嘴绑住。对驯服的狗,绑嘴时可从侧面靠近并轻轻抚摸其颈部皮毛,迅速用布带绑住狗嘴,捆绑方法为:用布带从下颌绕到上颌打一个结,再绕到下颌打一个结,然后把布带绕到颈后打一个结,再在其上打一个活结(图1-3-15)。对未驯服的狗,可用捕狗夹夹住狗颈部,将其按倒在地,再绑嘴。麻醉后要把狗嘴松绑,固定于手术台上,必要时行人工通气。

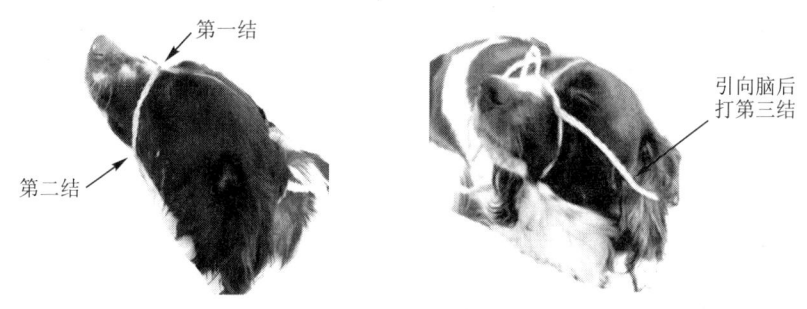

图1-3-15　狗嘴捆绑法

二、实验动物的标记

实验前对实验动物应按照随机分配原则进行分组:实验组和对照组,然后标号。标记方法有多种,以标号清晰、耐久、简便、适用为原则。常用的标记方法有:化学染色法、耳缘剪口或打孔法、烙印法、挂牌法等。

(1)化学染色法:化学染色法是用毛笔或棉签蘸取化学药品,在实验动物体表的皮毛上涂以颜色,不同部位、不同颜色代表不同的编号。常用的涂染化学药品有:3%～5%苦味酸溶液(黄色)、0.5%品红溶液(红色)、2%硝酸银溶液(咖啡色)、煤焦油乙醇溶液(黑色)等。此法适合大鼠、小鼠、豚鼠等动物的编号。编号的原则是"先左后右、先上后下"。用单一颜色涂点可以标记1～10号,如:左前腿记为1号,左腰部记为2号,左后腿记为3号,头部记为4号,背部中央记为5号,尾基部记为6号,右前腿记为7号,右腰部记为8号,右后腿记为9号,不染色为10号(图1-3-16)。若用多种颜色的染液配合使用,可用另一种颜色代表10的倍数,按照单色编号的原则可标记到99号(图1-3-17)。比如要标记16号,就可以在左前腿涂上0.5%品红溶液(红色),在尾基部涂上3%苦味酸溶液(黄色)。此法的缺点在于若实验时间较长,颜色易消退,加上动物间的摩擦、水尿浸湿皮毛等原因,导致编号不清,故不适用于慢性实验。

(2)耳缘剪口或打孔法:耳缘标记法是在动物耳边缘剪出不同的缺口或打出不同的小孔进行编号的方法。此法适用于大鼠、小鼠、豚鼠、家兔等动物的编号。根据标记的部位、标记数的多少可标记1～99号(图1-3-18)。在剪耳缘或打孔后用消毒的滑石粉抹于局部,以利于愈合后辨认。此方法常用于大量饲养的动物作终身编号。

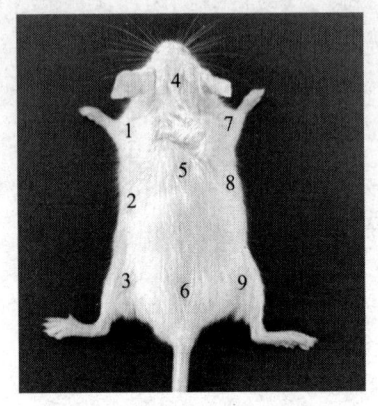
图1-3-16 背部染色标记法

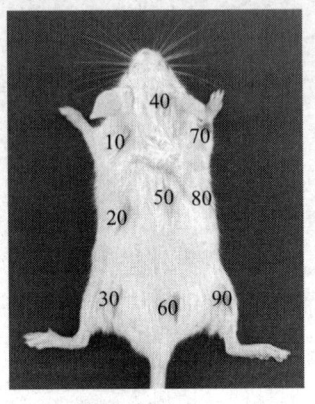
图1-3-17 背部双色标记法

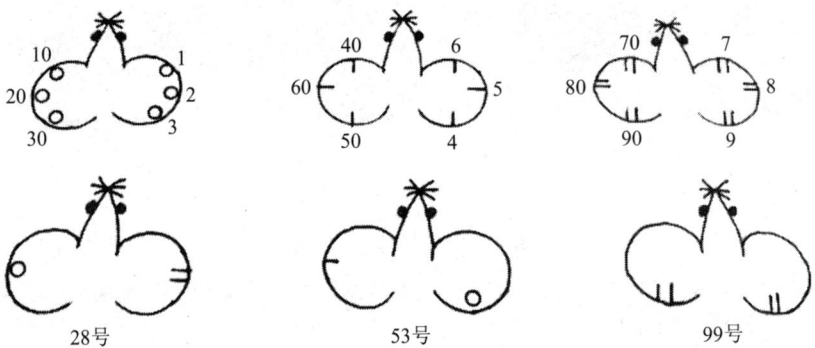
图1-3-18 打耳孔剪耳缘标记法

(3)烙印法:烙印法是用烙印钳将编号烙压在大中型实验动物皮毛上进行标记的方法。对较小的动物可用刺数钳在耳上刺上号码,然后用棉签涂抹溶于酒精的墨汁。

(4)挂牌法:挂牌法是将编号烙压在金属制作的号牌上,号牌固定在实验动物的耳朵或挂在颈部的标记方法。此方法适用于猫、狗、猴等动物编号。此法的缺点在于挂牌会使动物感到不适,动物的抓挠可导致受伤和号牌丢失。

项目三 实验动物的麻醉方法

在急性或慢性实验中,施行手术前,必须将动物麻醉,麻醉的目的是使动物在实验过程中减少疼痛,保持安静,保证实验的顺利进行,同时避免了疼痛带来的动物骚动,从而减少对实验结果的干扰。理想的麻醉状态是:肌肉充分松弛,感觉完全消失,呼吸深而平稳,反射活动减弱。由于不同种属动物对不同麻醉药的敏感性不同,各种麻醉药的作用原理不尽相同,对动物生理功能的影响以及麻醉时间也不一样,因此,为保证实验的顺利进行和获得正确结果,尚需选择最适合的麻醉药。理想的麻醉药应该具备以下三个条件:①麻醉完全,使动物完全无痛,麻醉时间大体上能满足实验要求;②对动物的毒性及所观察的指标影响最小;③应用方便。麻醉剂和麻醉方法的选择,要根据实验的目的、动物的种类、体重和实验时间的长短来进行。麻醉方法大致可分为两类:局部麻醉和全身麻醉。

一、局部麻醉

常用的局部麻醉剂有1%盐酸普鲁卡因,主要做局部浸润麻醉;0.02%~2%的盐酸可卡因,主要用来做表面麻醉。局部麻醉剂是指能阻断神经传导功能,使局部或相应神经支配区域产生暂时性、可逆性感觉丧失的药物。此类药物的特点是动物保持清醒,对重要器官功能干扰轻微,安全,并发症较少,适用于大中型动物各种短时间内的实验。按药物作用特点不同可分别适用于表面麻醉、局部浸润麻醉、神经阻滞麻醉和椎管内麻醉等,动物实验中使用最多的是浸润麻醉。在施行局部浸润麻醉时,先把动物抓取固定好,在操作区局部皮肤用普鲁卡因作皮内注射,形成皮丘,然后从皮丘进针,向皮内皮下分层注射,直至麻醉区域的皮肤都被浸润为止。每次注药前,应先回抽注射器,确认无回血方能注射,以防药物误入血管引起中毒反应。如麻醉药用完,又需继续用药,不需拔出针头,只将针体取下另抽麻药即可。局部麻醉一般在用药后几分钟起效,药效维持1 h左右。局麻药对感觉神经尤其是痛觉神经比运动神经维持时间长。

二、全身麻醉

全身麻醉可使动物意识和感觉在一定时间内不同程度地消失。全麻药物有挥发性和非挥发性两种。一般吸入法采用挥发性麻醉药,注射法采用非挥发性麻醉药。

1. 开放性吸入乙醚麻醉术

按不同的实验动物分为以下几种。

(1) 鼠类:先将浸湿乙醚的棉球放在带盖玻璃容器中,再把动物放入,盖严盖子,注意观察动物表现。开始动物活动自如,不久便出现兴奋、不停爬行等现象,渐渐地动物由兴奋转入抑制,自行倒下。这时如果动物四肢紧张度下降,角膜反射迟钝即可取出乙醚棉球,观察2~3 min。如果棉球取走后动物又渐渐开始挣扎,立即把棉球再次放进玻璃容器。如果动物无爬起挣扎现象即可取出动物做实验。在整个实验过程中要观察动物情况,如需维持较长时间或需加深麻醉,可待动物固定好后,把乙醚棉球轻轻放在动物鼻部。

(2) 猫和兔:把动物放在麻醉箱内,麻醉瓶里装约20 mL的乙醚。不断用打气囊打气,将乙醚通过塑料管喷到麻醉箱内。当观察到动物四肢松弛,意识丧失,反射迟钝或消失时,停止打气,取掉塑料管,观察动物无苏醒趋势即可取出动物做实验。

(3)狗:把狗固定好后,先把双眼涂上眼膏或给其戴上眼罩,以免眼结膜受到刺激或变干燥。然后选用大小合适的麻醉面罩,内加几层纱布,轻轻盖在动物的鼻部。用麻醉瓶将乙醚滴在面罩上,让狗呼吸乙醚蒸气。滴几滴乙醚后,停止滴加,取下面罩,让动物呼吸几下新鲜空气后再戴上面罩。如此反复,待动物肌张力明显下降,角膜反射迟钝,皮肤痛觉消失后即可开始实验。实验过程中将狗舌拉出放在口腔外,以免动物舌后缩堵住气道引起窒息。麻醉过程中乙醚不能滴得太快,特别是在开始的短暂兴奋期,动物挣扎剧烈,容易出现窒息现象。在整个实验过程中应不时地点滴乙醚,以维持麻醉时间及深度,在实验操作即将结束之前停止滴乙醚。

一些用注射法全身麻醉的动物,如果实验过程中有苏醒的迹象,追加麻药不方便,可加用乙醚吸入法,以保证实验能继续进行。

2.注射麻醉术

非挥发性麻醉剂主要包括硫喷妥钠、戊巴比妥钠、苯巴比妥钠等巴比妥类药物及水合氯醛、氨基甲酸乙酯(乌拉坦)等。其给药途径为注射给药法,主要有静脉、腹腔、肌内、淋巴囊和皮下注射。

大鼠、小鼠和豚鼠常用腹腔给药,家兔、狗多用静脉给药,鸟类常用肌肉注射,蛙或蟾蜍常用淋巴囊注射。此类药物的特点是安全范围大、毒性小、麻醉潜伏期短、维持时间长,但麻醉深度和使用剂量较难掌握,一旦过量可引起血压下降和呼吸抑制,主要用于2 h以上的实验。常用麻醉药物剂量和用法见附录二十。麻醉剂的种类很多,各有其优点,应根据对麻醉的要求和动物的耐受性有所侧重来选用。一般来说,狗的实验用巴比妥类静脉滴注;猫常用氯醛糖或氯醛糖与氨基甲酸乙酯合用;大鼠常用乙醚或巴比妥类。慢性动物实验常用乙醚麻醉;急性动物实验对狗、大鼠、猫常用巴比妥类麻醉;家兔和蟾蜍常用氨基甲酸乙酯;小鼠常用硫喷妥钠或氨基甲酸乙酯麻醉。

一般注射麻醉药时,先推总量的1/2,给药的速度可以稍快,以快速渡过兴奋期,后1/2量要慢,麻醉给药时间至少要在5 min以上,边注射边仔细观察,达到麻醉深度要停止给药。如果首次剂量给完后20 min内达不到满意的麻醉效果,可再缓慢给以1/4的首次剂量,直到效果令人满意。实验延长过程中,若麻醉深度变浅,可按上法追加剂量。

麻醉的剂量除参照附录外,还应考虑药物在动物体内的代谢率、动物的年龄、性别、体质和实验经历。年龄小、雌性、体质差的动物,用量应稍偏小。曾被麻醉过的动物,再次麻醉时,有的动物对麻醉药的耐受性增强,而有的则特别敏感。因此,对再次被麻醉的动物应视具体情况个别对待,麻醉时应密切观察动物反应。

三、麻醉深度的判断

麻醉深度的判断主要综合观察以下4项指标。

(1)呼吸:动物呼吸加快或不规则,说明麻醉过浅;若呼吸由不规则转为规则且平稳,表明已达到麻醉深度;若动物呼吸明显变慢且以腹式呼吸为主,说明麻醉过深。

(2)反射活动:主要观察角膜反射或睫毛反射,若动物的角膜反射仍然灵敏,说明麻醉过浅;若角膜反射迟钝,表明麻醉程度合适;角膜反射消失伴瞳孔散大,表明麻醉过深。

(3)肌肉张力:动物肌张力亢进,一般说明麻醉过浅,全身肌肉松弛,表示麻醉程度合适。

(4)足趾夹捏反应:麻醉过程中可随时用止血钳或有齿镊子夹捏动物足趾,若反应仍然灵敏,说明麻醉过浅;反应消失,表示麻醉程度合适。

四、实验意外的急救

如果在手术操作或实验过程中出现异常情况,比如麻醉过深或其他原因导致动物的呼吸系统、循环系统功能障碍,应立即采用急救措施,以保证实验顺利进行和动物的生命,因为动物大脑缺氧超过 5 min 以上,会出现不可逆的功能损伤,此动物便不适合再作为实验对象。

(1)麻醉剂过量:一旦发现麻醉过深,应立即处理,不能拖延,根据过量的程度不同采取不同的处理方法。

1)呼吸慢而不规则,血压或脉搏仍属正常,一般施以人工呼吸或小剂量尼可刹米肌注。

2)呼吸停止但仍有心跳时,肌注苏醒剂,进行人工呼吸,呼吸机的吸入气最好用混合气体(95% CO_2 和 5% O_2)。

3)呼吸、心跳均停止,心内或静脉注射 1∶10 000 肾上腺素,用人工呼吸机人工通气,心脏按压,肌注苏醒剂,静脉注射 50% 葡萄糖液。

常用苏醒剂:尼可刹米 2~5 mg/kg,山梗菜碱 0.3~1.0 mg/kg,咖啡因 1 mg/kg(皮下)。

(2)出血:若手术过程中不慎损伤血管,出血导致血压下降,此时应沉着,首先压迫出血部位,找准出血点,结扎止血,再静脉注入温生理盐水,使血压恢复或接近正常水平。

(3)气道阻塞:呼吸不通畅,耳或唇发绀提示呼吸道阻塞,应立即剪开气管。如果已插入气管插管则应立即拔出,用裹紧棉花的棉签轻擦去分泌物,使气管通畅,再插入新的气管插管用人工呼吸机通气,使呼吸频率或深度恢复正常。

(4)环境温度:在冬季实验,环境温度较低,动物麻醉以后,体温常常下降,进而血压降低。此时,应在实验手术台下采用加热装置加温,如果没有,可用热水袋保温,以维持体温正常。

项目四　实验动物的给药方法

一、经口给药法

1.灌胃法

灌胃法给药剂量准确,是借灌胃器将药物直接灌到动物胃内的一种常用给药方法。

(1)鼠类灌胃法:鼠类的灌胃器由注射器和特殊的灌胃针构成。左手固定鼠,右手持灌胃器,将灌胃针从鼠的左侧口角插入口中,压其头部,使口腔和食道成一直线,将灌胃针沿咽后壁慢慢插入食管,使其前端到达膈肌位置。灌胃针插入时应无阻力,如有阻力或动物挣扎,做呕吐状或口唇发绀,很可能是针头损伤食管或误入气管所致,则应退针或将针拔出,重新开始操作。为防止插入气管,注入药液前应回抽注射器针栓,无空气被回抽,方可将药液注入(图1-3-19)。

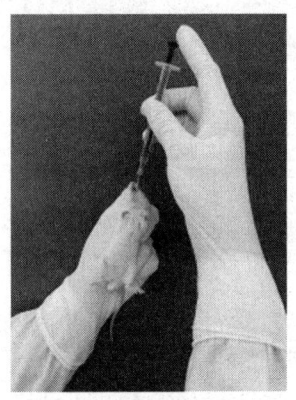

图1-3-19　小鼠灌胃法

(2)兔、狗的灌胃法:灌胃一般要借助于开口器、灌胃管进行。先将动物固定,再将开口器固定于上下门齿之间,然后将灌胃管(常用导尿管代替)从开口器的小孔插入动物口中,沿咽后壁进入食管。插入后应检查灌胃管是否确实插入食管。可将灌胃管外开口放入盛水的烧杯中,若无气泡产生,表明灌胃管被正确插入胃中,未误入气管(图1-3-20)。此时将注射器与灌胃管相连,注入药液,再推入少量的水或空气,将胃管内的药液冲入胃内。灌胃完毕,先拔出胃管再拿出开口器。

2.口服法

口服给药是把药物混入饲料或溶于饮用水中让动物自由摄取。此法优点是简单方便,缺点是剂量不能保证准确,动物个体间服药量差异较大。此法适用于对动物疾病的防治和制造某些与食物相关的人类疾病动物模型。大动物在给予片剂、丸剂、胶囊剂时,可将药物用镊子或手指送到舌根部,迅速关闭口腔,将头部稍稍抬高,使其自然吞咽。

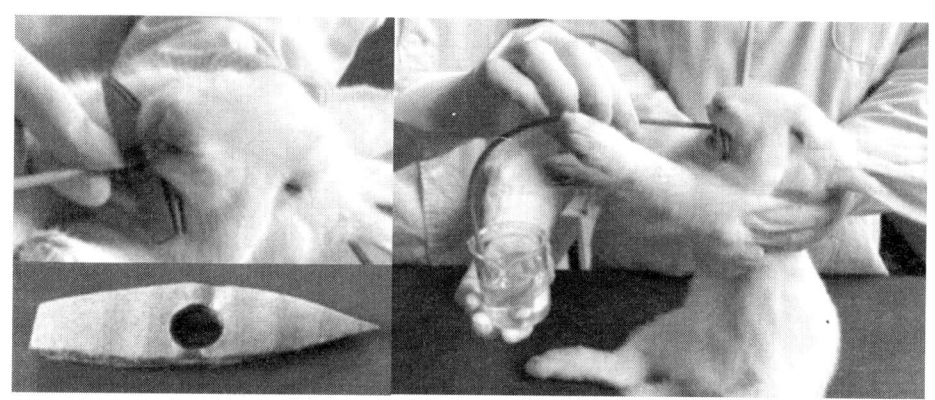

图1-3-20 家兔灌胃法

二、注射给药法

注射给药剂量准确、起效快,是动物实验中常用的给药方法。

1. 皮下注射

皮下注射一般选取皮下组织疏松的部位,大鼠、小鼠和豚鼠可在颈后肩胛间、腹部两侧作皮下注射(图1-3-21);家兔可在背部或耳根部作皮下注射;猫、犬则在大腿外侧作皮下注射。皮下注射时用左手拇指和示指轻轻提起动物皮肤,右手持注射器,使针头水平刺入皮下,若针头容易摆动,证明针头已在皮下,推送药液使注射部位隆起。拔针时,以手指轻按针孔片刻,可防止药液外漏。

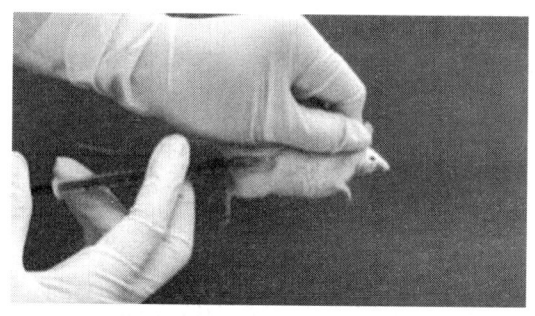

图1-3-21 小鼠皮下注射

2. 皮内注射

将注射部位脱毛、消毒,用左手拇指和示指压住皮肤并使之绷紧,在两指之间,用皮试针头紧贴皮肤表层刺入皮内,然后向上挑起并再稍刺入,即可缓慢注射,皮肤表面出现白色橘皮样隆起,若隆起可维持一定时间,则证明药液确实注射在皮内。

3.肌内注射

肌内注射一般选肌肉发达、无大血管通过的部位。大鼠、小鼠、豚鼠可注射大腿外侧肌肉(图1-3-22);家兔可在腰椎旁的肌肉、臀部或股部肌肉注射;犬、猴等大型动物选臂部注射。注射前应检查肌肉的厚度,以便控制注射深度。注射时针头与肌肉几乎垂直角度迅速刺入,回抽注射器针栓无回血现象即可注射,拔针后用棉签按压防止药液外渗。

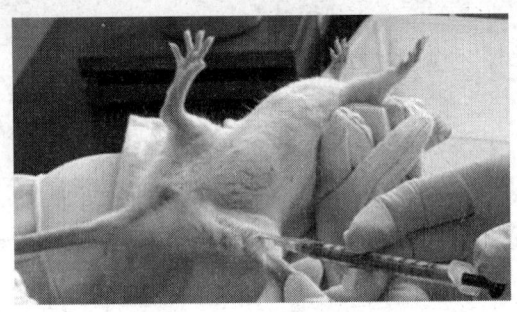

图1-3-22　大鼠肌内注射

4.腹腔注射

大鼠、小鼠进行腹腔注射时,以左手固定动物,使腹面向上,为避免伤及内脏,应尽量使动物头处于低位,使内脏倒向胸部,右手持注射器,45°角刺入腹白线偏左的下腹部,进针有落空感后表明已进入腹腔,回抽无肠液、血液或尿液即可注射(图1-3-23)。给药容积一般为0.1 mL/10 g。注射后轻轻旋转针头出针,防止药液外漏。体重较小的小鼠腹壁薄,腹腔注射时针头可以在腹部皮下穿行3~5 mm距离,再将注射器沿45°角斜向下穿过腹肌进入腹腔,此时有落空感。注意,针头不要刺入过深,进针部位不要太靠上腹部,以免穿透和刺破内脏。

兔、狗等动物腹腔注射时,可由助手固定动物,使其腹面朝上,抬高后肢,使腹内脏器移向前下方,实验者换中号针头即可进行操作。家兔与下腹部近腹中线左右两侧1 cm处,狗于脐后腹中线两侧1~2 cm处,消毒后将注射器针头沿45°角左右刺入腹腔,回抽无血、无尿、无粪渣可注射药液。给药容积一般不超过10 mL/kg。

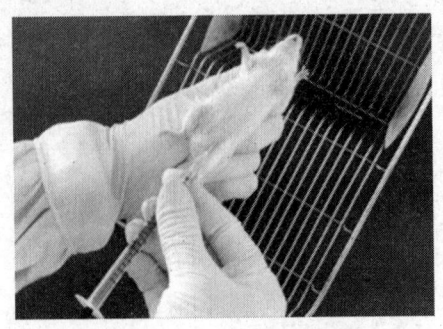

图1-3-23　小鼠腹腔注射

5.静脉注射

小鼠和大鼠常采用尾静脉注射(图1-3-24)。先将动物固定在暴露尾部的固定器内,尾部用45~50 ℃的温水浸润几分钟或用75%酒精棉球反复擦拭使血管扩张,并使表皮角质软化。用左手拇指和示指捏住鼠尾两侧,用中指从下面托起鼠尾,右手持注射器,使针头尽量采取与尾部平行的角度进针,注入药液。若推注时有阻力,且局部变白,表明针头没有刺入血管,应拔针后重新穿刺。第一针宜从鼠尾末端血管开始,失败后可向近心端移动再次穿刺。注射后拔针,随即以干棉球按住注射部位止血。豚鼠可采用前肢皮下小静脉、后肢小隐静脉注射或耳缘静脉注射。

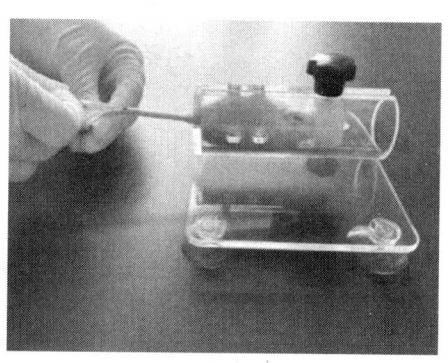

图1-3-24 小鼠尾静脉注射

家兔一般采用耳缘静脉(图1-3-25)注射,此部位静脉表浅易固定。注射时先将家兔固定,拔去注射部位的毛,用酒精棉球涂擦耳缘静脉,并用手指弹动或轻轻揉擦兔耳,同时用拇指和示指压迫耳缘静脉耳根部,阻断静脉回流,从而使静脉充血扩张,然后用左手示指和中指夹住耳根端,拇指和小指夹住耳边缘部,以无名指放在耳下作垫,右手持注射器尽量从静脉远端开始进针,针头斜面向上,15°角刺入血管后立即放平针杆,以几乎水平的角度向前推进,可向上微挑针头,直至整个针头进入血管,移动左手拇指和无名指固定针头,放开示指和中指,右手试推注射器针芯,若推注阻力不大,可将药物徐徐注入,注射完毕后将针头抽出,随即以干棉球压迫止血(图1-3-26)。若注射阻力较大或出现局部隆起皮丘,说明针头没有进入静脉,应立即拔出针头,检查针头是否被血凝块儿堵住后重新注射。

狗常采用前肢内侧皮下小静脉或后肢外侧小隐静脉注射。注射部位除毛消毒后,在静脉血管的近心端用橡皮带扎紧(或用手握紧)使血管充盈,从静脉的远心端将注射针头平行血管刺入,回抽针栓,如有回血,放松对静脉近端的压迫,将药液缓缓注入。

6.蛙类淋巴囊注射

牛蛙或蟾蜍皮下有数个淋巴囊(图1-3-27),注入药物容易吸收,常以胸淋巴囊为注射部位。取牛蛙一只,左手固定牛蛙身体和四肢,腹面朝上,右手持注射器连小号针头,将针头插入口腔,通过下颌肌层刺入胸淋巴囊内注射药物。拔出针头后,由于下颌肌肉收缩使针孔闭合,可避免药液漏出(图1-3-28)。

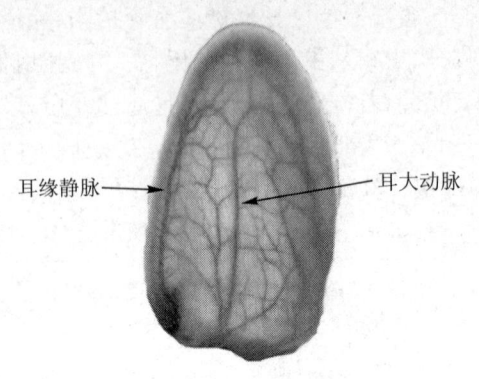

图 1-3-25　家兔耳缘静脉

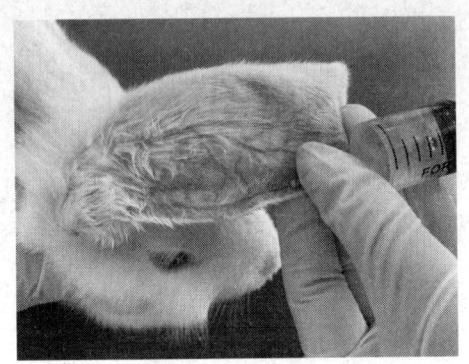

图 1-3-26　家兔耳缘静脉注射

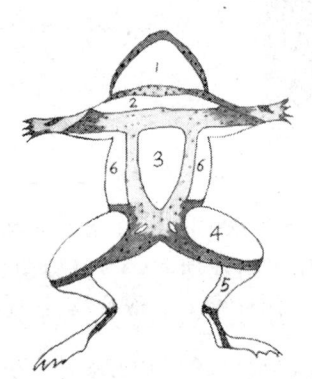

图 1-3-27　蛙类淋巴囊示意图
1.颌下囊　2.胸囊　3.腹囊　4.股囊　5.胫囊　6.侧囊　7.头背囊

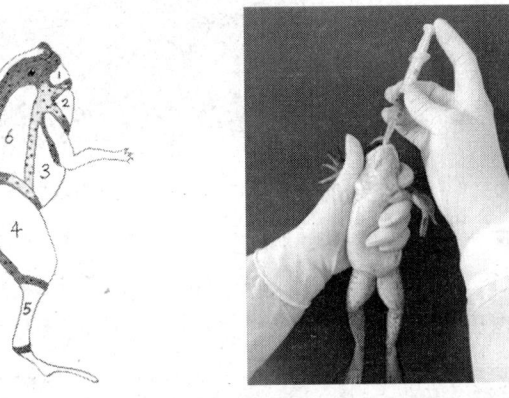

图 1-3-28　牛蛙或蟾蜍淋巴囊注射

给药的方法和途径很多,这里主要介绍了注射给药法和经口给药法。此外,还有经呼吸道、皮肤、肛门等途径给药,还有心内注射、脑内注射、脊髓腔穿刺、关节腔穿刺等,不再赘述。

项目五　实验动物的生物样品采集方法

实验研究中,经常要采集实验动物的体液进行常规检查,或进行某些特定指标的生物化学分析,因此掌握正确的采集技术十分必要。

一、血液的采集

(一)小鼠和大鼠

1.尾尖采血

尾尖采血分以下两种方法。

1)剪尾尖法:把动物麻醉后,将尾巴置于 50 ℃热水中浸泡数分钟,擦干,剪去尾尖(小鼠约 1~2 mm,大鼠约 5~10 mm 长),用试管接取血液,自尾根部向尾尖按摩,血液会自尾尖流入试管(图 1-3-29)。取血后用棉球压迫止血并用6%液体火棉胶涂在伤口处。这种方法可重复多次使用,每次可采血约 3 mL。

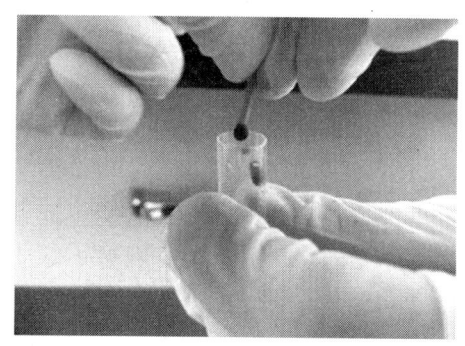

图 1-3-29　小鼠剪尾采血

2)切割尾静脉法:动物麻醉后如上法使尾部血管扩张,用锐利刀片切割开尾静脉一段,用试管接取血液,每次可取血 0.3~0.5 mL。鼠尾的三根静脉可交替切割,由尾尖开始,一根静脉可切割多次,采血后用棉球压迫止血。这种方法主要适用于大鼠,小鼠尾静脉太细,不太适用。

2.眼部采血

眼部采血分以下两种方法。

1)眼眶后静脉丛采血:操作者一手固定动物,左手示指和拇指轻轻压迫颈部两侧,使眶后静脉丛充血,眼球外突,右手持已用1%的肝素处理的玻璃采血管,从内眦部将其尖端插入结膜,与眼眶平行,向喉头方向推进约 3~5 mm 深,感觉有阻力时停止刺入,旋转采血管切开静脉丛,再向外边退边吸。当得到所需血量后,拔出采血管,放松左手,出血即停止。若技术熟练,此方法在短期内可重复采血,小鼠一次可采血 0.2~0.3 mL,大鼠可采血约 0.5~1 mL。如只进行一次取血,可采用摘眼球法。

2)摘眼球取血:操作人员用左手抓住动物颈部皮肤,并将动物轻压在实验台上,使其取稍侧卧位,左手拇、示指尽量将动物眼周皮肤往颈后压,使眼球突出。用眼科弯镊夹去眼球,立即用试管接住流下来的血液(图 1-3-30)。采血完毕后,用纱布压迫止血。这种方法易导致动物死亡,如需继续实验则不可采取此种方法。

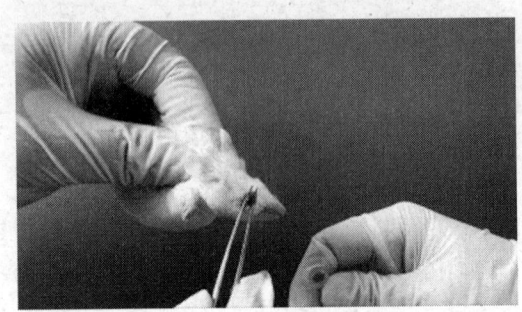

图 1-3-30　小鼠摘眼球取血

3.心脏采血

将动物麻醉后仰卧位固定在操作台上,剪去胸前区被毛,在左胸壁区域用左手示指和中指摸到心跳最明显处,消毒后用右手持注射器垂直进针,注射器先准备适量负压,当感到有落空感时,仔细体会,可注意到针尖随心搏而动,血液随心脏搏动进入针管,采血完毕后缓慢抽针,让动物卧位休息几分钟后再将其放回笼中。如果有落空感后不能感受到心脏搏动又无血液流入注射器,可一边退针或进针,一边抽吸,一旦抽到血液,立即停止运动针头,固定好注射器继续采血。注意在活动针头时只能上、下垂直进退针,切不可左右前后摆动针头,以免刺破心脏。

4.颈静脉采血

将麻醉的动物取仰卧位固定,剪去一侧颈部被毛,分离暴露颈静脉。在血管下穿线以便提起血管,以阻断静脉回流。左手控制丝线阻断回流,右手持注射器顺血管走向,向远心端穿刺采血。20 g 小鼠可采血 0.6 mL,300 g 大鼠可采血 8 mL 左右。

5.断头采血

用剪刀迅速剪掉动物头部,立即将动物断头面朝下提起动物,血液可流入已准备好的容器中。

上述采血法各有所长,如果少量采血作血涂片,可由尾尖采血;如果要求按无菌操作法采血,可由心脏采血。如果要求动物继续存活,不能用断头采血或摘眼球采血。同时注意严格执行消毒和止血程序。

(二) 豚鼠

耳缘切口采血时,先将豚鼠耳消毒,用刀片割破耳缘,在切口边缘涂以 20% 的枸橼酸钠溶液防止血液凝固,血液可自动流进容器,采血量约 0.5 mL;足背静脉采血时固定豚鼠,将其后肢膝关节伸直。实验者将动物脚背面用酒精消毒,找出足静脉后,用左手拇指和示指拉住豚鼠的趾尖,右手持注射针刺入静脉,拔出注射针后即有血液流出。此法采血量较小,两后肢交替使用,可反复采血。心脏采血法与大鼠相似,一周后可重复穿刺采血,全采血量可达 20 mL。

(三) 家兔

少量采血时可用耳缘静脉采血。将家兔固定,拔去耳缘静脉局部的被毛,消毒皮肤,用加热或弹击兔耳的方法使静脉扩张。用三棱针或针头刺破静脉末端,血液流出即可用毛细管取血,此法可多次使用。采血量增加时可用耳中央动脉采血,用 1% 的普鲁卡因 2 mL 注入一侧耳根后下方冠状突和侧突间的深层软组织,麻醉支配耳中央动脉的耳神经,使中央动脉扩张。左手示指和拇指固定中央动脉远心端,右手消毒后持注射器穿刺采血,采血量可达 5~10 mL。如需要更多血量,可使用心脏采血,与以上动物方法类似,心脏穿刺部位在第 3 肋骨间隙,胸骨左缘 3 cm 处,每次可取血 20~25 mL。

(四) 狗

最常采用前肢内侧皮下小静脉和后肢外侧小隐静脉采血,由助手将犬固定,采血部位剪毛、消毒,操作者用左手握紧剪毛区上部肢体或扎紧止血带,使远端静脉充血,右手用接有 7 号针头的注射器刺入静脉,左手放松止血带,以适当速度抽血。一次可采血 10~20 mL。大量采血时可使用大血管采血法,有经皮穿刺法和暴露穿刺法两种,要求技术熟练,不适合连续采血。注意经皮穿刺法抽取股静脉血液完毕时应迅速拔出针头,压迫止血 2~3 min。暴露穿刺法需要用止血钳放血,一次不可放太多,以免影响动物健康。

二、尿液的采集

(1) 代谢笼法:此法较常用,适用于小鼠和大鼠的尿液采集。代谢笼是能将尿液和粪便分开而达到收集动物尿液目的的一种特殊装置。收集尿液以每小时 100 g 体重排尿的毫升数表示。由于大鼠、小鼠尿量较少,收集中损失和蒸发,以及膀胱排空不一致,误差较大,一般收集 5 h 以上的尿液,取均值。

(2) 导尿法:此法常用于兔、狗等大型动物。动物轻度麻醉后,固定于手术台上,导尿管顶端涂抹液状石蜡,旋转插入尿道,当导尿管进入膀胱,即可见尿液流出,此法可以采到未污染的尿液。

(3) 压迫膀胱法:此法适用于兔、狗等较大动物。将动物轻度麻醉后,实验者用手在动物下腹部加压,动作要轻柔而有力。当外加压力足以使膀胱括约肌松弛时,尿液会自动由尿道排出。

(4) 穿刺膀胱采集尿液:动物固定,麻醉,除掉耻骨联合之上腹正中线双侧的被毛,消毒后用注射针头接注射器穿刺。穿刺取钝角角度,入皮肤后针头应稍改变一下角度,这样可避免穿刺后漏尿。猫和狗不用麻醉也很配合。

(5) 剖腹采集尿液:按膀胱穿刺法做手术前准备,其皮肤准备范围应更大,下腹部做一切口,分离皮下组织暴露膀胱,直接穿刺抽取尿液。穿刺时先用无齿小镊子夹住一小部分膀胱壁,再从镊子夹住的下方进针抽尿,可避免穿刺针头吸住膀胱壁抽不出尿液的现象。

(6)输尿管插管采集尿液:具体方法见项目七,此种采尿法用于精确计量单位时间内动物排尿量的实验。

(7)提鼠采集尿液:鼠类在被人抓住尾巴提起时,有排便反射,特别是小鼠的这种反射更明显。要采集少量尿液时,可提起动物,当动物排尿时,尿液不会马上流走,而可看见挂在阴部开口处或其下方的被毛上,所以在提动物的同时,操作人员要很快用吸管或玻璃管接住尿液。

采尿之前,可让动物多饮水,特别是沙鼠、小鼠等动物尿量特别少,多饮水后,动物的排尿量增加,有利于采集尿液。

三、消化液的采集

食物的性状可刺激动物的视觉、嗅觉和听觉而致消化液分泌增加,动物进食时,刺激消化道黏膜上的化学感受器和机械感受器,使消化液分泌增加。胆碱类药物也可促进消化液分泌。利用这些机制促使消化液分泌增多,有利于消化液的采集。

(1)唾液的采集:可采用直接采集法,操作者可以用容器接住口腔流出的唾液,也可用吸管从动物口腔直接抽吸唾液。此法优点是操作简单,但有的腺体开口不在体外,就要配合插管法或造口法才行。插管法以狗为例,将狗麻醉后,取仰卧位,用手牵引狗的上唇角,分别找到唾液腺的开口,然后插入适当的唾液套管,进行收集。此法适用于急性实验。造口法是用手术方法将腮腺导管开口移向体外。以腮腺导管开口为中心,切成直径为2~3 cm的圆形黏膜片,将其与周围组织分开,经皮肤切口引到颊外,将带有腮腺开口的黏膜片与周围皮肤缝合,即可在体外收集较为纯净的唾液,此法适用于慢性实验。

(2)胃液的采集:直接采集法是按照灌胃法插入胃管,在胃管的出口端连接注射器,轻轻用注射器抽取,即可看到胃液慢慢进入注射器内。胃造瘘法按术式可分为全胃瘘法、巴氏小胃瘘法、海式小胃瘘法等,多用于慢性实验,可反复收集胃液。全胃瘘法收集的胃液多混有食物,小胃瘘法可收集到纯净的胃液。小胃瘘法具体操作是将动物的胃体分离出一小部分,缝合起来形成小胃,然后在小胃上造金属导管瘘,并将主胃的切口缝合,但仍与食管及小肠相连,进行正常消化。这样,主胃和小胃互不相通。

(3)胆汁的采集:胆汁和胰液的采集,主要是经外科手术对胆总管或胰总管插管,即可随时或定时采集。有胆囊的动物也可采取胆囊造口术的方法采集。以狗为例,动物麻醉后沿右侧乳腺作切口,扒开肝的右、中叶,暴露胆囊,分清胆囊管与胆总管,由胆总管向胆囊方向插一根细塑料管,轻轻压迫胆囊,胆汁即可从塑料管流出;或用注射器直接插入胆总管,轻轻抽取胆汁。

(4)肠液的采集可行肠管造口术,将造口固定在腹壁上。一般不易采到纯净的肠液。

项目六　实验动物的处死方法

出于人道主义和爱伤意识,非必要不处死实验动物。处死实验动物应遵循动物安乐死的基本原则,尽可能缩短动物致死时间,尽量减少其疼痛与感官上的不适感。

(1)化学药物致死法:此法适用于各种动物,让动物吸入二氧化碳、乙醚、三氯甲烷等致死。因乙醚易引起火灾,三氯甲烷对人的肝、肾及心脏有较大毒性,而二氧化碳不燃、无气味,对人很安全并且处死动物效果确切,故最好使用二氧化碳。也可静脉注射氯化钾溶液,家兔和犬等大中型动物致死量分别为10%氯化钾 5~10 mL 和 20~30 mL;也可皮下注射士的宁溶液。豚鼠致死量为 3.0~4.4 mg/kg,家兔为 0.5~1.0 mg/kg,狗为 0.3~0.42 mg/kg。

(2)颈椎脱臼法:大鼠、小鼠常用此法。将动物放在鼠笼盖或粗糙的表面上,用左手拇指和示指用力向下按住鼠头,右手将鼠尾用力向后上方拉,使颈椎脱位,脊髓和脑髓断离,引起鼠类立即死亡。

(3)空气栓塞法:向动物静脉内注入一定量的空气,随心脏的跳动空气与血液混合呈泡沫样,使肺动脉和冠状动脉栓塞。或因大量气泡存于心室腔内,心脏收缩时气泡变小,舒张时气泡变大,回心血量减少,心排血量骤减,动物因循环衰竭而亡。使家兔和猫致死的空气剂量为 20~40 mL,狗注入 80~150 mL 气体即可致死。

(4)放血法:小鼠等小动物可采用颈总动脉大量失血致死的方法;狗等大型动物要先麻醉后放血,要使放血的切口保持通畅。一般在股三角区横切约 10 cm 的切口,切断股动脉放血致死。

(5)击打法:此法适用于大鼠、家兔等。抓住动物尾部,提起,用力摔击头部,或用木槌打击其后脑部,动物痉挛并立即死亡。

(6)断头法:此法适用于鼠类小动物。用大剪刀在颈部将鼠头剪断,动物立即死亡。

项目七　急性动物实验常用手术部位及手术方法

一、颈部手术

颈部手术包括颈部神经、血管及气管的游离和插管术。

1.术前准备

术前准备分以下几个方面。

(1) 麻醉和固定：见项目二和项目三。

(2) 剪毛：动物仰卧固定，充分暴露颈部，用弯手术剪或粗剪刀，不可用组织剪及眼科剪剪毛。剪毛范围应大于切口长度。为避免剪伤皮肤，可一手将皮肤绷平，另一手持剪刀平贴于皮肤逆着毛的朝向剪毛。剪下的毛应及时放入盛水的杯中浸湿，以免到处飞扬。对皮毛过敏者切记戴口罩。

(3) 切口和止血：实施皮肤切口操作前，要选定切口部位和范围，必要时做出标记。切口的大小根据实验要求而定，既要有足够的视野暴露便于操作，又不可造成过大的损伤。切皮时，手术者一只手的拇指和示指绷紧皮肤，另一只手持手术刀，以适当力度一次切开皮肤和皮下组织，直至肌层。做切口时必须注意解剖结构特点，以少切断神经、血管为原则。切口自外至内应外大内小，以便于操作、观察和止血。可用几把皮钳夹住皮肤切口边缘暴露手术野，以利进一步分离、结扎等操作。在手术过程中应保持手术野清晰，防止血肉模糊有碍手术操作和实验观察。因此，应注意避免损伤血管，如有出血要及时止血。止血的方法有：①微血管渗血，可用温热盐水纱布轻轻按压止血或吸收性明胶海绵覆盖和电凝止血。②较大血管出血，应用止血钳夹住出血点及其周围少许组织，结扎止血。③更大血管出血，或血管虽不大，但出血点较多且比较集中（如肌肉的横断面），最好用针线缝合局部组织，进行贯穿结扎，以免结扎线松脱。为避免肌肉组织出血，在分离肌肉时，若肌纤维走向与切口一致，应钝性分离。若肌纤维走向与切口不一致，则应采取两端结扎中间切断的方法。④骨组织出血，先擦干创面，再及时用骨蜡填充堵塞止血。⑤脑、肝脏等不适宜用结扎止血的组织可使用止血胶或止血海绵。干纱布只用于吸血和压迫止血，不可用来揩擦组织，以免组织损伤和刚已形成的血凝块脱落加重出血。在实验间歇期间，应将切口暂时闭合，用温盐水纱布盖好，以防组织干燥和体内热量散失。

2. 神经血管游离术

以家兔为例，分离覆盖于气管上的胸骨舌骨肌和斜行的胸锁乳突肌，暴露气管。用左手拇指牵拉气管附近边缘组织，示指和中指衬垫于组织下方，即可见气管侧方深处的颈动脉鞘。右手持玻璃分针细心分离鞘膜，可见搏动的颈总动脉和三根神经，分别是减压神经、交感神经和迷走神经（图1-3-31），三条神经与动脉并行走行，分别游离出1~2 cm长的神经并在下方穿线备用。首先游离减压神经，因其最细，如毛发状且常与交感神经紧贴在一起；其次是交感神经；最后是迷走神经，其呈淡黄色，较粗，最容易辨认。之后游离出2~3 cm长的颈总动脉，在其下方穿线备用。颈外静脉较表浅，位于颈部皮下，胸锁乳突肌外缘，仔细分离1.5~2 cm长，穿线备用。

神经和血管是比较娇嫩的组织，因此在剥离的过程中要细心、认真、有耐心。动作要轻柔，以免损伤其结构与功能，切不可用金属器械进行剥离，也不可用止血钳或镊子夹持。分离时应掌握先神经后血管、先细后粗的原则。剥离较小的神经、血管，可用玻璃分针沿神经血管走向进行分离，必要时可用眼科剪分离周围的软组织。若剥离较大的神经血管,可用蚊式止血钳将神经或血管周围的结缔组织稍加分离成一个小破口,然后用大小适宜的止血钳插入该小破口内,沿神经、血管走向逐渐扩大,使神经或血管从周围的结缔组织中游离出来。遇到神经小分支,可用眼科剪剪断,切勿强行牵拉,以免造成损伤。如需切断血管分支,应采用两端结扎中间剪断的方法。游离神经、血管段的长度,视需要而定。在手术过程中,要特别注意保持自然的解剖位置,切勿把结构关系弄乱。

分离完毕,在神经或血管下方穿过浸透生理盐水的丝线(根据需要穿一根或两根),以供刺激时提起或结扎之用。然后用浸透生理盐水的纱布覆盖,以防组织干燥。或在创口内滴加适量温热(约37 ℃)的液状石蜡,使神经浸泡其中。

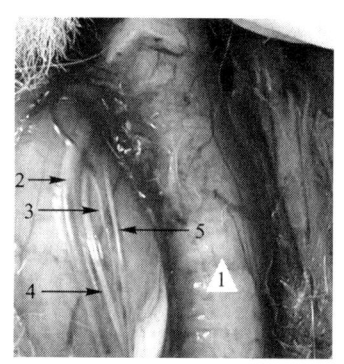

图 1-3-31　家兔颈部结构示意图
1.气管　2.颈总动脉　3.减压神经　4.迷走神经　5.交感神经

3. 气管插管术

在哺乳类动物急性实验中,为了保证动物呼吸道通畅,一般均要做气管切开术,插入气管插管,使动物通过气管插管呼吸。首先按照上述术前准备麻醉固定好动物并剪去颈部的被毛。紧靠喉头下缘,沿颈前正中线做一4~7 cm皮肤切口,长短因动物不同而异。用止血钳钝性分离胸骨舌骨肌和胸锁乳突肌,将两侧肌肉向外牵拉充分暴露出气管。再用弯形血管钳分离开气管两侧及与食管之间的结缔组织,使气管完全游离开来,注意将气管与神经血管分离干净,在气管下用镊子穿过一条较粗的棉线备用。用眼科剪在甲状软骨下2~3 cm处的两软骨环之间,做一横向切口,切口长度约为气管周长的一半,再向头端做一小的纵向切口,使整个切口呈倒"T"形,同时防止血液进入气管内。若气管内有分泌物或血液,要用小棉球拭净。将口径适当的"Y"形气管插管斜口面向下,由切口向肺脏方向插入气管腔内(图1-3-32),再转动插管使其斜口面朝上。用事先备好的棉绳结扎固定插管,并将结扎绳尾绕过插管分叉处缚结牢固,防止插管脱落出气管。

生理学与病理生理学实验指导

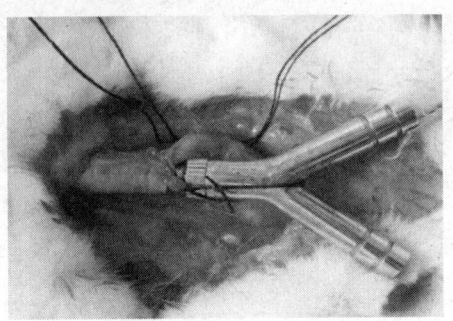

图 1-3-32　气管插管

4.血管插管术

静脉插管用于注射、取血、输液和中心静脉压测量。取长度适当的塑料管或硅胶管，插入端剪成斜面，另一端插入粗细适当的钝针头。针座上连接三通活塞，用盛有肝素溶液的注射器与三通的另一端口相连，将肝素充满导管，关闭活塞。用动脉夹夹闭颈总静脉的近心端，待血管内血液充分充盈后，结扎颈总静脉的远心端。靠近血管远心端处，用眼科剪呈 45 度角剪开血管直径的 1/3，用弯形眼科镊的弯钩插入血管内轻轻挑起血管壁，向心脏端插入静脉插管约 2.5 cm。然后结扎固定插管，取下动脉夹。

动脉插管用于测量血压或放血用。玻璃动脉插管一般有侧管用来固定结扎线，如果是塑料管，可用细胶布条缠绕管壁固定结扎线，缠绕处离插管头部斜面大概 3 cm 左右。全身肝素化后，结扎颈总动脉远心端，用动脉夹夹住颈总动脉的近心端，两端的距离尽可能长。在靠近结扎线处用眼科剪呈 45 度角剪开血管直径的 1/3，血管切口面一定要呈斜切面，不能呈垂直面。将弯形眼科镊的弯钩插入血管腔内，轻轻挑起血管壁，暴露切口，动脉插管斜面向下沿着此切口准确地插入约 2.5 cm（图 1-3-33），在近心端结扎固定血管，小心慢慢放开动脉夹，如有出血，再将结扎线扎紧一些，确定无出血取下动脉夹。然后用结扎线线尾围绕插管侧管再打一个结，防止插管滑脱，开始采血或记录血压信号。

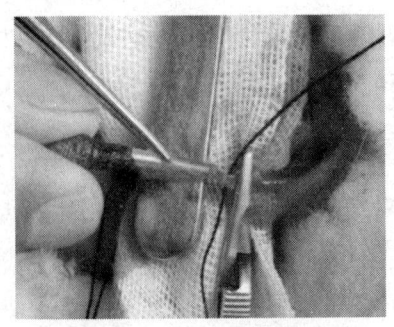

图 1-3-33　动脉插管

二、腹部手术

1. 输尿管插管术

动物麻醉后固定于手术台上,剪去耻骨联合以上腹部的部分被毛。在耻骨联合上缘沿正中线做 4 cm 长皮肤切口,在耻骨联合上缘 0.5 cm 处沿腹白线切开腹壁肌肉及腹膜,注意勿伤及腹腔内器官。钝性分离扩大切口至 3~4 cm。找到膀胱,如膀胱充盈,可用 50 mL 的注射器将尿液抽出,将其向上翻拉至腹外。输尿管插管与动脉插管相比稍细,插管提前充满生理盐水。辨认清楚膀胱三角的位置,细心地用玻璃分针分离出双侧输尿管并穿线备用。在输尿管靠近膀胱处用丝线结扎,再离结扎点约 2 cm 处的输尿管近肾段处用眼科剪剪开输尿管,切口约占输尿管管径的 1/2,用眼科弯镊夹住切口的一角,向肾脏方向插入输尿管插管,并用预留的丝线结扎固定,防止插管滑脱。平放输尿管插管,直到插管出口处有尿液慢慢滴出。同样方法插入另一侧输尿管插管,两个插管并在一起,连至计滴器上。或用双头输尿管插管导管,一端连计滴器,其余两端插入两侧输尿管并固定。术毕用浸湿 38 ℃ 生理盐水纱布覆盖腹部切口,保持腹腔温度。如果需要长时间收集尿样本,则应关闭腹腔。可用皮钳夹住腹腔切口或者采用缝合方式关闭腹腔。

2. 膀胱插管术

由于输尿管较细,不便于操作,且常常插入输尿管壁中,成功率低,学生难以掌握,故用膀胱插管术替代。相同方法暴露膀胱,分离输尿管并穿线于双侧输尿管下,将膀胱向上翻起结扎尿道。将膀胱翻回,用止血钳提起膀胱前壁,在血管较少处用眼科剪剪一约 1 cm 纵行小口,插入膀胱插管,插管出口向下,利于尿液流出。用粗棉线将切口处的膀胱壁与插管一并结扎固定(图 1-3-34)。相同方法保持腹腔温度并记录尿液滴数。

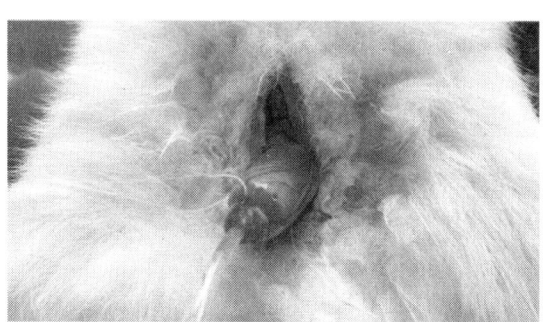

图 1-3-34 家兔膀胱插管

三、股部手术

股部手术主要是股动脉、股静脉插管,用来放血、输血和输液及注射药物。动物仰卧固定,剪去股三角区被毛。用手触摸股动脉搏动处并辨明动脉走向,在该处做局麻后,沿动脉走行方向在皮肤上做一 3~5 cm 长切口。用血管钳分离皮下组织及筋膜，游离股动、静脉和神经。三者的位置由外向内依次为股神经、股动脉、股静脉。股动脉在中间偏后，被股神经和股静脉所遮盖。用玻璃分针小心地将股神经分出，然后用蚊式钳再分离股动脉与股静脉之间的结缔组织，注意勿损伤血管小分支。以动脉为例：分离出 2~3 cm 长的股动脉穿线备用，全身肝素化后，在远心端结扎血管，并用动脉夹夹闭近心端血管，中间留出一定距离。用眼科剪将血管剪一小口，切口占血管管径 1/3~1/2，并尽量靠近远端结扎点剪，然后用一连接有注射器的动脉插管，从切口处沿向心方向插入血管内。注意插入时插管尖端与血管保持平行，勿使尖端戳破血管。插入约 2 cm 后，用结扎线固定。

四、开颅手术

在研究脑功能时，往往需打开颅骨，安置或埋藏各种电极、导管等。颅骨开口及位置大小视实验需要而定。以家兔为例介绍开颅方法：动物麻醉后行气管插管术，固定兔头于脑立体定位仪下。剪去头顶部的被毛，沿矢状缝切开头皮，分离皮下组织及肌肉，小心分离骨膜，暴露前囟、人字缝和矢状缝。确定开颅位置后在其中心钻一小孔，调好颅骨钻头的钻进深度，将钻头中心轴插入小孔，垂直向下加压并旋转钻头。钻至内髓板时有突破感，此时应减轻力度缓缓进钻，以免损伤脑组织。当旋转至有明显突破感时则可打开颅骨，如需扩大颅骨开口，可用咬骨钳一点一点咬除，但一般应保留前囟、人字缝等骨性标志。

（张秋莹）

第二篇

实验内容

第一部分
生理学基础实验

项目一 反射弧的分析

> **案例导学与分析**
>
> 工人夏某,58岁,两月前不慎被重物压伤,当时无法站立,左侧胸部及腰背部疼痛,伴有双下肢无力及感觉障碍,大小便失禁,无恶心呕吐现象,无胸闷气急及腹痛不适,经检查显示:"腰1椎体骨折,腰1棘突骨折,左侧多肋骨折",行"腰椎骨折后路切开复位内固定术"后,恢复尚可,但行走仍困难,小便仍不能控制。
>
> 分析:
> 1.你认为夏某骨折后出现的症状与哪部分组织损伤有关?
> 2.为什么患者会出现大小便失禁?

一、实验目的

(1)掌握屈肌反射反射弧的组成部分,反射弧的完整性与反射活动的关系。
(2)熟悉搔扒反射的反射弧。
(3)了解脊蛙的制备方法。
(4)熟练掌握使用蛙类手术器械及肌夹的技能。
(5)认识到反射弧的完整性对反射活动的重要性,从而为进行临床神经系统方面的检查打好基础。

二、实验原理与临床应用

工人夏某,58岁,两月前不慎被重物压伤后无法站立,双下肢无力及感觉障碍,大小便失禁等,经检查显示:"腰1椎体骨折,腰1棘突骨折,左侧多肋骨折",虽行"腰椎骨折后路切开复位内固定术",但病人行走仍困难,大小便仍不能控制,这些都与脊髓损伤有关。排便、排尿反射的基本中枢在脊髓,脊髓损伤后将影响反射的正常进行,这属于神经调节。神经调节的基本方式是反射。反射是在中枢神经系统的参与下,机体对刺激所产生的规律性应答反应,其结构基础是反射弧。反射弧包括感受器、传入神经、神经中枢、传出神经和效应器五个组成部分。反射的产生建立在这五个组成部分缺一不可的基础上,任一部分受到破坏,均不能产生完整的反射。

一些简单的反射,只需要通过低级中枢就可以完成,较复杂的反射则需要较高级中枢的整合处理。若切除动物的高位中枢,仅保留脊髓,该动物称为脊动物(如脊蛙),此时所产生的各种反射活动均为单纯的脊髓反射。脊动物的肢体在受到伤害性刺激时,皮肤感受到刺激后,通过传入神经传递到中枢,中枢整合分析后,发出传出神经冲动沿传出神经到达受刺激一侧肢体屈肌收缩而伸肌舒张,表现为肢体屈曲,称为屈肌反射。这种屈肌反射使肢体逃避伤害性刺激,具有保护意义。

三、实验对象

牛蛙。

四、实验器材与试剂

1.器材

蛙类手术器械一套(包括瓷盘、蛙板、玻璃板、探针、玻璃分针、蛙钉、粗剪刀、手术剪、镊子)、铁架台、棉球、纱布、烧杯、培养皿、搪瓷缸、冲洗瓶。

2.试剂

0.5%硫酸。

五、实验步骤

1.制备脊蛙

取牛蛙一只,用自来水冲洗干净。用左手中指和环指夹住牛蛙双前肢,小指环扣双后肢,示指按压其颅顶,拇指按压背部骶髂关节(图2-1-1 A)。右手持探针,针柄放入掌心固定,示指固定针尖,从牛蛙颅正中缝缓缓向下滑行,至一凹陷处即相当于枕骨大孔,垂直旋转刺入,深度大致1~2 mm,横断脊髓,再沿与背平面呈15°角向颅腔进针,充分破坏牛蛙的大脑组织,直至呼吸消失、四肢松软,此时脊蛙制备完成(图2-1-1 B)。

2.后续操作

用肌夹夹住脊蛙下颌,固定在铁架台上,待四肢松软后,再进行以下操作。

(1)用培养皿盛0.5%硫酸溶液,用硫酸溶液刺激牛蛙左侧后肢的脚趾尖,观察屈肌反射有无发生,并分析原因。然后用冲洗瓶里的自来水洗去皮肤上的硫酸溶液。

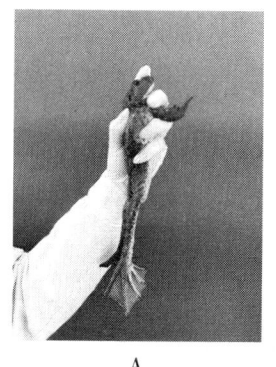
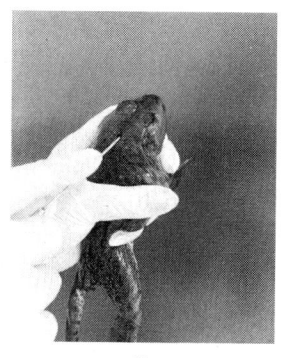

图 2-1-1　制备脊蛙

A 左手抓牛蛙方法　B 破坏脑组织

（2）绕左侧后肢在趾关节上方皮肤做一环状切口，将趾尖皮肤剥掉（图 2-1-2 A、B），重复步骤（1），观察屈肌反射有无发生，并分析原因。

（3）按步骤（1）的方法用硫酸溶液刺激右侧脚趾尖，观察屈肌反射有无发生，并分析原因。

（4）在右侧大腿背侧剪开皮肤，在股二头肌和半膜肌之间分离找出坐骨神经的大腿段，剪断神经（图 2-1-2 C）。重复步骤（3），观察屈肌反射有无发生，并分析原因。

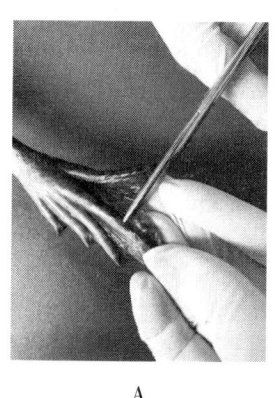
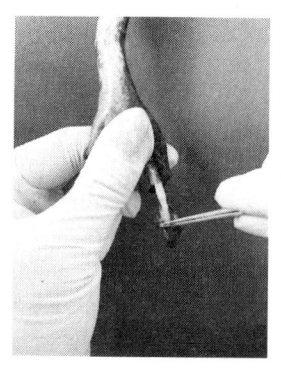
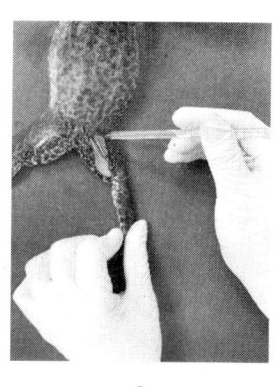

图 2-1-2　操作细节展示

A、B 剥离趾尖皮肤　C 寻找右后肢坐骨神经

（5）用浸有 0.5% 硫酸的小纸片（一元硬币大小）贴于蛙腹（图 2-1-3 A），观察搔扒反射有无发生，并分析原因。

（6）用探针破坏牛蛙脊髓后（图 2-1-3 B），重复步骤（5），观察搔扒反射有无发生，并分析原因。

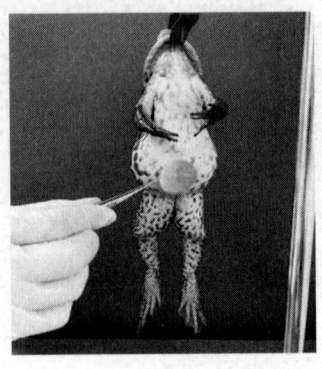 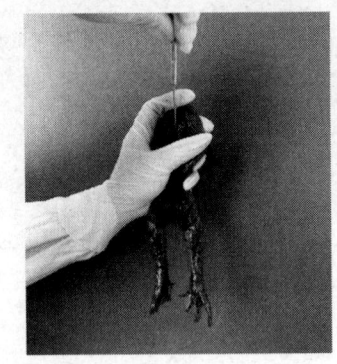

图 2-1-3　操作细节展示
A 刺激蛙腹　B 破坏脊髓

六、实验注意事项

（1）动物应有良好的健康状况，如发现活动减少或皮肤上有片状溃烂，应弃去不用。

（2）剥去趾尖皮肤时一定要剥干净，避免影响实验效果。

（3）每次用硫酸溶液刺激牛蛙后，应迅速用冲洗瓶中的自来水冲洗掉皮肤上残留的硫酸，以保护皮肤。

（4）用硫酸溶液刺激牛蛙足趾尖深度大约 3 mm，持续时间约 3 s，每次刺激应基本一致。

七、思考题

（1）本次实验中，屈肌反射的反射弧包括哪些具体的结构？

（2）简述反射与反应的区别。

（3）如何理解反射弧的完整性与反射之间的关系？

（胡瑞瑞）

反射弧的分析实验报告

姓名_____ 班级_____ 学号_____
实验室(组)_____ 日期_____ 室温_____

实验目的：

实验对象：

实验结果与结果分析：

表 2-1-1 反射弧的分析结果记录表

实验步骤	实验结果(+/−)	结果分析
①刺激左足趾尖皮肤		
②去除左足趾尖皮肤,重复步骤1		
③刺激右足趾尖皮肤		
④剪断右后肢坐骨神经,重复步骤3		
⑤搔扒反射		
⑥捣毁脊髓后搔扒反射		

实验结论：

实验成绩_____
教师签名_____ 日期_____

项目二 蛙类坐骨神经-腓肠肌标本制备

> **案例导学与分析**
>
> 果农李某,男,48岁,由于天气炎热,在未做任何防护措施的情况下给果树喷洒农药,出现嗜睡,瞳孔呈针尖样,大汗淋漓,恶心呕吐,呕吐物有大蒜味,还有肌肉颤动等表现。
>
> 分析:
> 1.你认为该患者的疾病诊断是什么?
> 2.为什么他会出现针尖样瞳孔、呕吐和肌肉颤动?

一、实验目的

(1)掌握制备蛙类坐骨神经-腓肠肌标本的方法。
(2)熟悉神经-肌肉接头兴奋传递的过程及影响因素。
(3)了解锌铜弓的工作原理。
(4)熟练掌握锌铜弓的使用方法。
(5)通过蛙类坐骨神经-腓肠肌标本的制备过程,锻炼学生的动手能力,并充分掌握神经支配肌肉收缩的原理。

二、实验原理与临床应用

案例中,果农李某在喷洒农药后,出现瞳孔呈针尖样、呕吐、肌肉颤动等有机磷农药中毒的症状,正是由于神经-肌肉接头处的兴奋传递受到了影响。神经-肌肉接头的基本结构包括接头前膜、接头间隙和接头后膜。生理状态下,神经冲动下传,引起接头前膜钙通道开放,Ca^{2+}内流,触发囊泡释放Ach,Ach与接头后膜N_2受体结合,产生终板电位,终板电位总和达到阈电位,产生动作电位。肌细胞兴奋后,兴奋沿肌膜经横管传至肌细胞的深部,触发两侧终池释放Ca^{2+},引起肌丝滑行,肌肉收缩。有机磷造成机体中毒的主要原因是,有机磷可以使胆碱酯酶磷酰化而失活,引起大量Ach在接头间隙堆积,Ach持续激动相应的胆碱受体(M受体和N受体),产生一系列的中毒症状。

本次实验主要通过制作坐骨神经-腓肠肌标本,直观地观察神经与骨骼肌之间的支配关系。坐骨神经-腓肠肌标本常由两栖类动物制作,主要是因为它的一些基本生理活动规律与恒温动物相似,而维持其离体组织正常活动所需的理化条件比较简单,易于建立和控制,故常用坐骨神经-腓肠肌标本来观察兴奋与兴奋性、刺激与肌肉收缩等基本生理现象和过程。在生理实验中,制备坐骨神经-腓肠肌标本是必须掌握的一项基本操作技术。

三、实验对象

牛蛙。

四、实验器材与试剂

1.器材

蛙类手术器械一套(包括瓷盘、蛙板、玻璃板、探针、玻璃分针、蛙钉、粗剪刀、手术剪、镊子)、滴管、培养皿、烧杯、冲洗瓶。

2.试剂

任氏液。

五、实验步骤

1.破坏脑和脊髓

取牛蛙一只,用自来水冲洗干净。用左手中指和环指夹住牛蛙双前肢,小指环扣双后肢,示指按压其颅顶,拇指按压背部骶髂关节。右手持探针,针柄放入掌心固定,示指固定针尖,从牛蛙颅正中缝缓缓向下滑行,至一凹陷,即相当于枕骨大孔,垂直旋转刺入,深度大致 1~2 mm,横断脊髓,再沿与背平面呈 15°角向颅腔进针,充分破坏牛蛙的大脑组织,再把探针退回枕骨大孔的位置,向下插入椎管,破坏脊髓(图2-1-4)。

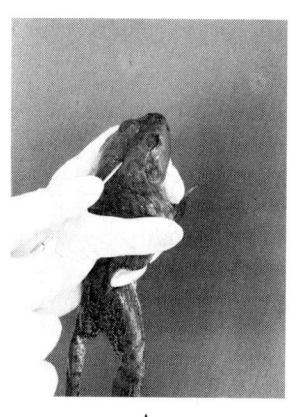 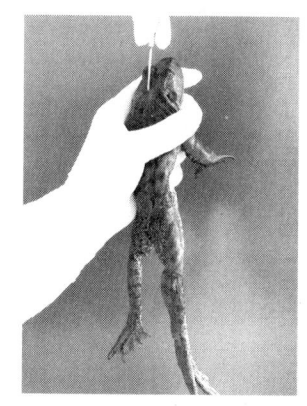

图 2-1-4 破坏脑和脊髓

A 破坏大脑　B 破坏脊髓

2.剪除脊柱并去除内脏

左手握住牛蛙后肢,用拇指压住骶骨,使牛蛙头与躯干下垂,右手持粗剪刀,在骶髂关节水平以上 0.5~1.0 cm 处用粗剪刀剪断脊柱,沿脊柱两侧剪除躯干上部及其内脏(图 2-1-5 A),仅保留后肢、骶骨、脊柱及紧贴于脊柱两侧的坐骨神经(剪除过程中勿伤及坐骨神经)。

3.剥皮

用自来水和任氏液先后冲洗双手,左手紧握两后肢,右手用镊子撕开皮肤断端后,捏住脊柱断端(注意不要握住或压迫神经),左手捏住断端皮肤边缘,用力向下剥掉全部后肢的皮肤(图 2-1-5 B),把双后肢放在盛有任氏液的培养皿中。将手及用过的剪刀、镊子等全部手术器械先后用自来水和任氏液冲洗干净,再进行后面的步骤。

4.分离两后肢

用镊子夹住脊柱将标本提起(也可用手捏着脊柱断端),放于蛙板上,腹面朝上,然后用粗剪刀沿正中线将脊柱和耻骨联合中央分开两后肢(图 2-1-5 C),将两后肢浸入盛有任氏液的培养皿中。

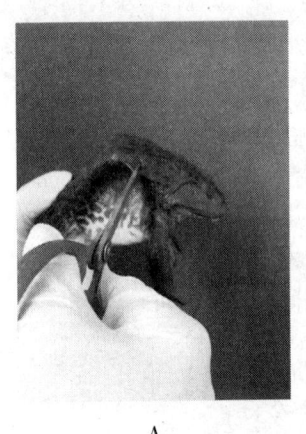 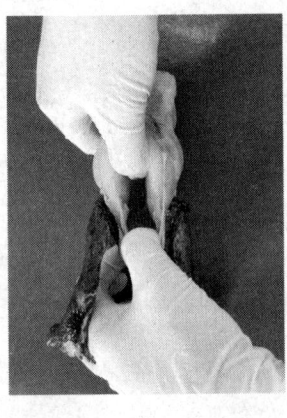 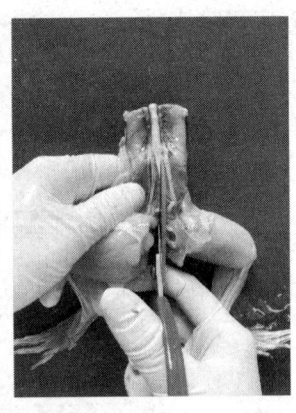

A   B   C

图 2-1-5 操作细节展示

A 剪除躯干上部及内脏 B 剥皮 C 分离两后肢

5.制作坐骨神经-腓肠肌标本

从培养皿中取任一蛙腿,将蛙腿腹面朝上,用蛙钉固定于蛙板上。

(1)游离坐骨神经:用玻璃分针沿脊柱旁游离坐骨神经,循坐骨神经沟(股二头肌与半膜肌之间的裂缝处),找出坐骨神经的大腿段,用玻璃分针仔细剥离(图 2-1-6 A),从坐骨神经起始处一直分离至腘窝。然后保留连于坐骨神经的两节椎骨,其余椎骨剪断,手持连于神经的椎骨将神经轻轻提起,剪断坐骨神经所有不连于腓肠肌的分支,并将神经一直游离至腘窝。

(2)完成坐骨神经小腿标本:将坐骨神经置于腓肠肌上,在膝关节以上剪一"V"形剪口,剪掉全部大腿肌肉,并用粗剪刀将股骨刮干净,在膝关节上端约 1 cm 处剪断股骨,保留的部分就是坐骨神经小腿标本。

(3) 完成坐骨神经-腓肠肌标本:将上述坐骨神经小腿标本腹面朝上,用蛙钉固定脚掌于蛙板上。游离腓肠肌至膝关节处(图2-1-6 B),然后在腓肠肌下方用眼科剪向远心端游离跟腱(图2-1-6 C),并在跟腱下方穿线结扎,于远心端剪断。然后沿膝关节囊下方将小腿其余部分剪掉,这样就制备完成了一个坐骨神经-腓肠肌标本。

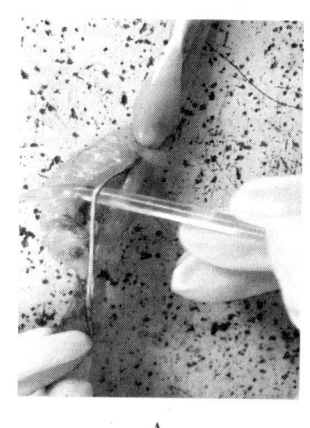 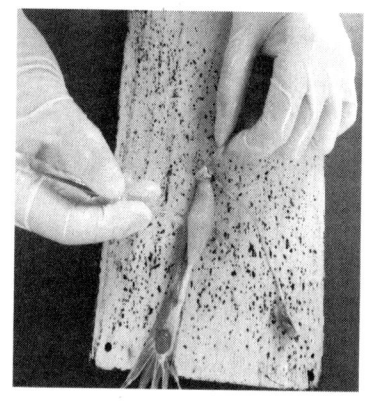 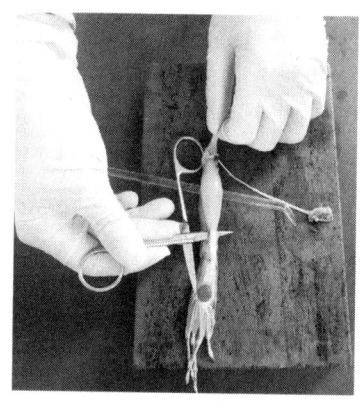

A B C

图2-1-6 标本制作细节

A 游离坐骨神经 B 游离腓肠肌 C 游离跟腱

(4) 检查标本的兴奋性:用锌铜弓的两根电极轻轻接触一下坐骨神经(图2-1-7),如腓肠肌发生迅速而明显的收缩,则表明标本的兴奋性良好,即可将标本放在盛有任氏液的培养皿中,以备实验用。

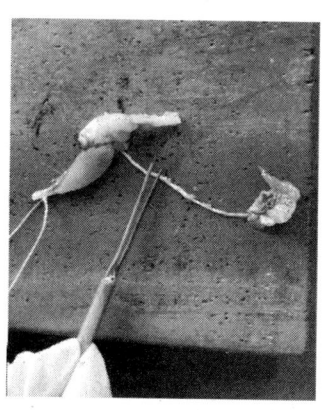

图2-1-7 检查标本的兴奋性

六、实验注意事项

(1) 操作过程中,勿污染、压榨、损伤、过度牵拉神经和肌肉。

(2) 及时在神经和肌肉表面滴加任氏液,防止干燥,以保持其正常兴奋性。

(3) 破坏脊髓时,将探针刺入椎管中,上下提拉,确保破坏完全。

七、思考题

(1) 制备的坐骨神经-腓肠肌标本兴奋性如何？有何感受？

(2) 维持坐骨神经-腓肠肌标本正常的生理活动必须满足哪些基本条件？

(3) 用锌铜弓检测坐骨神经-腓肠肌标本的原理是什么？

(4) 为什么不能用自来水冲洗坐骨神经-腓肠肌标本？

（胡瑞瑞）

蛙类坐骨神经-腓肠肌标本制备实验报告

姓名_____ 班级_____ 学号_____
实验室(组)_____ 日期_____ 室温_____
实验目的:

实验对象:

实验结果:
(1)你做的坐骨神经-腓肠肌标本兴奋性如何?(　　)
A.良好　　　　B.一般　　　　C.很差　　　　D.无活性
(2)请用铅笔画出你制备的标本大体轮廓。

结果分析和讨论:
(1)为什么你做的坐骨神经-腓肠肌标本会有如此表现?

(2)结合本次实验,分析案例中果农李某出现肌肉颤动的原因。

实验结论:

实验成绩_____
教师签名_____ 日期_____

项目三 不同的刺激强度、刺激频率对骨骼肌收缩的影响

案例导学与分析

马某,男,42岁,10余年前,无明显诱因出现乏力,突然倒地,意识不清,呼之不应,四肢抽搐,口吐白沫,无大小便失禁,数分钟后自行缓解。10年来,抽搐反复发作。

分析:
1. 你认为该患者的疾病诊断是什么?
2. 为什么会出现肌肉痉挛抽搐?

一、实验目的

(1)观察并掌握不同刺激强度、刺激频率对骨骼肌收缩形式的影响。
(2)熟悉阈强度与骨骼肌收缩之间的关系。
(3)了解 MedLab 生物信号采集处理系统使用方法。
(4)熟练掌握生理实验肌槽、张力换能器等基本实验器材的使用方法。
(5)通过观察不同刺激频率对骨骼肌收缩形式的影响,使学生认识到肌肉的收缩形式及生理意义。

二、实验原理与临床应用

案例中,马某有 10 余年的癫痫病史,发作时,出现突然性意识不清,四肢抽搐,口吐白沫,数分钟后自行缓解。由于发作时病灶的异常高频放电,并向周围正常脑组织扩散,引起短暂性的运动、感觉、意识障碍,患者出现肌肉痉挛抽搐,即为运动障碍的典型表现。

在本次实验中,先进行坐骨神经-腓肠肌标本的制作,然后通过改变刺激频率,引起骨骼肌出现不同形式的收缩。当给肌肉一个短暂的有效刺激,发生一次动作电位,肌肉将发生一次收缩,称为单收缩,包括潜伏期、收缩期和舒张期。若动作电位的频率增加到一定程度,前后两个动作电位所引起的肌肉收缩叠加起来,就产生了收缩总和,即产生强直收缩。强直收缩分为两种类型:不完全强直收缩和完全强直收缩。若刺激频率较低,后一个刺激总是落在前一个刺激引起收缩过程的舒张期,所产生的收缩总和称为不完全强直收缩,描记的曲线为锯齿状;若刺激频率比较高,后一个刺激总是落在前一个刺激引起收缩过程的收缩期,肌肉处于完全的持续收缩状态,所产生的收缩总和称为完全强直收缩,描记的曲线平坦而连续,无舒张造成的痕迹。在生理状态下,人体骨骼肌大都是完

全强直收缩。

三、实验对象

牛蛙。

四、实验器材与试剂

1.器材

计算机、MedLab 生物信号采集处理系统、张力换能器、双凹夹、生理实验肌槽、刺激电极、蛙类手术器械一套(锌铜弓、粗剪刀、眼科剪、眼科镊、16 cm 镊子、探针、玻璃分针、蛙钉、蛙板、玻璃板、瓷盘、铁架台)、冲洗瓶、培养皿、100 mL 及 1 000 mL 烧杯。

2.试剂

任氏液。

五、实验步骤

1.制备蛙坐骨神经-腓肠肌标本

制备方法同项目二。

2.连接标本

将标本连于计算机上,取一标本,将标本的股骨残端固定于生理实验肌槽的螺丝孔内,将坐骨神经搭于刺激电极两电极上,将生理实验肌槽固定在铁架台下半部分,并使其保持适当倾斜位。将跟腱上的系线缚于张力换能器悬臂的着力点上(图 2-1-8),调节张力换能器位置与高度,使系线与生理实验肌槽垂直,肌肉处于未收缩状态。

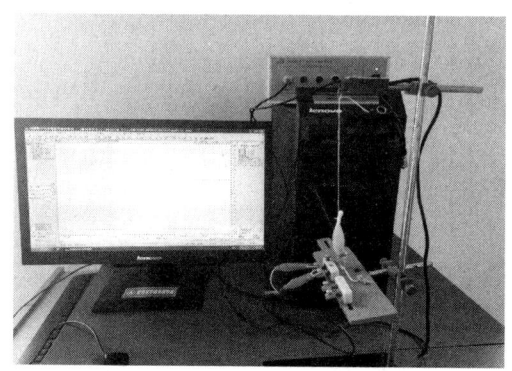

图 2-1-8　坐骨神经-腓肠肌标本安装示意图

3.调试设备

启动计算机,进入 MedLab 生物信号采集处理系统,调节实验参数。

4.寻找最适刺激强度

寻找最适刺激强度,从最小刺激开始,逐渐增大刺激强度,肌肉收缩张力不断增大至最大,当肌肉单收缩波形出现最大幅度时,所对应的刺激强度即为最适刺激强度。

5. 记录骨骼肌单收缩、不完全强直收缩和完全强直收缩曲线

(1) 用单一刺激方式进行刺激,观察肌肉单收缩曲线。观察各时相的名称及相应持续时间,即潜伏期、收缩期、舒张期(图 2-1-9 A)。

(2) 用频率为 4~10 Hz 的连续刺激,观察不完全强直收缩曲线(图 2-1-9 B)。

(3) 增加刺激频率为 10~30 Hz,观察完全强直收缩曲线(图 2-1-9 C)。

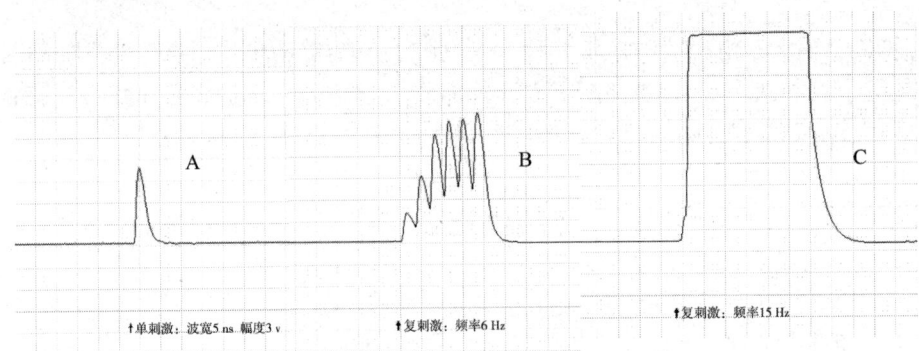

图 2-1-9　不同刺激条件下的骨骼肌收缩形式

A 单收缩　B 不完全强直收缩　C 完全强直收缩

六、实验注意事项

(1) 操作过程中,勿过度牵拉神经和肌肉。

(2) 及时在神经和肌肉表面滴加任氏液,使其保持兴奋性。

(3) 刺激强度和频率由小到大,刺激频率若不合适,可适当调整。

(4) 在每进行一次刺激后,应让标本适当休息再进行下一次刺激。

(5) 在实验过程中,挂上或取下标本时,避免过度牵拉张力换能器的弹簧感应片而造成损害。

(6) 生理实验肌槽要保持适当倾斜位,防止任氏液滴加过多聚集在两电极之间,引起短路。

七、思考题

(1) 绘制单收缩、不完全强直收缩、完全强直收缩的曲线并注明刺激。

(2) 单收缩、完全强直收缩、不完全强直收缩的产生机制是什么?

(3) 在一定的刺激强度范围内,为什么肌肉的收缩幅度会随着刺激强度增加而增大?

(4) 人体内的骨骼肌有无单收缩?为什么?

(胡瑞瑞)

不同的刺激强度、刺激频率对骨骼肌收缩的影响实验报告

姓名_____ 班级_____ 学号_____
实验室(组)_____ 日期_____ 室温_____
实验目的：

实验对象：

实验结果：
绘制单收缩、不完全强直收缩、完全强直收缩的曲线并注明刺激（用"↑"表示）。

基线_____

　　　　单收缩　　　　不完全强直收缩　　　　完全强直收缩

结果分析和讨论：
论述单收缩、完全强直收缩、不完全强直收缩的产生机制。

实验结论：

　　　　　　　　　　　　　　　　　　实验成绩_____
　　　　　　　　　　　　　教师签名_____ 日期_____

项目四 神经干动作电位的引导、神经干传导速度与神经干不应期的测定

> **案例导学与分析**
>
> 患者,女,39岁,食河豚约半小时后,出现口渴,口唇、舌尖、四肢麻木,呼吸困难等症状,经诊断为河豚中毒。
>
> 分析:
> 1. 河豚中毒对动作电位的产生有什么影响?
> 2. 患者为什么会出现肢体麻木、呼吸困难等症状?

一、实验目的

(1) 掌握神经干动作电位的基本波形。
(2) 熟悉组织兴奋性的周期性变化。
(3) 了解神经干动作电位的引导方法及传导速度的测定和计算方法,神经干动作电位不应期的测定。
(4) 熟练掌握 MedLab 生物信号采集处理系统、屏蔽盒等仪器的使用方法。
(5) 认识到动作电位在神经纤维上兴奋传导的重要性,从而为临床麻醉等技术理论知识的学习打好基础。

二、实验原理与临床应用

案例中患者因食河豚造成河豚中毒,出现肢体麻木、呼吸困难等症状,主要是由于河豚毒素可以特异性阻断神经细胞上的钠通道,这样只有外向电流存在,而 Na^+ 的内向电流消失,造成动作电位无法正常产生,从而阻断了神经兴奋的传导。本次实验主要通过神经干动作电位的引导、传导速度的测定和神经干动作电位不应期的测定,充分认识动作电位的定义和作用。

安静状态下,细胞膜内外两侧存在电位差,称为静息电位,膜外为正,膜内为负,即极化状态。可兴奋组织(如神经纤维)发生兴奋时,膜电位将发生迅速而短暂的变化,由安静状态下的极化状态变为兴奋状态下的膜外负膜内正的去极化状态。因此,兴奋区与未兴奋区存在电位差。这种电位差所产生的局部电流又引起临近未兴奋区的去极化,而原来的兴奋区又逐渐恢复到膜外正膜内负的静息电位水平(复极化),从而使兴奋沿细胞膜

传向整个细胞。这种短暂的可传播的电变化称为动作电位。神经纤维上的动作电位也叫神经冲动,它可作为神经兴奋的客观标志,并可通过记录电极引导出来,显示在计算机的显示器上。

由于坐骨神经干中包括许多种类的神经纤维成分,它们的兴奋阈值、传导速度和幅度各不相同,所有记录的动作电位是动作电位加和而成,称为复合动作电位,其幅值在一定范围内随刺激强度的变化而改变。根据引导方式的不同,动作电位的波形可有单相与双相之分。如果将两个引导电极置于正常完整的神经干表面,神经干一端兴奋时,兴奋向另一端传播过程中依次经过两个记录电极,可以记录到两个方向相反的波形,即双相动作电位;如果两个引导电极之间神经受损伤,神经兴奋只能达到第一个记录电极,不能传导到第二个记录电极,只能记录到一个方向的波形,即单相动作电位。

神经纤维兴奋时产生一个可以传播的动作电位,动作电位通过局部电流或跳跃式传导。不同的神经纤维动作电位传导的快慢主要受到神经纤维的粗细、内阻及有无髓鞘的影响,一般来说,直径大、有髓鞘的神经纤维传导速度更快。神经兴奋的传导速度可用电生理方法精确测量出来。牛蛙的坐骨神经是一条含有各种阈值和传导速度的混合神经,在短距离传导中,不同传导速度神经纤维的动作电位基本重合,测定神经冲动在神经干上的传导距离及通过这段距离所需的时间,即可计算出神经冲动的传导速度。

神经组织和其他可兴奋组织一样,在接受一次刺激产生兴奋后,其兴奋性将发生规律性的时相变化,依次经过绝对不应期、相对不应期、超常期和低常期,然后再回到正常的兴奋水平。为了测定坐骨神经在一次兴奋中兴奋性的变化,可采用双刺激法,即先给予一个一定强度的"条件性刺激",使神经发生兴奋,在神经发生兴奋后,按不同时间间隔再给予一个"测试刺激",用以检查测试刺激是否引起动作电位以及所引起的动作电位的幅值的大小,以此来反映神经兴奋性的变化,测出相对不应期和绝对不应期。

三、实验对象

牛蛙。

四、实验器材与试剂

1. 器材

蛙类手术器械1套、培养皿、滴管、200 mL烧杯3个、神经标本盒、MedLab生物信号采集处理系统、计算机、刺激电极、记录电极、屏蔽盒。

2. 试剂

任氏液。

五、实验步骤

(一) 神经干动作电位的引导

1. 牛蛙坐骨神经-腓神经标本的制备

牛蛙坐骨神经-腓神经标本的制备过程与坐骨神经-腓肠肌标本的制备过程基本相同,不同的是去除股骨和腓肠肌,只要神经,并且神经是从坐骨神经起始处一直分离到腓神经。由于坐骨神经在腘窝上方已经分为胫神经和腓神经两支,如要制备腓神经,则在分叉的下方剪断内侧的胫神经。将在腓肠肌沟内下行的腓神经一直分离到跟腱。将丝线浸泡在任氏液内,在脊髓侧结扎坐骨神经中枢端和跟腱处的腓神经外周端,并在结扎的两端剪断神经,制备成坐骨神经-腓神经标本。

将制备好的神经干标本浸泡在任氏液中数分钟,待其兴奋性稳定后开始实验。

2. 仪器连接与参数调试

仪器连接与参数调试分以下几个步骤。

(1) 在 MedLab 生物信号采集处理系统连接生物电记录电极和刺激电极。按要求将生物电记录电极和刺激电极与屏蔽盒连接好,注意"+""-"对应关系。

(2) 启动计算机,进入 MedLab 生物信号采集处理系统。

(3) 参数设置时,打开生物信号采集处理系统和电脑,启动软件并选择相应实验项目。打开刺激器,选择"单刺激",从 0.1 V 开始逐渐增加刺激强度。此时,显示屏上将显示出在刺激伪迹之后几毫秒出现一个先上后下的电位,即双相动作电位。

3. 观察项目

主要观察以下几个项目。

(1) 双相动作电位的波形及其特点。

(2) 测定阈强度和最适刺激强度:阈下刺激不能引起动作电位。逐渐增大刺激强度,当刺激增大到某一数值时,刚好能引起一个很小的动作电位,此强度即为神经干的阈强度,可通过显示器读出其阈强度的值。随着刺激强度的增加,刺激伪迹和动作电位的幅度均随之增大。当刺激强度达到某一数值时,再继续增大刺激强度时,刺激伪迹仍随之变大,但动作电位不再加大,此临界强度为最适刺激强度。

(3) 观察单相动作电位的波形及特点:用镊子在引导电极之间夹伤神经主干或用丝线结扎神经干,显示屏上便可见到双相动作电位的波形发生改变。只留下第一相,第二相消失,此即单相动作电位。

(二)神经兴奋传导速度的测定

1.标本制备并连接电脑

制作牛蛙坐骨神经-腓神经标本,并放在神经标本屏蔽盒的电极上。

2.仪器连接

仪器连接分以下几个步骤。

(1)仪器条件及连接同"神经干动作电位的引导",r_1 和 r_2 为第一对记录电极,连入生物信号采集处理系统的第 1 通道,r_3 和 r_4 为第二对记录电极,连入生物信号采集处理系统的第 2 通道。

(2)选择较大的牛蛙,按"神经干动作电位的引导"的方法制备坐骨神经-腓神经标本,将制备好的标本放置于神经屏蔽盒的电极上。

(3)打开生物信号采集处理系统,启动软件并选择相应实验项目。

3.实验内容

实验内容包括以下步骤。

(1)启动刺激,调节刺激强度以找到最适刺激强度,产生最大的动作电位。

(2)给予最适宜的刺激,引导产生两个动作电位。测定刺激伪迹前沿至第一个动作电位起始转折处,为 t_2;再测量从刺激伪迹至第二个动作电位起始转折处,为 t_1。

(3)测量出 r_1、r_3 两电极之间的距离(d),即可算出传导速度:$V = d/(t_1-t_2)$。

(三)神经兴奋不应期的测定

1.制备标本

制备牛蛙坐骨神经-腓神经标本。

2.调试设备

连接仪器,同"神经干动作电位的引导"。

3.观察项目

主要观察以下几个项目。

(1)按"神经干动作电位的引导"的方法引导两个单相动作电位。先用单个电刺激找出最适刺激强度,然后用此刺激强度引导动作电位,观察显示器上的两个动作电位。

(2)测定不应期:逐渐缩小两个刺激之间的时间间隔,在显示器上可看到第二个动作电位逐渐向第一个动作电位靠近。靠近到一定程度后,第二个动作电位幅值开始减小。记录动作电位刚减小时第二个刺激与第一个刺激的时间间隔,此为不应期。

(3)测定绝对不应期:让第二个动作电位继续向第一个动作电位靠近,第二个动作电位逐渐消失。记录动作电位刚消失时第二个刺激与第一个刺激的时间间隔,此为绝对不应期近似值,有效不应期减去绝对不应期即为相对不应期。

六、实验注意事项

(1) 制作坐骨神经-腓神经标本时,由于腓神经绕过膝关节腓侧时,上面覆盖有肌肉和肌腱,应小心分离。

(2) 制备好的坐骨神经-腓神经标本,应越长越好,最好达到 10 cm 以上,因此宜用较大牛蛙。

(3) 标本盒内两对记录电极的距离越远越好。

(4) 神经干应浸入任氏液以保持兴奋性,取神经干时,应用镊子夹持两端接扎线,切勿直接夹持或用手捏神经干。

七、思考题

(1) 随着刺激强度的增加,神经干上动作电位的幅度表现如何?符合动作电位"全或无"规律吗?为什么刺激增大到一定程度,动作电位的幅度不再增大?

(2) 在测定传导速度时,为什么两引导电极距离越远越好?

(3) 在测定不应期时,第二个动作电位刚开始减小时,刺激落在了兴奋性周期性变化的哪个时期?

(胡瑞瑞)

神经干动作电位的引导、神经干传导速度与神经干不应期的测定实验报告

姓名_____ 班级_____ 学号_____
实验室(组)_____ 日期_____ 室温_____

实验目的：

实验对象：

实验结果：
(1)绘制双相动作电位和单相动作电位。

(2)计算神经兴奋传导速度。

(3)绘制测定不应期时,两个单相动作电位。

结果分析和讨论：

实验结论：

实验成绩_____
教师签名_____ 日期_____

项目五　血液的组成和血细胞比容测定

> **案例导学与分析**
>
> 李某,女,20岁,大学生,近两年通过节食减肥法,只吃素食,不吃肉,成功减重10斤左右。近1年来总出现面色苍白、头晕、乏力、月经不调等症状,近期该症状加重伴心慌1个月,前来医院就诊。经血常规检测,其平均红细胞体积降低,同时合并有平均红细胞血红蛋白浓度以及平均红细胞血红蛋白含量的降低,而且红细胞和血红蛋白也低于正常值。医生诊断为缺铁性贫血,开具补铁药物进行治疗,并叮嘱其规律饮食,合理膳食,作息规律。
>
> 分析:
>
> 1.什么是贫血?
>
> 2.该患者为何出现头晕、乏力等症状,近期又为何会伴心慌?

一、实验目的

(1)掌握红细胞生成原料及其基本功能。

(2)熟悉血液的组成和功能、血细胞比容的概念。

(3)了解家兔心脏采血方法。

(4)熟练掌握离心机使用方法和血细胞比容计算方法。

(5)通过实验认识血液的主要成分为血浆与血细胞,其中红细胞数量最多,理解血液和红细胞的功能,为贫血等相关血液系统疾病产生原因的分析提供理论依据。

二、实验原理与临床应用

血液由液态的血浆和悬浮于其中的血细胞组成。血细胞占全血总容量的40%~45%,血浆占血液总容量的55%~60%,其中水分占血浆的90%~92%,溶质占8%~9%,溶质中主要是血浆蛋白。正常成人血浆蛋白含量为60~80 g/L,主要分为白蛋白、球蛋白和纤维蛋白原三类。运输是血液的基本功能,从肺获取的氧和从消化道吸收的营养物质通过血液被运送到各组织器官的细胞,并将二氧化碳、激素等物质运送到肝、肾、肺等器官进行生物转化或直接排出体外;血液含有多种缓冲物质,比如碳酸氢盐缓冲对、蛋白缓冲对等,可缓冲进入血液的酸性或碱性物质,保证血浆pH值的稳定;血液中水的比热较大,有利于运送热量,参与维持体温的相对恒定。此外,血液还具有重要的防御和保护功能,参与机体的生理性止血,抵御细菌、病毒等微生物引起的感染和各种免疫反应等功能。

若将抽出的血液注入备有抗凝剂的比容管中,离心沉淀后,血液分为上中下三层,上层为血浆,下层是红细胞,中间很薄的白膜层是白细胞和血小板。全血中血细胞所占的容积百分比,称为血细胞比容,由于血细胞主要是红细胞,故也称红细胞比容或红细胞压积。正常成年男性血细胞比容为40%~50%,女性为37%~48%。若将抽出的血液注入未加抗凝剂的试管中,一段时间后血液凝固,血凝块上面会析出淡黄色的血清,血清中不含纤维蛋白原和凝血因子。

贫血并非一种独立的疾病,一般意义上是指红细胞携带氧气能力降低,导致组织氧气供应不足和组织缺氧的状态,一般情况下是指外周血红细胞容量减少,包括血红蛋白含量、红细胞计数、红细胞比容低于正常范围下限的一种常见的疾病。血红蛋白正常值:成年男性为120~160 g/L,成年女性为110~150 g/L,新生儿为170~200 g/L。贫血可见于多种疾病,包括再生障碍性贫血、缺铁性贫血、自身免疫性溶血性贫血、地中海贫血等等。现在很多人都喜欢减肥,但常常会采用一些不科学的方式,如节食减肥,长时间下去,很容易出现贫血的情况,案例中的女大学生就是因为过度减肥,只吃素食或者偏食,肉类食物添加比较少,身体中就会缺少铁元素,出现缺铁性贫血的现象,也会出现嗜睡、疲倦等表现,会伴有头晕耳鸣等等,与此同时食欲也会逐渐下降,那么就需要积极地补充铁剂进行治疗。

本实验血细胞比容测定的原理是:将抗凝血放在有容积等分刻度的玻璃管中,用离心沉淀的方法使血细胞与血浆分离。如果离心的转速和时间控制适宜,则红细胞下沉,彼此压紧而又不改变每一个红细胞的正常形态,这样就可以计算出红细胞在全血中所占的容积百分比。

三、实验对象

家兔(体重2.5 kg左右,雌雄不拘)。

四、实验器材与试剂

1.器材

5 mL注射器、血细胞比容管、吸管、离心机、尺子、烤箱等。

2.试剂

双草酸盐抗凝剂。

五、实验步骤

1.双草酸盐抗凝剂的配制

选择抗凝剂的条件是不能改变全血和红细胞的容积,故不能用溶液形式的抗凝剂,最好用粉末形式的草酸铵和草酸钾混合抗凝剂。其配制法:草酸钾0.8 g + 草酸铵0.2 g + 蒸馏水至100 mL,配成溶液后,每1 mL血液可用0.1 mL混合草酸盐抗凝剂。将液体抗凝剂加入试管内,置于60 ℃烤箱中烘干待用。

2.取血

用20%的氨基甲酸乙酯进行家兔耳缘静脉注射麻醉,麻醉后仰卧位固定于兔台上。触摸并找寻心脏搏动最明显处,将此部位被毛剪去,用碘酒消毒皮肤,在第三肋间离胸骨左缘3 mm处用注射针垂直刺入心脏,血液随即进入针管。取得所需血量后,迅速拔出针头。为了防止产生气泡,将注射器中的血液缓缓注入含双草酸盐抗凝剂的干燥血细胞比容管A、B、C、D中,定容至刻度"10.0"处。封闭试管口,轻轻倒转试管两三次,使血液与抗凝剂充分混合。

3.离心

将血样置于离心机中,3 000 r/min离心30 min后,取出血细胞比容管A、B、C、D,观察红细胞层的高度;再以同样速度离心5 min,如血细胞层不再压缩,则按下列公式计算血细胞比容:

$$血细胞比容=红细胞层高度/全血的高度\times100\%$$

4.观察抗凝剂处理试管结果

观察比容管中血液,上层为血浆,下层为红细胞,中间一白色薄层为白细胞和血小板(图2-1-10)。

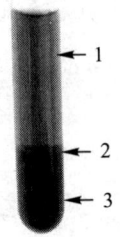

图2-1-10　血液组成

1.血浆;2.白细胞与血小板;3.红细胞

5.观察无抗凝剂处理试管结果

取新鲜血液置于无抗凝剂的试管E中,静置10 min左右,可见血液凝固成块状,再放置数小时后可见血块周围有清亮的血清析出,为加速此过程,可离心几分钟或略加温。

六、实验注意事项

(1)抗凝剂应按比例配制,不能在80 ℃以上烤干,以免草酸盐变为碳酸盐,失去抗凝作用。

(2)如离心后,红细胞表面为一斜面,应竖直静置比容管3～5 min,待红细胞表面平坦后读取结果数值,或取倾斜部分的平均数。

(3)心脏采血时动作宜迅速,缩短在心脏的留针时间,防止血液凝固;如针头进入心脏抽不出血,应将针头稍微后退一点;在胸腔内针头不应左右摆动,以防损伤心肺。

(4)自采血时间起,应在 2 h 内实验完毕,以免溶血和水分蒸发,影响血细胞比容。

(5)由于草酸铵使红细胞膨胀,草酸钾使红细胞皱缩,故用此二草酸盐按一定比例混合抗凝是较理想的。

七、思考题

(1)血液由哪几部分组成?

(2)血浆与血清的区别有哪些?

(3)简述出现血细胞比容增大或减小的可能原因。

(闫晓丽　张秋莹)

血液的组成和血细胞比容测定实验报告

姓名_____ 班级_____ 学号_____
实验室(组)_____ 日期_____ 室温_____

实验目的：

实验对象：

实验结果：

表 2-1-2　血细胞比容实验数据

编号	血细胞柱长度(cm)	全血柱长度(cm)	红细胞比容(%)
A			
B			
C			
D			

此家兔血细胞比容为：

结果分析和讨论：

实验结论：

实验成绩_____
教师签名_____ 日期_____

项目六　ABO 血型鉴定及出血时间、凝血时间的测定

> **案例导学与分析**
>
> 患者,男,30 岁,工作时,因外伤导致鼻出血,血流不止,用毛巾堵住鼻孔后乘车来医院就诊,告诉医生其为甲型血友病患者。急诊医生及护士先将其鼻部局部清洗后,用手在其鼻翼两侧上方用力按压,并用干净的湿毛巾包裹冰块,冷敷其鼻梁以及后颈的位置,以减缓血流的速度,但效果不好。又局部清洗后,用棉花团蘸取肾上腺素塞在两个鼻孔中,一段时间后,出血得到控制。
>
> 分析:
>
> 1.什么是血友病?会有什么症状?
>
> 2.正常情况下出血时间和凝血时间是多少?
>
> 3.如果该患者受伤较重,出血不止,需要紧急输血,输血前需要做的检查项目是什么?

一、实验目的

(1)掌握 ABO 血型鉴定的原理和方法,出血、凝血时间的概念及正常值。

(2)熟悉 ABO 血型鉴定在临床输血中的意义。

(3)了解出血、凝血时间异常的生理意义。

(4)熟练掌握 ABO 血型鉴定及出血、凝血时间测定的操作技能。

(5)认识到血型的准确鉴定在临床用血中的重要性。

二、实验原理与临床应用

血友病为一种遗传性凝血功能障碍出血性疾病,凝血时间延长,终身具有轻微创伤后出血倾向,重症患者没有明显外伤也可发生"自发性"出血。甲型血友病缺乏凝血因子Ⅷ,导致内源性凝血途径障碍。出血是本病的主要临床表现,表现为:①皮肤黏膜出血。由于皮下组织、齿龈、舌口腔黏膜等部位易于受伤,故为出血多发部位,幼儿多见于额部碰撞后出血或血肿;②关节积血。关节积血是甲型血友病患者常见的临床表现,常发生在创伤、行走过久或运动之后引起滑膜出血,多见于膝关节,其次为踝、髋、肘关节等处。除此之外,乙型血友病缺乏凝血因子Ⅸ,其发病数量较甲型血友病少,出血症状多数较轻;丙型血友病缺乏凝血因子Ⅺ,男女均可患病,是一种罕见的血友病。

当失血量过大,则需要及时补充血容量,输血是临床较常见的抢救措施,但必须知道患者是什么型血,否则容易导致溶血危及生命。血型是指血细胞表面凝集原(抗原)的类型。ABO 血型系统是根据红细胞表面存在的特异性抗原,即红细胞上是否含有 A、B 抗原而将 ABO 血型系统分为 A、B、AB、O 四种类型,凝集素(抗体)存在于血浆或血清中。血型鉴定是利用抗原抗体反应的原理进行的,将受试者的红细胞加入 A 标准血清抗体与 B 标准血清抗体中,观察有无凝集现象,从而得知受试者红细胞上有无 A 或 B 抗原而定型。

出血时间是指刺破皮肤毛细血管,从血液自行流出到自行停止所需时间。出血时间可反映血小板和毛细血管的功能,正常人出血时间为 1~4 min,出血时间延长,常见于血小板数量减少或毛细血管功能缺损等情况。临床上常见于血小板减少症、血小板无力症、遗传性毛细血管扩张症等,服用双嘧达莫、阿司匹林可出现出血时间缩短。凝血时间是指血液流出体外至凝固所需时间。凝血时间只反映血液本身的凝血过程是否正常,而与血小板的数量及毛细血管的脆性关系较小。正常人采用玻片法测定的凝血时间为 2~5 min,凝血时间延长常见于甲、乙、丙型血友病;获得性凝血因子缺乏,如重症肝病、维生素 K 缺乏;纤溶蛋白溶解活性增强,如继发性原发性纤维蛋白溶解功能亢进等;血液循环中有抗凝物质,如弥漫性血管内凝血早期肝素治疗时。如果经常服用一些抗凝药物,比如华法林等,也会出现凝血酶原时间延长的情况。凝血时间缩短见于高凝状态(如弥散性血管内凝血的高凝血期、酸中毒等)及血栓性疾病(如心肌梗死、不稳定型心绞痛、脑血管病变、糖尿病伴血管病变、肺梗死、深静脉血栓形成等)。其原理是离体血液与普通玻璃接触后,因子Ⅻ和内源凝血系统被激活,最后生成纤维蛋白而血液凝固。凝血时间用于测定血液的凝固能力,主要是测定内源性凝血途径中各种凝血因子是否缺乏,功能是否正常。

三、实验对象

人体。

四、实验器材与试剂

1.器材

显微镜、离心机、采血针、玻片、滴管、1 mL 吸管、小试管、试管架、牙签、一次性注射器、一次性采血针、棉球、消毒棉签、清洁玻片、滤纸条、75%酒精棉球、秒表。

2.试剂

标准 A、B 型血清,生理盐水,75%乙醇,碘酒。

五、实验步骤

1.出血时间测定

(1)用 75%的酒精棉球消毒指端或耳垂,用一次性采血针深刺 2~3 mm,让血液自然流出,勿挤压伤口,从血液自然流出时即开始计时。

(2)每隔3 s用滤纸条轻触血滴吸干一次,注意不要让纸条接触伤口,不要按压伤口,血滴应在滤纸条上依次排列(图2-1-11)。直到无血可吸为止,停止计时。

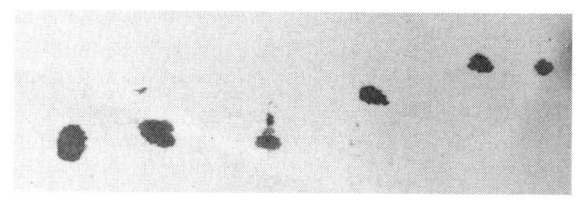

图2-1-11　滤纸条上的血迹

(3)从开始出血到出血停止的时间即为出血时间,正常值1~4 min。

2.ABO血型鉴定

(1)清洗双凹玻片,用清洁纱布擦干玻片水迹,尤其是凹槽内水迹。在凹槽旁边标记被检者姓名和"A""B"字样。

(2)将标准抗A与抗B血清各一滴滴在双凹玻片的两个凹槽中,抗A血清为蓝色,抗B血清为黄色。

(3)用75%酒精棉球消毒左手环指,自然晾干后,用无菌采血针刺破皮肤,出血一滴(大概有生绿豆大小)即可。

(4)用一支牙签蘸取适量血液与标准抗A血清充分混匀,取另一支牙签蘸取适量血液与标准抗B血清充分混匀,注意严防两种血清接触。

(5)1 min后用肉眼观察有无凝集现象,判断血型,也可用放大镜或低倍显微镜观察有无凝集现象。图2-1-12中抗A抗体中红细胞出现凝集现象,抗B抗体中红细胞均匀散开,无凝集现象发生。

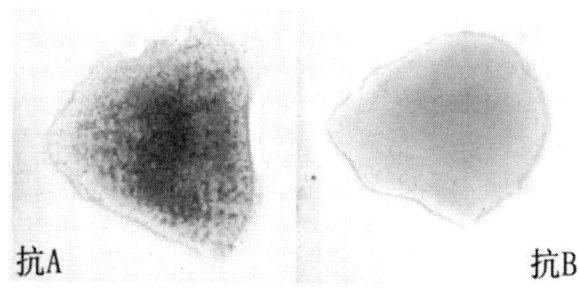

图2-1-12　ABO血型鉴定结果(A型血示例)

3.凝血时间的测定(玻片法)

(1)以75%乙醇消毒耳垂或环指指端腹侧,待乙醇自然挥发后,用无菌采血针刺入皮肤2~3 mm,让血液自然流出,用干棉球轻轻拭去第1滴血液,待血液重新自然流出,立即开始计时。

(2)用清洁干燥的载玻片接取一大滴血液(大概有生黄豆大小)。2 min 后,每隔 3 s 用采血针挑血一次,直至挑起细纤维状的血丝为止(图 2-1-13),显示开始凝血,记录血液流出至挑起细纤维血丝的时间。

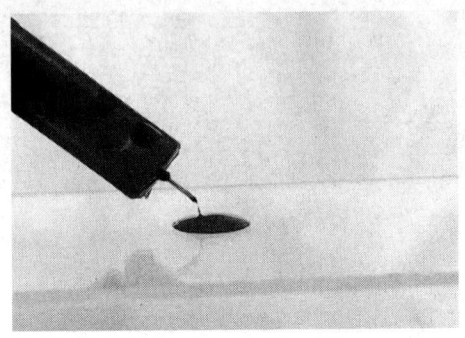

图 2-1-13 挑出的血丝

(3)从开始出血到挑起血丝的时间,称为凝血时间,成人正常值 2~8 min。

六、实验注意事项

(1)时间一定要准确,血液和标准血清等均须现采现用,切勿让两种血清接触,否则可能产生误差。

(2)ABO 血型鉴定不可将大滴血滴入玻璃凹槽的抗体中,否则会出现血液凝固而非凝集。血量也不可过少,不利于观察。

(3)在采血时,注意晕血、晕针现象。

(4)各种用具应严格消毒,采血针要做到一人一针,禁止混用。

(5)针刺耳垂或手指时,不宜太浅。如针刺深度不够,流血量太少,切勿挤压,应重新针刺。

(6)如出血时间超过 15 min,应停止实验,进行止血。

(7)出血时间测定需注意保暖,尤在冬季,否则会影响结果。此外皮肤切口深度(最重要因素)、长度、位置、方向、毛细血管所受压力、皮肤温度等亦可影响出血时间的测定。

(8)测定凝血时间时,应严格每隔 30 s 用采血针挑血一次,不可太频繁。同时,每次挑动血液时,应沿同一方向,自上而下挑动,勿多方向挑动,以免破坏血液凝固的纤维蛋白网状结构造成不凝的假象。切记不可将血滴挑成血片,不利于血丝观察。

七、思考题

(1)什么是血型?

(2)简述 ABO 血型的分型依据。

(3) 写出你自己的血型并根据实验原理说明定型依据。
(4) 在无标准血清时,能否用已知的 A 型血或 B 型血来鉴定血型,为什么?
(5) 讨论出血、凝血时间延长的临床意义及血液凝固过程。

(闫晓丽)

ABO 血型鉴定及出血时间、凝血时间测定实验报告

姓名_____ 班级_____ 学号_____
实验室(组)_____ 日期_____ 室温_____
实验目的：

实验对象：

实验结果：
(1)血型:凝集填"+"号;无凝集填"-"号
　　A 侧:(　　) 　　B 侧:(　　) 　　我的血型:
(2)出血时间 　(　　)分(　　)秒
(3)凝血时间 　(　　)分(　　)秒
结果分析和讨论：

ABO 血型鉴定	出、凝血时间测定

实验结论：

　　　　　　　　　　　　　　　　　　　实验成绩_____
　　　　　　　　　　　　　　　教师签名_____ 日期_____

项目七 蛙心起搏点的观察

> **案例导学与分析**
>
> 陈某,女,18岁,高三学生,临近高考,备考压力大,夜里凌晨还在复习功课,近期感觉胸闷、晚上睡不着觉、焦虑不安,随后与朋友到学校旁边小诊所,通过医生的问诊,针对其胸闷、失眠、焦虑情况,为其做心电图,结果提示窦性心律不齐,且其他检查并无异常,医生诊断其为心肌缺血,并开出300余元药物进行治疗,回校后陈某焦虑万分,上课时注意力不集中,常常担心自己年纪轻轻就可能患上冠心病等疾病,严重影响其学习、生活。
>
> 分析:
>
> 1.什么是窦性心律?其窦性心律正常吗?
>
> 2.心电图结果显示为窦性心律不齐,医生能否直接诊断为心肌缺血?此医生的诊断结果正确吗?

一、实验目的

(1)掌握心脏的特殊传导系统具有自动节律性,各部分自律性高低不同。

(2)熟悉心脏特殊传导途径,理解正常起搏点与潜在起搏点的概念。

(3)了解本实验的实验方法。

(4)掌握暴露牛蛙心脏、在窦房沟处进行斯氏第一结扎操作的技能。

(5)认识到窦房结是心脏最高起搏点,即窦性心律是正常心律。

二、实验原理与临床应用

窦房结是心脏正常起搏点,其位于右心房上部,靠近右心房与上腔静脉交界处的心外膜下。窦房结中含有许多具有自动节律性的细胞,称为起搏细胞。正常情况下窦房结发出的兴奋沿其系统传导至全心各处,支配心肌的收缩与舒张,使整个心脏按顺序、规律协调地跳动,这种节律就是窦性心律。因此,窦性心律是正常的,如果发生病变,可使心率发生改变,称为窦性心律失常。本例患者为青年,精神压力大及熬夜诱因,且既往无心脏疾病病史,心电图提示窦性心律不齐,故胸闷、失眠、焦虑症状与精神因素有关,引起自主神经功能紊乱。目前治疗可适当用些调节神经及改善睡眠、调节焦虑的药物。可密切观察,改善生活习惯,减少熬夜,多运动,必要时可进一步完善相关检查(心脏彩超、甲状腺功能)。

哺乳动物的心脏具有自动节律性,但心脏各部分的自律性高低不同。窦房结的自律性最高,它自动产生的兴奋向外扩布,依次激动心房、房室交界、房室束、浦肯野纤维和心室肌,引起整个心脏的兴奋和收缩。由于窦房结自律性高,是主导整个心脏兴奋和跳动的部位,故称为正常的起搏点。其他部位的自律组织受到窦房结的控制,这些自律组织受窦房结的"抢先占领或超速驱动压抑"控制,并不表现出它们自身的自动节律性,只是起着兴奋传导作用,故称为潜在起搏点。但当窦房结的兴奋性不能下传时,则潜在起搏点可以自动发生兴奋,使心房或心室依从潜在起搏点的兴奋节律而跳动。蛙属于两栖类动物,两栖类动物心脏的正常起搏点是静脉窦,它产生的兴奋可传到心房、心室引起收缩。只有当正常起搏点的冲动受阻时,"超速压抑"解除,心脏的自律性较低的部位才可能显示其自律性。

本实验利用结扎阻断传导通路的方法,可观察蛙心的正常起搏点和心脏不同部位自律性的高低。斯氏第一结扎阻断静脉窦与心房之间的兴奋传递,阻断后,心脏会停止跳动一段时间(5~30 min),而后潜在起搏点发出兴奋,房室交界比静脉窦的搏动频率要慢,所以心律较之前变慢。

三、实验对象

牛蛙。

四、实验器材与试剂

1.器材

蛙类手术器械一套(粗剪刀、眼科剪、眼科镊、16 cm 手术镊、探针、玻璃分针、蛙钉)、蛙板、玻璃板、培养皿。

2.试剂

任氏液。

五、实验步骤

1.用探针破坏脑和脊髓

取牛蛙一只,用自来水冲洗干净,左手握住牛蛙,用示指按压其头部前端,拇指按压背部,右手持脊髓探针从枕骨大孔处垂直进针后横扫脊髓,再向上进针刺入脑组织中,左右搅动,充分破坏大脑组织。而后把探针退回枕骨大孔的位置,向下插入椎管,破坏脊髓。

2.暴露牛蛙蛙心

用探针破坏脑和脊髓后,将动物仰卧固定在蛙板上。用眼科镊夹起胸骨剑突下端的腹部皮肤,剪一"V"字形切口,再将手术剪由切口处伸入皮下,向左右两侧锁骨外侧方向剪开皮肤,并向头端掀开皮肤。用镊子提起胸骨剑突下端的腹肌,用同样方法剪出"V"字形切口,将手术剪深入胸腔内,紧贴胸壁(以免损伤心脏和血管)沿皮肤切口剪开肌肉,剪断左右喙骨和锁骨,使创口呈倒三角形。用镊子提起心包膜,用眼科剪剪开,暴露心脏。

3.观察心脏

在腹面可见一个心室,其上方有两个心房,心室右上角连着动脉干,其根部膨大,称为动脉圆锥,向上分为左、右主动脉干(图2-1-14)。用玻璃分针将心脏翻向头端,于心脏背面两个心房下端可见颜色呈暗紫色的膨大部分,此为静脉窦。静脉窦与心房交界处为窦房沟,心房与心室交界处为房室沟(图2-1-15)。

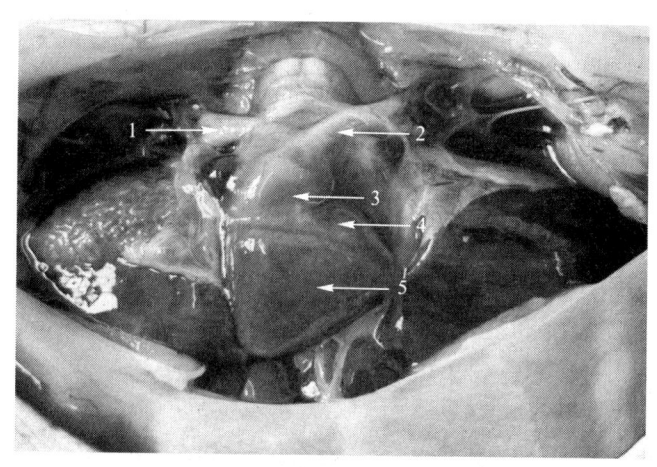

图2-1-14 蛙心腹面结构示意图
1.右主动脉 2.左主动脉 3.动脉圆锥 4.心房 5.心室

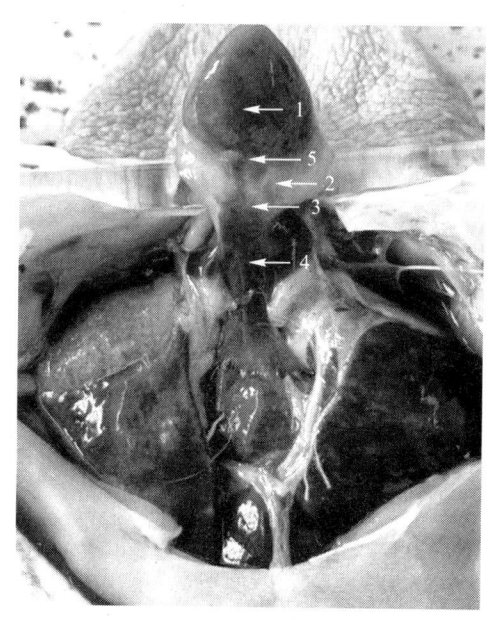

图2-1-15 蛙心背面结构示意图
1.心室 2.心房 3.窦房沟 4.静脉窦 5.房室沟

4.计数心脏跳动次数

观察静脉窦、心房和心室跳动次序并对它们在单位时间内的跳动次数进行计数。

5.结扎后观察心脏

在左、右主动脉干下穿一线备用,将心尖翻向头端,暴露心脏背面,然后将主动脉干下的丝线在窦房沟(静脉窦和心房交界的半月形白线)处绕一结,在半月形白色条纹处迅速结扎,以阻断静脉窦与心房之间的传导,此为斯氏(Stannius)第一结扎(图2-1-16)。观察心房与心室的跳动是否停止,静脉窦是否仍照常跳动。观察静脉窦、心房和心室跳动次序并对它们在单位时间内的跳动次数进行计数。

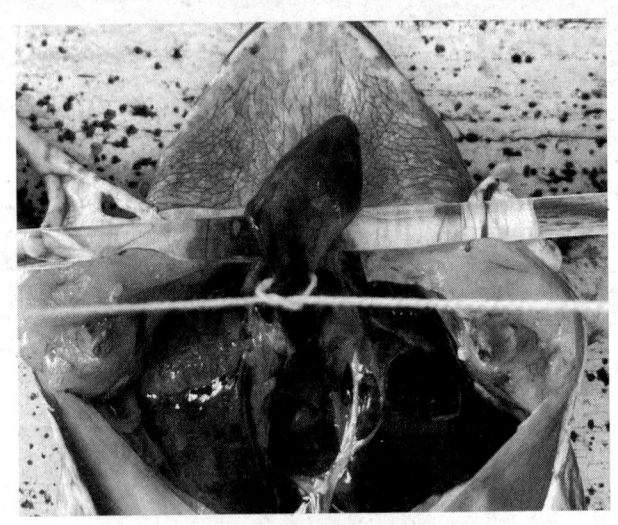

图2-1-16　斯氏第一结扎

6.恢复跳动后观察心脏

经过一段时间后,心房、心室如已经恢复跳动,则分别对单位时间内静脉窦和心房、心室跳动次数进行计数,并观察它们的跳动节律是否一致。

7.离体后观察心脏

提起结扎线,将与心脏相连的静脉与左右主动脉剪断,注意保留静脉窦,游离蛙心,将蛙心置于盛有任氏液的培养皿中,观察蛙心是否仍能跳动。

六、实验注意事项

(1)及时用任氏液湿润心脏,以防干燥。

(2)剪开胸骨时暴露范围不宜太大,尽量减少动物出血。

(3)在沿窦房沟用丝线结扎时,结扎部位必须准确,尽量靠近心房端,确保心房端无静脉窦组织残留。

(4)结扎时注意力度和准确度。结扎要紧,以完全阻断窦房间的传导。

(5)结扎窦房沟后,若心房、心室停跳时间过久,可用玻璃分针做人工刺激,使其恢复自主跳动后再计数。

（6）因蛙心功能下降，观察项目未完成，可重新制作标本，但须请示带教教师批准。

七、思考题

（1）结扎后，心房、心室为何停跳？恢复后，静脉窦、心房、心室为何跳动频率不一致？

（2）哪一部分的跳动频率更接近于正常心跳频率？这说明正常心脏起搏点在何处？心脏兴奋传导的顺序如何？

（3）分析蛙心离体后，为何仍然能够跳动？

（4）分析本实验每一项结果产生的原因，得出本实验的结论。

（闫晓丽　张秋莹）

蛙心起搏点的观察实验报告

姓名_____ 班级_____ 学号_____
实验室(组)_____ 日期_____ 室温_____

实验目的：

实验对象：

实验结果：

表 2-1-3　蛙心起搏点观察结果数据表

	静脉窦(次/分)	心房(次/分)	心室(次/分)
结扎前			
结扎后			
恢复后			

结果分析和讨论：

实验结论：

实验成绩_____
教师签名_____ 日期_____

项目八　蛙心期前收缩和代偿间歇

案例导学与分析

李某,男,27岁,IT工作者,因工作压力大,长期饮食、作息不规律,经常熬夜。近期因感觉明显心慌,尤其是刚吃完饭的一段时间内,心跳加快,不敢运动,爬楼梯都会喘,浑身无力,去医院就诊。医生建议其做24小时心电图,结果显示,窦性心动过速、偶发室性期前收缩,结合甲状腺功能检查结果(无异常),医生开具美托洛尔一盒,并提醒其注意饮食、作息,不要剧烈运动。回单位后李某请求领导暂时将其岗位调换,他也注意作息规律,遇事不着急,慢慢心慌等症状减轻了。

分析:

1.心脏正常起搏点在什么位置?

2.李某"期前收缩"出现的原因是什么?

一、实验目的

(1)掌握心肌兴奋性周期变化的特点。

(2)熟悉在体牛蛙心跳曲线的记录方法。

(3)了解期前收缩和代偿间歇的临床意义。

(4)熟练掌握破坏牛蛙脑和脊髓、暴露蛙心、连接仪器等相关操作技能。

(5)认识期前收缩产生的原因,为心律失常患者的病因分析提供理论依据。

二、实验原理与临床应用

窦房结为心脏自动节律性最高的部位,为心脏的正常起搏点。因此,健康人的心律是窦性心律。然而,人类在进化过程中,形成了一个自我保护机制,那就是心脏的跳动并不完全依赖窦房结,而是心脏多个部位都可以发起心脏起跳信号。异常情况下,房室交界区、浦肯野纤维等自律细胞,就会争抢窦房结的工作,抢先发出电脉冲,于是心脏就会比预期的时间提前跳一下,这次跳动就是"早搏"。"早搏"又称期前收缩,是最常见的异位心律,可发生于正常人,但心脏神经症与器质性心脏病患者更易发生。几乎所有的心脏疾病患者和90%的健康人群均可出现期前收缩。普通人群中室性期前收缩的发病率为1%~4%,发病率随年龄增长而逐步增加,健康成人进行24 h动态心电图监测,约60%的人有房性期前收缩发生或偶发室性期前收缩。根据异位起搏点的所在位置,期前收缩可以分为房性期前收缩、房室交界性期前收缩和室性期前收缩。①房性期前收缩是指起源于窦房结以外心房任何部位的过早搏动;②交界性期前收缩是指起源于房室交界区的过早搏动;③室性早搏亦称室性期前收缩,是指希氏束及分支以下心室肌的异位兴奋灶提前除极而产生的心室期前收缩,是临床上最常见的心律失常。此外,还有功能性的期前收缩,并不是由于心脏发生器质性病变所引发的期前收缩,比如饮浓茶、喝咖啡、饮酒、劳累、熬夜,这些情况所导致的早搏,一般都是功能性的期前收缩,也就是由于作息不规律,没有得到充分休息,有一些患者可能存在焦虑症或者自主神经功能紊乱。功能性期前收缩在临床往往不需要服用抗心律失常药物,期前收缩症状不明显时不必过于担心,调整生活作息,症状也是可以缓解的。本案例中小李窦性心率过快造成其不适感,美托洛尔可以减慢心率,可缓解症状。此外应注意休息,避免过度劳累;调整心态,避免精神紧张、焦虑,焦虑情绪严重时可转诊至临床心理科。

在一次心动周期中,当心肌经历一次兴奋-收缩后,其兴奋性会出现一系列的变化,分别经历有效不应期、相对不应期和超常期。心肌兴奋后其变化特点是有效不应期特别长,约相当于心脏的整个收缩期和舒张早期。在有效不应期中,任何刺激均不能使之产生动作电位和再次兴奋收缩。有效不应期后为相对不应期,在此期中,给予心肌强刺激可使其产生动作电位并引起心肌的再次兴奋收缩。最后为超常期,给予阈下刺激即可引起兴奋收缩。后两期均发生在心脏的舒张中晚期。因此,如果在心室肌舒张期中晚期给予心室肌一次适当的阈上刺激,便可在正常节律性兴奋到达心室之前,引起一次扩布性兴奋和收缩,这次提前发生的兴奋收缩,称为期前收缩或早搏。而随后到达的正常的节律性兴奋,正好落在期前收缩的有效不应期内,因而不能引发心室的兴奋和收缩。此时,心室较长时间停留在舒张状态,直到下一次节律性兴奋到达,才恢复原来的正常节律性收缩。这个在期前收缩后出现的持续时间较长的舒张间歇期,称为代偿间歇。

三、实验对象

牛蛙。

四、实验器材与试剂

1.器材

MedLab 生物信号采集处理系统、刺激电极、张力换能器、支架、蛙类手术器械一套(粗剪刀、眼科剪、眼科镊、16 cm 手术镊、探针、玻璃分针、蛙钉)、蛙板、蛙心夹、滴管、培养皿。

2.试剂

任氏液。

五、实验步骤

1.用探针破坏脑和脊髓

取牛蛙一只,用自来水冲洗干净,左手握住牛蛙,用示指按压其头部前端,拇指按压背部,右手持脊髓探针从枕骨大孔处垂直进针后横扫脊髓,再向上进针刺入脑组织中,左右搅动,充分破坏大脑组织。而后把探针退回枕骨大孔的位置,向下插入椎管,破坏脊髓。

2.暴露牛蛙或蛙心

用探针破坏脑和脊髓后,将动物仰卧固定在蛙板上。用眼科镊夹起胸骨剑突下端的腹部皮肤,剪一"V"字形切口,再将手术剪由切口处伸向皮下,向左右两侧锁骨外侧方向剪开皮肤,并向头端掀开。用眼科镊提起胸骨剑突下端的腹肌,以同样方法剪出"V"字形切口,将手术剪深入胸腔内,紧贴胸壁(以免损伤心脏和血管)沿皮肤切口剪开肌肉,剪断左右喙骨和锁骨,使创口呈倒三角形。用镊子提起心包膜,用眼科剪剪开,暴露心脏,在心舒期用蛙心夹夹住心尖约 2 mm。

3.连接计算机和换能器等装置(图 2-1-17)

把刺激电极一端固定在铁架台上,另一端的两根金属探丝做成弧形,环抱在蛙心室表面,将蛙心夹上的系线连接到换能器的金属弹片上。

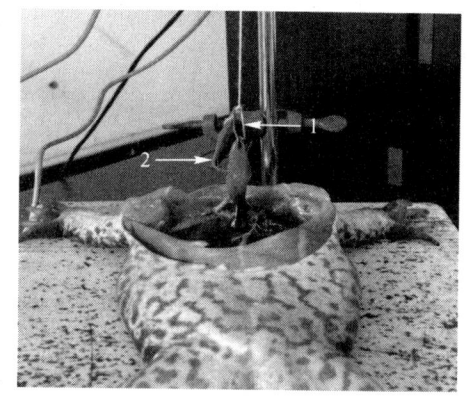 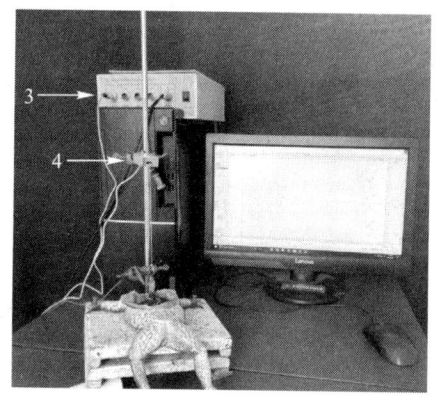

图 2-1-17 期前收缩和代偿间歇实验装置

1.蛙心夹 2.刺激电极 3.MedLab 信号采集器 4.张力换能器

4.描记正常蛙心曲线

启动 MedLab 生物信号采集处理系统,进入本实验项目,描记出正常蛙心收缩曲线。

5.舒张期刺激结果观察

选择适当强度的阈上刺激,用同等强度的单个电刺激分别在心室舒张的早、中、晚期刺激心室(注意:每刺激一次后,要待心室恢复正常的几个心搏后再进行第二次刺激)。观察心跳曲线有何变化。

6.收缩期刺激结果观察

以同等刺激强度在心缩期给予心室一次刺激,观察心跳曲线是否发生变化。如增加刺激强度,在心缩期再给予一次刺激会有什么结果,为什么?

六、实验注意事项

(1) 破坏牛蛙的脑和脊髓要完全,以免肢体的活动干扰实验。

(2) 蛙心夹与张力换能器间的联机应有一定的紧张度。

(3) 实验过程中,应注意滴加任氏液湿润心脏,以保持蛙心适宜的环境。

(4) 安放在心室上的刺激电极应避免短路。

(5) 安放蛙心夹时,勿夹破心室。

(6) 心跳曲线的上升支代表心室收缩,下降支代表心室舒张。如相反则应将换能器方向转换。

(7) 选择适当刺激强度时,可先将刺激电极刺激牛蛙腹壁肌肉,以检查强度是否有效。

七、思考题

(1) 绘出期前收缩和代偿间歇的曲线模式图并解释其产生机制。

(2) 心肌的有效不应期长有何生理意义?

(3) 是否每一个期前收缩后都会出现代偿间歇?为什么?

(闫晓丽　张秋莹)

蛙心期前收缩和代偿间歇实验报告

姓名_____ 班级_____ 学号_____
实验室(组)_____ 日期_____ 室温_____
实验目的：

实验对象：

实验结果：
依次描记出蛙心收缩曲线、期前收缩、代偿间歇曲线图(绘图并注释)。

实验分析和讨论：

实验结论：

              实验成绩_____
          教师签名_____ 日期_____

项目九 离体蛙心灌流实验

> **案例导学与分析**
>
> 患者,男,26岁,在树下闲坐时被马蜂蜇伤,即刻去某医院急诊,对接诊护士叙述其被马蜂蜇可能有些过敏。护士分诊后,患者在内科候诊区候诊过程中,"咚"的一声重重摔倒在地!值班护士闻讯而来,迅速从急救车上拿出抢救药中的"老大"——肾上腺素,在其他医护人员帮助下,脱掉患者衣袖,在其左臂三角肌外缘为其皮下注射肾上腺素 0.5 mL,在医护人员的对症处理下,患者很快好转,治愈出院。
>
> 分析:
>
> 众所周知,肾上腺素是各科室各病区必备的抢救首选药物,无论是抢救箱里,还是急救车里,抢救药肾上腺素都牢牢占据抢救药第一位!肾上腺素作用机制是什么?它对心脏有何作用?

一、实验目的

(1)掌握 Na^+、K^+、Ca^{2+} 三种离子及肾上腺素、乙酰胆碱等因素对心脏活动的影响。

(2)熟悉离体蛙心标本的制备方法及离体蛙心灌流的实验方法。

(3)熟练掌握破坏牛蛙脑和脊髓、暴露蛙心、熟悉蛙心套管等相关操作技能。

(4)通过相关化学因素对心脏的影响实验观察,加深对心脏功能的理解,为临床用药提供理论依据。

二、实验原理与临床应用

肾上腺素是人体兴奋、恐惧或者情绪紧张时由肾上腺所分泌出的一种化学物质,肾上腺素的产生会让人呼吸加快、心跳与血液流动速度加快,为身体活动提供更多的能量,是一种身体的自然反应。肾上腺素会导致心脏收缩力增强,使各器官和组织中的血管扩张,常用作急救药物。其在临床上可用于以下情况:①心搏骤停;②支气管哮喘;③过敏性疾病;④与局麻药合用,局部黏膜止血。

蛙类的某些生命活动和生理功能与哺乳类动物有相似之处,它的离体组织、器官的存活条件也比较简单,易于控制和掌握。因此一般选择使用蛙心做离体心脏灌流实验。实验中,应注意蛙心插管插入心室时,应在心缩期插入。这是因为主动脉开口处有半月瓣,当心室收缩时,半月瓣正好打开,此时主动脉与心室腔相通,插管容易顺势插入心室。而在心室舒张期,半月瓣处于关闭状态,对插管产生阻力,不利于插入,强行插入易损伤心肌组织。

离体蛙心脱离了机体的神经支配和全身体液因素的直接影响,可以通过改变灌流液的某些成分,观察心脏活动的改变。心肌细胞的自律性、兴奋性、传导性及收缩性与细胞内外离子流动有关。本实验用 KCl、NaCl 等溶液灌流蛙心,观察心脏活动有何变化。

改变因素及作用机制具体如下。

1.细胞外 K^+ 浓度↑→K^+ 与 Ca^{2+} 在细胞膜上产生竞争性抑制→K^+ 抑制细胞膜对 Ca^{2+} 转运→进入细胞内 Ca^{2+} 浓度↓→心肌的兴奋收缩耦联过程减弱→心肌收缩力↓

K^+ 与静息电位的形成有关。细胞外液 K^+ 浓度变化对心肌生理特性的影响较为复杂。轻度高 K^+ 血症时,膜内、外 K^+ 浓度差减小,静息电位绝对值减小,与阈电位差距缩短,因此,兴奋性增高。重度高 K^+ 血症时,由于静息电位绝对值减小过多(膜内达-55 mV 左右),Na^+ 通道失活,因而兴奋性降低甚至消失。另外,Na^+ 内流减少还使 0 期去极化速度和幅度减小,传导性降低,导致兴奋传导减慢,甚至传导阻滞。此外,细胞外 K^+ 浓度增高还可提高膜对 K^+ 的通透性,加速 K^+ 外流,动作电位平台期缩短,此外由于平台期缩短,减少了 Ca^{2+} 的内流,加上细胞外 K^+ 与 Ca^{2+} 在膜上有竞争性抑制作用,导致心肌收缩功能减弱。4 期 K^+ 外流增加,Na^+ 内流减少,自动除极速度减慢,自律性降低。

所以,当血钾浓度过高时(高于 7.9 mmol/L),心脏兴奋性、自律性、传导性及收缩性都下降,表现为收缩力减弱、心动过缓和传导阻滞心室纤颤,严重时心脏可停搏于舒张期。

2.细胞膜外 Na^+ 与 Ca^{2+} 有竞争性抑制

细胞外液 Ca^{2+} 浓度↑→细胞兴奋时内流 Ca^{2+} 浓度↑→心肌收缩力↑。

细胞外液 Ca^{2+} 浓度↓→2 期内流 Ca^{2+} 浓度↓→胞质 Ca^{2+} 浓度↓→心肌收缩力↓。

心肌的舒缩活动与心肌肌浆中的 Ca^{2+} 浓度的高低有关。心肌肌浆网不发达,储钙能力差,易受细胞外 Ca^{2+} 浓度的影响。细胞外液中 Na^+ 与 Ca^{2+} 有竞争性抑制,细胞外液 Ca^{2+} 浓度升高,细胞兴奋时内流 Ca^{2+} 增加,心肌收缩力增强。慢反应细胞 4 期去极速度加快,心率增快。血钙浓度升高时,心脏收缩力增强,过高可使心室停搏于收缩期。血钙浓度降低,心肌收缩力减弱。

3.肾上腺素与心肌细胞膜上的 β_1 受体结合→心肌细胞和肌质网膜 Ca^{2+} 通透性↑→肌质中 Ca^{2+} 浓度增加→心肌收缩力↑

肾上腺素与心肌细胞膜上的 β_1 受体结合,心肌细胞和肌浆网膜 Ca^{2+} 通透性增强,肌浆中 Ca^{2+} 浓度升高,心肌收缩力增强。而且肾上腺素使肌钙蛋白与钙离子亲和力下降,肌钙蛋白对钙离子的释放增强,肌浆网膜摄取钙离子的速度加快,钠-钙离子的交换增加,复极期向细胞外排出钙离子增多,心肌舒张速度加快,整个舒张过程明显加强。所以,肾上腺素可使心率加快、传导加快及心肌收缩力增强。

4.乙酰胆碱与心肌细胞膜上的 M 受体结合→抑制心肌细胞→心肌收缩力↓。乙酰胆碱还可直接抑制 Ca^{2+} 通道→Ca^{2+} 内流↓→心肌收缩力↓

乙酰胆碱与心肌细胞膜上的 M 受体结合,心肌细胞膜 K^+ 通道的通透性增强,促进 K^+ 外流,动作电位期间 Ca^{2+} 内流减少,心肌收缩力降低。同时乙酰胆碱可直接抑制 Ca^{2+} 通道,导致 Ca^{2+} 内流减少,心肌收缩力降低。

三、实验对象

牛蛙。

四、实验器材与试剂

1.器材

MedLab 生物信号采集处理系统、张力换能器、蛙类手术器械 1 套、蛙心套管、蛙心夹、试管夹、双凹夹、万能支架、滴管、150 mL 小烧杯 4 个。

2.试剂

0.65%氯化钠、2%氯化钙、1%氯化钾、1∶10 000 肾上腺素、1∶10 000 乙酰胆碱任氏液等。

五、实验步骤

1.离体蛙心的制备

制备方法如下。

(1)取一只牛蛙,破坏脑和脊髓,仰卧固定于蛙板上,用外科剪由剑突处向两锁骨肩峰端呈三角形剪开皮肤,用粗剪刀剪开胸壁,用图钉固定两前肢,用镊子提起心包膜,用眼科剪将其剪开,暴露心脏。

(2)在左右主动脉干下各穿一根细线,在两个主动脉下穿一根细线,用来结扎腔静脉。

(3)将心脏上翻,辨认心房、静脉窦、腔静脉,然后结扎腔静脉。

(4)结扎右主动脉,左手提起左主动脉结扎线,右手持眼科剪在距动脉圆锥约 1.5 cm 处的左动脉干上剪一个"V"形口。将盛有少量任氏液的蛙心套管(用拇指将套管堵住,以防套管中的任氏液流出)从"V"形口插入动脉圆锥底部,稍后撤套管,再将蛙心管尖端转向牛蛙的背侧及左下方,于心缩期插入心室内。插管如已进入心室,可见管中液面随着心搏而升降,助手将预留的细线扎紧,固定血管壁与套管,并将结扎线绕过套管壁的小钩结扎,防止套管滑脱(图 2-1-18)。

(5)吸去管内的血液,并用任氏液反复冲洗心室内的余血,以防血液凝固而影响实验的进行。

(6)小心提起套管和心脏,剪断左、右主动脉和腔静脉,将心脏连同静脉窦一起取出。

(7)用连有细线的蛙心夹在心舒期夹住心尖部(心尖大,夹组织少,不易损伤心脏)。

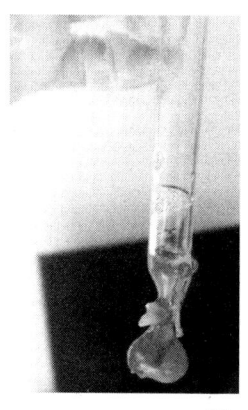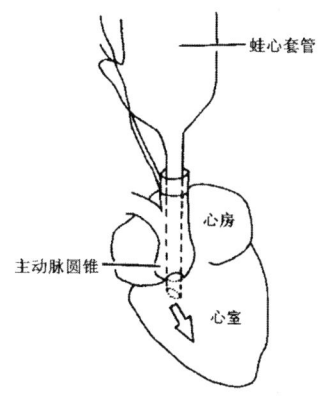

图 2-1-18　蛙心插管

2.连接实验装置

将蛙心套管用试管夹固定于支架上,蛙心夹的连线连接在张力换能器上。换能器的输出线与计算机的"输入"端相连。打开计算机,进入"蛙心灌流"界面。调节实验参数,开始记录心脏收缩曲线。

3.实验观察项目

观察项目具体如下。

(1)记录心脏在仅有任氏液时的收缩曲线,观察心率及收缩幅度,作为正常对照。

(2)吸去管内的任氏液,换以等量0.65% NaCl,观察并记录心率的变化。

(3)等量任氏液换洗,待心率恢复正常后,加入2% $CaCl_2$ 1~2滴后混匀,记录观察心率和收缩幅度的变化。

(4)等量任氏液换洗,待心率恢复正常后,加入1% KCl 1~2滴后混匀,记录观察心率和收缩幅度的变化。

(5)等量任氏液换洗,待心率恢复正常后,加入1∶10 000肾上腺素1~2滴后混匀,记录并观察心率和收缩幅度的变化。

(6)等量任氏液换洗,待心率恢复正常后,加入1∶10 000乙酰胆碱1~2滴后混匀,记录并观察心率和收缩幅度的变化。

4.实验结果的处理

对正常心脏收缩曲线和各项实验所得结果均应在实验时进行标记,然后整理并附在实验报告单上,对实验结果进行理论解释。

六、实验注意事项

(1)蛙心夹应一次性夹住心尖,不宜夹多次,以免损伤心脏。

(2) 蛙心夹与换能器簧片的连线应呈一定的倾斜度,以防溶液滴入换能器。

(3) 当各项实验效果显著后,应及时将套管内的溶液吸出,至少用任氏液反复冲洗 2~3 次,待心率恢复正常后,再进行下一项实验。

(4) 各种溶液的滴管应分开,不要混用。

(5) 在实验过程中,基线的位置、放大倍数、扫描速度一经调试好后不可再变动。

(6) 在各项实验中,蛙心套管内灌流液的液面高度应始终保持一致,以保证心脏固定的负荷。

(7) 每一项实验均应先记录一段正常对照曲线,然后再加入药液并记录其效应。

(8) 肾上腺素加 1~2 滴,可多次使用;乙酰胆碱必须最后一次滴加;NaCl 加入后全换成任氏液,其余试剂从一滴加起。

七、思考题

(1) 任氏液为何能维持离体蛙心较长时间的跳动?怎样才能使离体蛙心存活时间长?

(2) 给人体快速静脉注射氯化钾溶液,会有什么样的结果?为什么?

(3) 实验过程中,为什么必须保持蛙心套管内液面高度的恒定?液面过高过低会产生什么影响?

(4) 蛙心套管内灌流液是心脏的何种负荷?

(5) 正常人体内肾上腺素、乙酰胆碱等化学物质来自何处?

(闫晓丽　张秋莹)

离体蛙心灌流实验报告

姓名_____ 班级_____ 学号_____

实验室(组)_____ 日期_____ 室温_____

实验目的：

实验对象：

实验结果与结果分析：

表 2-1-4　离体蛙心灌流结果记录与分析表

实验步骤	心肌收缩曲线		心率（次/分）	结果分析
	实验前	实验后		
①正常收缩				
②换入 NaCl				
③滴入 $CaCl_2$				
④滴入 KCl				
⑤滴入 E				
⑥滴入 Ach				

实验结论：

实验成绩_____

教师签名_____ 日期_____

项目十　人体动脉血压的测定和心音听诊

> **案例导学与分析**
>
> 患者,女,19岁大学生,上学期间经常感到头晕、乏力,精神不振,上课时思想不集中,月经不调,特别是在天气闷热之时,此症状会加重,在一次体育课过程中晕倒送医,经医生检查,其血压为75/50 mmHg,医生通过问诊得知,该女生为了追求完美身材,经常节食,后诊断其为低血压,并开出补气血的药物进行治疗,叮嘱其回校后应规律饮食,增加蛋白质类食物的摄入。
>
> 分析:
> 1.人体血压正常范围是多少?
> 2.该患者的低血压症状为何在夏季会加重?

一、实验目的

(1)掌握测定人体动脉血压的原理与方法。
(2)熟悉心音听诊的最佳位置,理解第一心音和第二心音的特点及其产生的原理。
(3)熟练掌握动脉血压测定的操作技能。
(4)认识到正常的血压范围对人体的重要性,以及高血压、低血压等心血管疾病对人体的危害性。

二、实验原理与临床应用

血压是指血液在血管内流动时对血管壁产生的侧压力。由于血管分动脉、毛细血管和静脉,所以血压分为动脉血压、毛细血管压和静脉血压,而我们通常所说的血压是指动脉血压,动脉血压分收缩压及舒张压。成人正常收缩压在 100~120 mmHg,舒张压在 60~80 mmHg。血压的形成与心脏收缩、足够的血容量和动脉弹性等因素有关。该患者夏季低血压症状加重,是因为夏天体温会升高,而人为了散热,皮下血管会发生扩张,从而引起血压的较大程度下降。另一方面夏天短时间内排汗较多,排汗会导致血容量的下降,进一步会引起血压的降低。

本实验测量人体动脉血压采用间接测量法,其原理是使用血压计的袖带在动脉外施加压力,根据血管音的变化来测量血压,这种方法是俄国学者 Kopotkob 首创,故称 Kopotkob(Koroukoff)氏听诊法。通常血液在血管内流动时没有声音,如果血流经过狭窄处形成涡流,即发出声音。当缠于上臂的袖带内的压力超过收缩压时,完全阻断了肱动脉内的血流,此时听不到声音也触不到桡动脉搏动。当袖带内压力比肱动脉的收缩压稍低的瞬间,血液只能在心脏收缩压力达到最高时,才能通过被压而变窄的肱动脉,形成涡流,发出第一声响,可在肱动脉远端听到,也可触到桡动脉脉搏,此时袖带内的压力读数即为收缩压。当袖带内压力越低,越接近于舒张压时,通过的血量越多,并且血流持续时间越长,听到的声音越来越强而清晰。当袖带内压力降至等于或稍低于舒张压期间,血管内血流便由断续变为连续,声音突然由强变弱或消失,脉搏随之恢复正常,此时袖带内的压力即为舒张压。

值得注意的是,血压会受到情绪、运动量等多种因素影响,如在情绪激动时或刚运动完测量血压,可导致测量结果不准确。因此在测量血压前应进行充分休息,确保情绪稳定,在心平气和的状态下测量。检测血压时,被测者应保持坐立姿势或卧位,裸露右上臂,肘部置于与右心房同一水平(坐位平第4肋,侧卧位平腋中线),手臂外展45°,首诊时要测量双上臂血压,以后通常测量较高读数一侧,若血压计高于心脏,测出的血压常偏低,反之偏高。且经研究发现,右上肢血压值一般比左上肢高 10~20 mmHg,所以测血压时一般选择右上肢测量血压,做好准备后即可开始测量。

心音是瓣膜关闭及心肌收缩血液撞击心室壁及大动脉壁等引起的振动所产生的声音,将听诊器置于受试者的心前区的胸壁上,直接听取心音。在每一个心动周期中一般均可听到两个心音,即第一心音和第二心音。

高血压是严重危害我国居民健康的慢性疾病。国家不断加大高血压防治工作力度,以高危人群为重点推进健康管理。成人高血压的诊断标准为非同日3次血压超过 140/90 mmHg。

三、实验对象

人体。

四、实验器材

血压计、听诊器。

五、实验步骤

(一) 血压的测定实验步骤

1.血压计的种类和结构

常用的血压计有两种,一种是汞柱式血压计,另一种是电子血压计。汞柱式血压计由检压计、袖带和气球三部分组成,检压计是一个标有 0~300 mmHg(0~40 kPa)刻度的玻璃管,上端与大气相通,下端与水银贮槽相通。袖带是一个外包布套的长方形橡皮囊,借橡皮管分别与检压计的水银槽和橡皮球相通。气球是一个带有螺丝阀门的球状橡皮囊,供充气或放气用。

2.测量动脉血压的方法

上肢肱动脉间接测压法如图2-1-19所示。

(1)受测者需平静坐位或平卧位,休息5 min以上,环境要适宜。

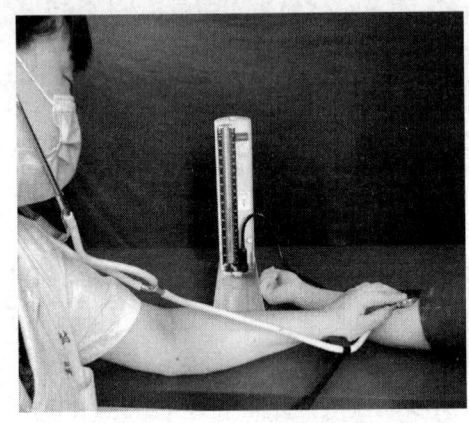

图2-1-19 上肢肱动脉血压测量

(2)受测者脱去右侧上肢衣袖,然后手掌向上,使前臂平放于桌面上(或床边),高度与心脏水平,外展45°。

(3)在肘横纹以上2 cm处缠上袖带(应无残气、松紧适宜),开启水银槽开关(图2-1-20)。

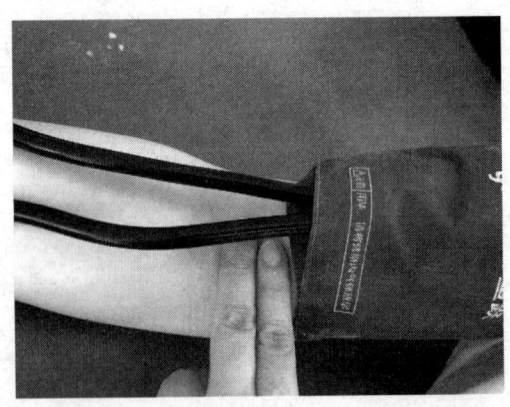

图2-1-20 肘横纹以上2 cm操作示意图

(4)将听诊器两耳塞塞入外耳道,务必使听诊器耳塞的弯曲方向与外耳道一致。

(5)在肘窝内侧上方先用手触及肱动脉搏动部位,然后将听诊器胸件放置其上,应充分接触、用力适宜(图2-1-21)。

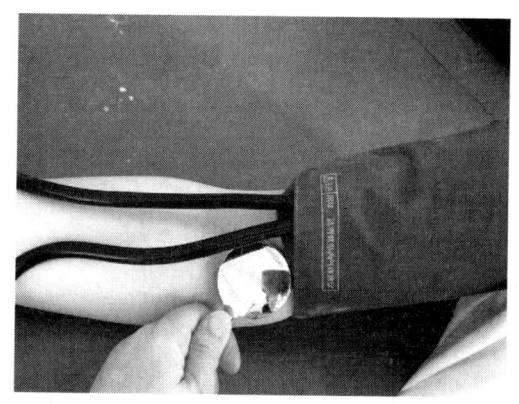

图 2-1-21　听诊器听头放置肱动脉上操作示意图

（6）顺时针方向旋紧气球螺丝阀门开始充气，触及肱动脉，看着水银柱，当充至肱动脉搏动消失后，再充气使水银柱上升 20～30 mmHg（2.66～3.99 kPa）即可。

（7）逆时针方向旋开气球螺丝阀门，缓缓放气，以水银柱每秒下降 2～5 mmHg（0.27～0.67 kPa）（1 小格）为宜。

（8）在水银柱缓缓下降的同时仔细听诊，当开始听到"嘣嘣"样的第一声响时，血压计上所表示水银柱刻度即代表"收缩压"。继续放气，这时声音有一系列变化，先由低而高，而后由高突然变低，最后则完全消失。在声音由强突然变弱的这一瞬间，血压计上所显示水银柱刻度即代表"舒张压"。也可以声音突然消失时血压计所显示水银柱刻度代表"舒张压"。如以后者为舒张压值时，需另加 5 mmHg（0.67 kPa）为测定值，连测三次，取平均值。

（9）测量结束后，取下袖带，挤压排尽空气，关闭球囊的开关，折叠好袖带之后放入血压计盒子里，将血压计向右倾斜 45°，使水银完全回流槽内，关闭水银槽的开关，再将血压计恢复水平位，盖上盒盖。

（二）心音听诊的实验步骤

1.确定听诊部位

受试者解开上衣，面向亮处静坐，检查者坐在对面。虽然在胸壁任何部位均可听到两个心音，但每个瓣膜都有特定的听诊区（图 2-1-22）。

二尖瓣听诊区：心尖部，位于左锁骨中线内侧第五肋间处。

三尖瓣听诊区：胸骨右缘第四、五肋间或胸骨剑突下。

主动脉瓣听诊区：胸骨右缘第二肋间。胸骨左缘第三、四肋间为主动脉瓣第二听诊区，主动脉瓣关闭不全时产生的杂音在此处最响亮。

肺动脉瓣听诊区：胸骨左缘第二肋间。

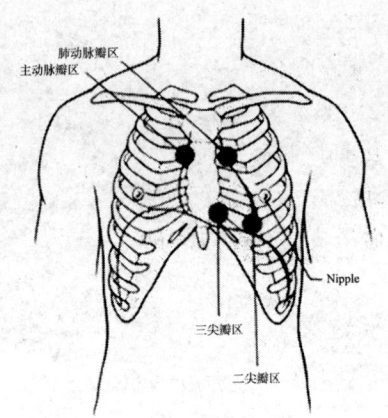

图 2-1-22　心音听诊部位

2.听诊心音并比较不同听诊区两心音的特点

(1)听取心音检查者戴好听诊器,使耳件的弯曲方向与外耳道一致,以右手的拇指、示指和中指轻持听诊器胸件,置于受试者胸壁上(不要过松或过紧)。按二尖瓣、肺动脉瓣、主动脉瓣、三尖瓣听诊区顺序依次进行听诊。

(2)区分两个心音:听取心音的同时,可用手触诊心尖冲动或颈动脉搏动,与此搏动同时出现的心音即为第一心音。此外,再根据心音音调高低、持续时间和间隔时间,仔细区分第一心音与第二心音。

六、实验注意事项

(1)室内必须保持安静,以利听诊。

(2)测量血压时,无论采取坐位或卧位,上臂位置必须与心脏同一水平,且上臂不能被衣袖所压迫。

(3)听诊器听头放在肱动脉搏动位置上面时不能压得太重,更不能压在袖带下面进行测量,还必须注意听诊器听头不能接触过松而听不到声音。

(4)动脉血压通常连测 2~3 次,取其平均值。重复测量时,袖带内的压力必须降至 0 后再间隔 5 min 以上才可测量。

(5)发现血压超出正常范围时,应让受试者休息 10 min 后复测。在受试者休息期间,可将袖带解下。

(6)血压计用毕,一定要正确关闭水银槽开关,还应将袖带内气体驱尽,以防水银污染或玻璃管折断。

(7)使用汞柱式血压计读取血压数值时,末位数值只能为 0、2、4、6、8,不能出现 1、3、5、7、9,记录方式:收缩压/舒张压(单位:mmHg 或 kPa)。

(8)心音听诊时如果呼吸音影响听诊,可嘱受试者短时屏住呼吸。

(9)心音听诊时应避免听诊器的胶管与其他物体摩擦产生杂音,影响听诊。

七、思考题

(1)你的血压为多少千帕(kPa)?
(2)什么叫动脉血压?其正常值是多少?
(3)简述影响测量人体动脉血压的主要因素。
(4)简述影响人体动脉血压变化的主要因素。

(闫晓丽)

人体动脉血压测定和心音听诊实验报告

姓名_____ 班级_____ 学号_____
实验室(组)_____ 日期_____ 室温_____

实验目的：

实验对象：

实验结果：

表 2-1-5　本组同学动脉血压值　　　　　　　　　　　　　单位：kPa

序号	姓名	性别	年龄	收缩压	舒张压
1					
2					
3					
4					
5					
6					
7					

结果分析和讨论：
(1)试述动脉血压的形成机制及其影响因素。
(2)试述心音的产生机制与特点。

实验成绩_____
教师签名_____　日期_____

项目十一　家兔心血管活动的神经体液调节

案例导学与分析

王某,男,19岁,大学生,课间与同学杨某打闹,杨某突然掐住王某脖子两侧,对其开玩笑称:王某脸大脖子粗,玩笑过后并无松手意向,不久王某顿感头昏、乏力、耳鸣并晕倒,紧急送往校医院,经医生检查,王某血压明显降低,心率下降,被医生诊断为颈动脉窦综合征。

分析:

1. 被掐住脖子两侧的王某,为何会晕倒?
2. 人体血压受什么因素影响?
3. 通过这个案例,对同学之间相处有何启示?

一、实验目的

(1)掌握神经体液因素对家兔心血管活动的调节。
(2)熟悉血压变化曲线的记录方法。
(3)熟练掌握家兔静脉麻醉、气管插管、动脉插管的操作技能。
(4)通过对神经、体液因素调节血压的实验观察,加深对常用心血管药物作用机制的理解,培养独立分析问题的能力。

二、实验原理与临床应用

送往校医院就诊的王某被医生诊断为颈动脉窦综合征,原因在于人体颈部两侧,颈总动脉末端和颈内动脉起始处膨大部分各有一个颈动脉窦,如黄豆粒大小,它体表位置在颈部外侧的中部,在颈动脉搏动最明显的地方。颈动脉窦是一个调节血压的压力感受器,案例中杨某手压王某的颈动脉窦处,会增加其压力。颈动脉窦会把这些信息通过传入神经传送到心血管调节中枢,最终引起心率减慢、血压降低,进而导致突发性头昏、乏力、耳鸣以至晕厥的临床症状。若颈动脉窦被按压时间过久,亦有可能导致心跳停止、死亡等情况。通过这个案例,也告诫我们大学生,与他人相处时一定掌握好分寸,不做危害他人身体健康的行为。

心脏和血管的活动受神经、体液和自身调节机制的调节。

神经调节是指各种内外感受器的传入信息进入心血管中枢后,经过中枢的整合处理,改变了交感和副交感传出神经的紧张性活动,进而改变心输出量和外周阻力,使动脉血压发生改变。其中,调节心血管活动的感受器,除了案例中的颈动脉窦压力感受器外,还有主动脉弓压力感受器。其具体作用机制为:当血压上升时,动脉管壁扩张,颈动脉窦和主动脉弓内压力感受器因牵张刺激而兴奋,发生传入冲动。冲动分别沿舌咽神经和迷走神经上传进入延髓的心血管中枢。心交感中枢和缩血管中枢抑制,心迷走中枢兴奋,心率减慢、心缩力降低、心输出量减少、外周血管扩张、外周阻力降低、动脉血压下降,此为减压反射,又称窦弓反射。当血压下降时,颈动脉窦、主动脉弓的传入冲动减少。心交感中枢和缩血管中枢兴奋、心迷走中枢抑制、心率加快、心缩力升高、心输出量增加、外周血管收缩、外周阻力升高、动脉血压上升到原有水平。

支配心脏的神经有心交感神经和心迷走神经,支配心脏的交感神经兴奋时,末梢释放去甲肾上腺素,激活心肌细胞膜上的 $β_1$ 受体,使心率加快,心肌兴奋性加强,心内传导速度加快,从而使心输出量增加;支配心脏的迷走神经兴奋时,末梢释放乙酰胆碱,激活心肌细胞膜上的 M 受体,引起心率减慢,心肌收缩力减弱,心内兴奋传导速度减慢,从而使心输出量减少。支配血管的自主神经主要是交感神经,它兴奋时末梢释放的去甲肾上腺素与血管平滑肌细胞膜上的 α 受体结合,使平滑肌收缩,血管口径变小,外周阻力增大;如果释放的去甲肾上腺素与血管平滑肌细胞膜上的 $β_2$ 受体结合,则可使平滑肌舒张,血管口径变大。

心血管的活动还受到许多体液因素的调节。肾上腺素对 α 和 β 受体都有激动作用,可使心跳加强,心输出量增加;它对血管的影响取决于血管壁上的哪一类受体占优势,一般来说,在整体情况下,小剂量肾上腺素主要引起体内血液重分配,对总外周阻力影响不大,但大剂量的肾上腺素亦可使外周阻力明显升高。去甲肾上腺素主要激活 α 受体,所以其作用主要是引起外周血管广泛收缩,通过增加外周阻力而使动脉血压升高,对心脏的直接作用较小,而且在外源性给药时,常因明显的升压作用而通过窦弓反射引起反射性心率变慢。除此之外,血管紧张素Ⅱ、内皮素、血管升压素、血栓素 A_2 等均可使血管收缩、外周阻力升高。

三、实验对象

家兔(体重 2.5 kg 左右,雌雄不拘)。

四、实验器材与试剂

1. 器材

MedLab 生物信号采集处理系统、压力换能器、刺激电极、气管插管、支架、哺乳类动物手术器械一套、动脉套管、注射器(20 mL、5 mL、1 mL)及针头、玻璃分针、纱布。

2. 试剂

生理盐水、医用液状石蜡(加温至 38~40 ℃)、20%氨基甲酸乙酯、0.5%肝素生理盐水、1∶10 000 去甲肾上腺素、1∶10 000 肾上腺素、1∶100 000 乙酰胆碱溶液。

五、实验步骤

1. 动物的麻醉和固定

取家兔 1 只并称重,耳缘静脉缓慢注入 20% 氨基甲酸乙酯(5 mL/kg)(图 2-1-23),待动物麻醉后仰卧固定于手术台上。

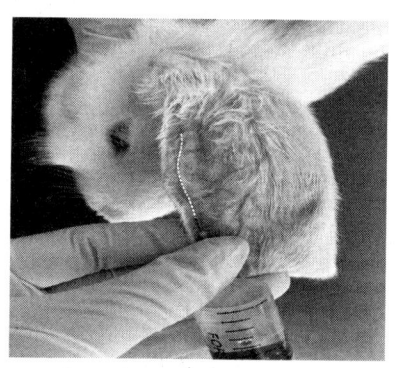

图 2-1-23 耳缘静脉注射麻醉示意图

2. 气管插管术和颈总动脉插管术

剪去颈部被毛,于颈部正中切开皮肤,切口约 4~5 cm,用组织钳逐层分离皮下组织与肌肉,直至暴露气管。用玻璃分针分离气管周筋膜,充分分离气管与食管。

(1)气管插管:分离并游离出气管,同时下方穿线备用,在甲状软骨下 2 cm 处剪一个倒"T"字形切口并将气管插管插入,用预留细丝线结扎固定气管插管,结扎线一端绕过分叉处打结,防止插管滑脱(图 2-1-24、图 2-1-25)。

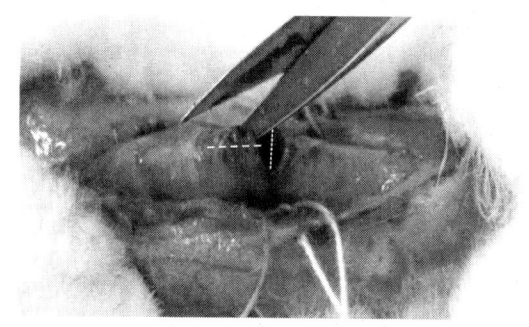

图 2-1-24 "T"字形切口示意图

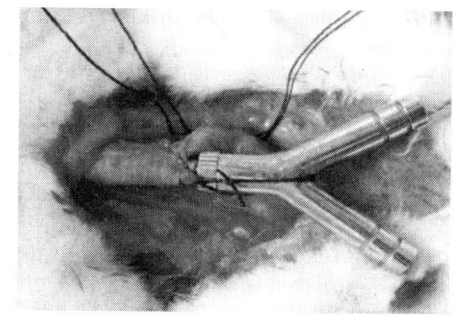

图 2-1-25 气管插管示意图

(2)动脉插管:将气管左侧的肌肉组织进行牵引并拉开,即可在气管深部找到颈动脉鞘,用左手示指和中指在颈部皮肤下面向上顶起该动脉鞘,右手持玻璃分针纵行分离出左颈总动脉,在其下穿 2 根线,结扎远心端,用动脉夹夹住近心端(结扎处与夹闭处距离尽可能长),用眼科镊托在动脉下,用眼科剪在靠近远心端结扎处的动脉上剪一斜口,斜口深度约占动脉周径的 1/3。随后把动脉插管插入近心端动脉内(插管前,动脉插管内充满肝素),插管时斜面向上,插入后旋转斜面向下,用另一根备用线固定(图2-1-26)。松开动脉夹,检查无渗血后开始下一步操作。

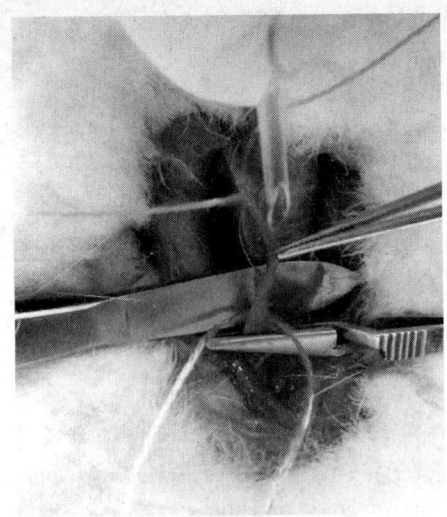

图2-1-26 动脉插管示意图

3.神经分离

分离右侧的迷走神经和减压神经(在分离神经时,避免损伤血管,并用38 ℃生理盐水湿润神经),游离2 cm左右,分别穿两根经生理盐水湿润的线于神经下方备用。同时游离右侧颈总动脉,下方穿线备用(图2-1-27)。

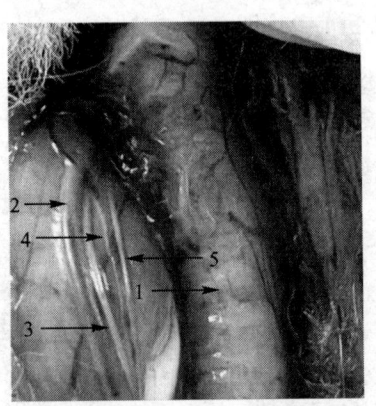

图2-1-27 右侧颈动脉鞘结构示意图

1.气管 2.颈总动脉 3.迷走神经 4.减压神经 5.交感神经

4.仪器连接与调试

启动MedLab生物信号采集处理系统,进入该实验项目,刺激输出通道,连接刺激电极,连接与动脉插管相连的压力换能器(图2-1-28)。

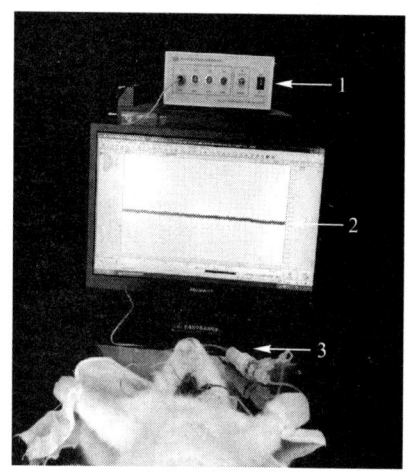

图 2-1-28　家兔心血管活动调节实验装置
1.MedLab 信号采集器　2.血压变化曲线　3.压力换能器

5.观察项目

观察项目具体如下。

(1)正常血压曲线:动脉血压随心室的收缩和舒张而变化。心室收缩时血压上升,心室舒张时血压下降,这种血压随心动周期的波动称为"一级波"(心搏波),其频率与心率一致。此外可见动脉血压亦随呼吸而变化,吸气时血压先下降,继而上升,呼气时血压先上升,继而下降,这种波动称为"二级波"(呼吸波),其频率与呼吸频率一致。本实验主要观察平均动脉压的变化情况。

(2)牵拉颈总动脉:手持右侧颈总动脉远心端的预留线,向心脏方向轻轻拉紧,然后做有节奏的往复牵拉(每秒为2~5次),持续5~10 s,观察血压变化。

(3)夹闭颈总动脉:用动脉夹夹闭右侧颈总动脉5~10 s,观察血压变化。

(4)刺激减压神经:用玻璃分针轻轻地把减压神经放到刺激电极上,刺激完整的右侧减压神经,观察血压变化(血压如不下降,应检查刺激器是否有输出或所刺激的是否为减压神经)。然后在神经游离段的中部做双重结扎,在两结扎线的中间剪断减压神经,以同样的刺激参数分别刺激其中枢端和外周端,观察血压变化。

(5)刺激迷走神经:结扎并剪断右侧迷走神经,刺激其外周端,观察血压变化。

(6)静脉注射去甲肾上腺素:由耳缘静脉注射1∶10 000去甲肾上腺素0.2~0.3 mL,观察血压变化。

(7)静脉注射肾上腺素:由耳缘静脉注射5∶100 000肾上腺素0.2~0.4 mL,观察血压变化。

(8)静脉注射乙酰胆碱:由耳缘静脉注射1∶100 000乙酰胆碱0.2~0.3 mL,观察血压变化。

(9)体位改变:连同兔台一起快速抬高家兔双后肢,使家兔呈现头低脚高位,观察血压变化。

六、实验注意事项

(1)每项实验后,应等待血压稳定后再进行下一项实验,每项观察的前后均应有对照记录。

(2)注射药物后,应立即用一注射器注射 0.5 mL 左右生理盐水,以防止药液残留在针头内及局部静脉中,影响下一种药物的效应。

(3)快速抬高家兔双后肢时,注意防止动脉插管脱落。

(4)实验过程中,注意动物的呼吸、血压、心搏和肢体活动等状态,避免创面渗血、动脉插管处漏血。应注意插管与动脉干是否保持平行,插管内是否有凝血块堵塞等。

(5)压力传导系统应严格密封。

七、思考题

绘出每项实验结果的血压变化曲线图,并解释血压变化的原因。

(闫晓丽 付金芳)

家兔心血管活动的神经体液调节实验报告

姓名_____ 班级_____ 学号_____
实验室(组)_____ 日期_____ 室温_____

实验目的：

实验对象：

实验结果与结果分析：

表 2-1-6 家兔心血管活动神经体液调节实验结果分析表

实验步骤	实验结果		结果分析
	血压曲线变化		
	实验前	实验后	
①牵拉右侧颈总动脉			
②夹闭右侧颈总动脉			
③刺激减压神经			
④刺激迷走神经外周端			
⑤静脉注射肾上腺素			
⑥静脉注射去甲肾上腺素			
⑦静脉注射乙酰胆碱			
⑧快速抬高家兔双后肢			

实验结论：

实验成绩_____
教师签名_____ 日期_____

项目十二 家兔呼吸运动的调节

案例导学与分析

李女士,55岁,儿子30岁仍未婚,因催婚问题与其争吵,情绪激动时突然感到呼吸急促、肢体麻木、头晕眼花,晕厥后两小时入院。通过医生问诊,李女士既往无高血压、冠心病史。动脉血气结果:pH 7.5,$PaCO_2$ 20 mmHg,K^+ 3.2 mmol/L,经诊断,李女士为呼吸性碱中毒合并低钾血症,又称为"过度换气综合征"。经对症治疗后好转。

分析:

1.情绪激动时为何会突发呼吸性碱中毒合并低钾血症?

2.该症状又为何会导致头晕眼花、晕厥等症状?

一、实验目的

(1)掌握血液中化学因素的变化对呼吸运动的影响;肺牵张反射。

(2)熟悉呼吸运动曲线的记录方法。

(3)熟练掌握家兔麻醉、气管插管的操作技能。

(4)通过对呼吸的化学与机械反射性调节实验观察,加深对各种类型呼吸困难的理解,培养独立思考的能力。

二、实验原理与临床应用

案例中李女士的诊断结果:癔症——精神性通气过度,原因在于李女士有明显的精神及情绪紧张,导致其呼吸驱动过强,出现一过性过度通气,呼吸调节丧失了应有的稳定性。过度通气呼出大量的 CO_2,PCO_2 迅速降低,出现呼吸性碱中毒,并伴有交感神经系统兴奋症状。低碳酸血症最直接、最严重的危害是收缩脑血管,导致脑血流下降、脑缺氧,出现如头昏、视物模糊、黑蒙、眼前发黑,甚至晕倒等临床症状。

呼吸运动能够有节律地进行,并能适应机体代谢的需要,是由于呼吸中枢调节的缘故。体内、外各种刺激可以作用于呼吸中枢或通过不同的感受器反射性地影响呼吸运动。

与本实验相关的机械感受性反射——肺牵张反射包括肺扩张反射和萎陷反射。其感受器主要分布于支气管和细支气管平滑肌,吸气时,当肺内气量达一定容积时,肺扩张到一定程度,刺激位于气管到细支气管平滑肌内的肺牵张感受器,冲动沿迷走神经传入延髓,切断吸气,促使吸气转为呼气。在动物这一反射较明显,如果切断动物的两侧迷走神经,可见吸气延长,呼吸加深变慢。肺缩小反射对平静呼吸的调节意义不大,对阻止呼气过深和肺不张等可能起一定作用。

化学感受性反射:能感受血液中 $PCO_2\uparrow$、$PO_2\downarrow$、$[H^+]\uparrow$,而调节呼吸活动的化学感受器,依其所在部位的不同,分为:①外周化学感受器,颈动脉体和主动脉体,冲动分别沿窦神经和迷走神经传入呼吸中枢;②中枢化学感受器,位于延髓腹外侧浅表部位,Ⅸ、Ⅹ脑神经根附近,能感受脑脊液中 H^+ 的刺激,并通过神经联系,影响呼吸中枢的活动。CO_2 是调节呼吸最重要的生理性体液因素,CO_2 对呼吸的调节作用是通过刺激中枢化学感受器和外周化学感受器两条途径兴奋呼吸中枢实现的,但以中枢化学感受器为主。研究表明,对中枢化学感受器的有效刺激物不是 CO_2 本身,而是 CO_2 通过血脑屏障进入脑脊液后,与 H_2O 生成 H_2CO_3,由 H_2CO_3 解离出的 H^+ 起作用。动脉血中一定水平的 PCO_2 是维持呼吸和呼吸中枢兴奋性所不可缺少的条件。当吸入气中 CO_2 含量增加到2%时,呼吸加深;增至4%时,呼吸频率也增快,肺通气量可增加1倍以上。由于肺通气量的增加,肺泡气和动脉血 PCO_2 可维持在接近正常水平。而案例中的李女士就是因为其明显的精神及情绪紧张,导致其呼吸驱动过强,呼吸调节丧失了应有的稳定性。过度通气呼出大量的 CO_2,PCO_2 迅速降低,出现呼吸性碱中毒,出现如头昏、视物模糊、黑蒙、眼前发黑,甚至晕倒等临床症状。

O_2 对呼吸的刺激作用完全是通过外周化学感受器而兴奋呼吸中枢实现的。动脉血中 PO_2 下降到 10.7 kPa(80 mmHg)以下,可出现呼吸加深、加快,肺通气量增加。低 O_2 对呼吸中枢的直接作用是抑制,这种抑制作用随着低 O_2 程度加重而加强。但低 O_2 可通过刺激外周化学感受器而兴奋呼吸中枢,在一定程度上可对抗低 O_2 对呼吸中枢的直接抑制作用,严重低 O_2 时,来自外周化学感受器的传入冲动将不能抗衡低 O_2 对呼吸中枢的抑制作用,可导致呼吸减弱,甚至呼吸停止。

H^+ 对呼吸的调节作用主要通过刺激外周化学感受器来实现,因血液中的 H^+ 通过血脑屏障进入脑脊液的速度慢,对中枢化学感受器的作用较小。动脉血中 H^+ 浓度升高,兴奋呼吸;H^+ 浓度降低,使呼吸抑制。

三、实验对象

家兔(体重 2.5 kg 左右,雌雄不拘)。

四、实验器材与试剂

1.器材

计算机、MedLab 生物信号采集处理系统、哺乳类动物手术器械一套、兔手术台、兔毛盒、气管插管、注射器(20 mL、5 mL、1 mL)、50 cm 橡皮管一条、张力换能器、纱布、线、保护电极、CO_2 气袋、N_2 气袋。

2.试剂

生理盐水,20%氨基甲酸乙酯,3%乳酸。

五、实验步骤

1.家兔称重、麻醉、固定、气管插管

步骤如下。

(1)取家兔一只并称重,耳缘静脉缓慢注入20%氨基甲酸乙酯(5 mL/kg),家兔由立位转为卧位,角膜反射消失,肌张力减弱或消失,呼吸平稳表明麻醉适宜。将兔仰卧固定于手术台上。

(2)剪去颈部被毛,助手执皮钳夹起颈部正中皮肤,主刀拿手术剪剪开一小口,再将组织钳插入口内,钝性分离皮下组织,用手术剪将切口扩大至6 cm左右。继续用组织钳逐层分离皮下组织及肌肉,直至暴露气管。

(3)分离并游离出气管,同时引入细线,在甲状软骨下2 cm处剪一个倒"T"字形切口并将气管插管插入。用预留细线固定插管,并在插管分叉处绕过打结,防止插管滑脱(图2-1-29、图2-1-30)。

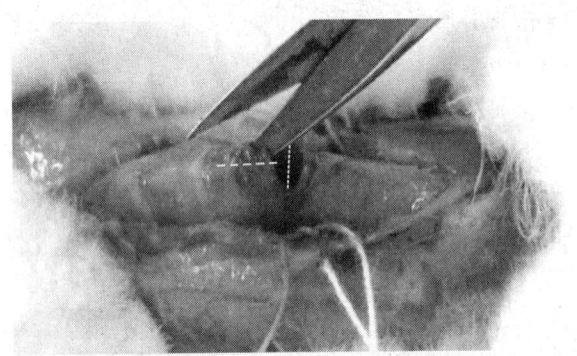

图2-1-29 "T"字形切口示意图

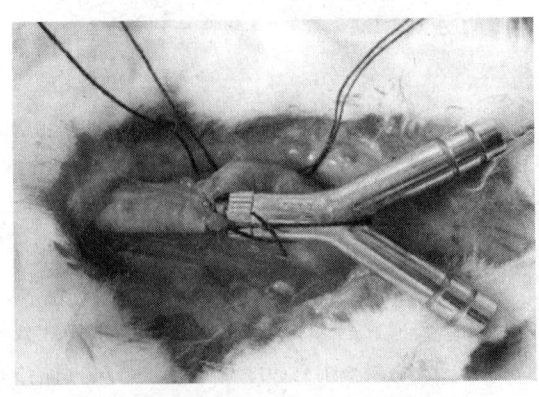

图2-1-30 气管插管示意图

2.游离迷走神经

找到双侧颈总动脉鞘,用玻璃分针游离双侧鞘内迷走神经(图2-1-31),穿线备用。

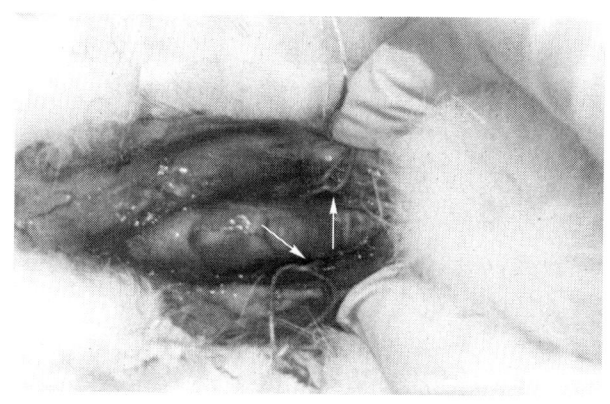

图2-1-31 分离双侧迷走神经示意图

3.记录呼吸运动

于呼吸幅度最明显处(剑突下)用皮针引线穿过皮肤,注意皮针不要钩取过多皮肤,结扎后线的另一端连接于张力换能器的弹簧片上,将换能器连接到 MedLab 生物信号采集处理系统通道上(图2-1-32)。

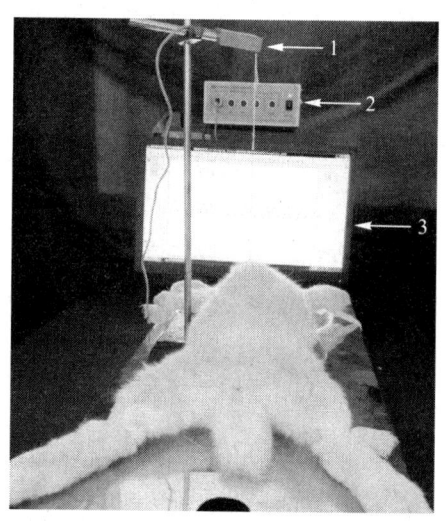

图2-1-32 家兔呼吸运动调节实验装置
1.张力换能器 2.MedLab 信号采集器 3.呼吸变化曲线

4.观察项目

具体观察项目如下。

(1)启动计算机,进入 MedLab 生物信号采集处理系统,描记正常呼吸曲线。家兔正常的呼吸曲线:上升阶段为吸气,下降阶段为呼气。波峰与波谷的距离代表呼吸的深浅,相邻波峰的距离代表呼吸的快慢。

(2)增加吸入气中 CO_2 浓度:将装有 CO_2 的气袋管口对准气管插管侧管(两者有一定距离),并将气袋的夹子逐渐松开,使 CO_2 气流不宜过急地随吸气进入气管。此时观察高浓度 CO_2 对呼吸运动的影响。夹闭 CO_2 气袋管,观察呼吸恢复的过程,描记曲线。

(3)吸入 N_2 致缺 O_2:将气管插管的一侧与装有纯氮气的气袋相连,然后操作者用示指堵塞气管插管的另一侧,让动物呼吸气袋管中的氮气,观察此时呼吸运动有何变化。去掉上述条件,待呼吸运动恢复正常再进行下项观察,描记曲线。

(4)增大无效腔:把 50 cm 长的橡皮管连接在气管插管的侧管上,用示指堵塞另一侧管,动物通过这根长管进行呼吸,观察 30 s 左右家兔呼吸运动有何变化。呼吸发生明显变化后,去掉橡皮管,描记曲线。

(5)由耳缘静脉较快地注入3%乳酸 2 mL,观察一段时间后呼吸运动的变化过程,描记曲线。

(6)先切断一侧迷走神经,观察呼吸运动有何变化,再结扎并剪断另一侧迷走神经,观察呼吸运动有何变化。提起结扎线,刺激该迷走神经的中枢端,再观察呼吸运动的变化,描记曲线。

六、实验注意事项

(1)静脉麻醉时速度要缓慢,避免过快导致家兔死亡,边推药边注意观察家兔的生命体征。

(2)剪毛时手不要提起皮肤,防止损伤皮肤。

(3)分离皮下组织时要尽可能避开血管,若有少量出血则压迫止血。

(4)气管插管之前务必做两项检查,以预防家兔突然死亡:①用 1 mL 无针头注射器于喉头开口处伸入,吸取血液或用小镊子夹出气道中的血凝块,以保证呼吸道的通畅;②检查气管插管是否通畅。

(5)分离双侧颈总动脉鞘时一定要检查玻璃分针头端,以免有破损的头端尖锐,划破动脉引起大出血。

(6)经呼吸明显处穿细线时,细线不能取太长,以免影响张力换能器的使用。

(7)用保护电极刺激迷走神经中枢端之前一定先检查刺激器的输出是否正常。

七、思考题

写出观察项目各步骤的结果,描绘出呼吸变化曲线模式图,并分析呼吸变化的原因。

(闫晓丽　付金芳)

家兔呼吸运动的调节实验报告

姓名_____ 班级_____ 学号_____
实验室(组)_____ 日期_____ 室温_____

实验目的：

实验对象：

实验结果与结果分析：

表 2-1-7　家兔呼吸运动调节实验结果记录表

实验步骤	实验结果			
	呼吸曲线		呼吸变化	结果分析
	实验前	实验后		
①增加吸入气中 CO_2 浓度				
②吸入氮气(缺 O_2)				
③增大无效腔				
④静脉快速注入 3% 乳酸 2 mL				
⑤切断双侧迷走神经				
⑥电刺激一侧迷走神经的中枢端				

实验结论：

实验成绩_____
教师签名_____ 日期_____

项目十三　家兔胸内负压的测定

> **案例导学与分析**
>
> 患者,男,19岁,昨日在学校打篮球时,突然出现右侧胸部撕裂样疼痛,剧烈咳嗽,深呼吸时症状加重,伴有胸闷、气急。感呼吸困难,时有刺激性干咳,无明显咳痰,无畏寒、发热、无心悸,未重视治疗,今日症状有所加重,发病前无胸部外伤。体格检查:胸廓无畸形,双侧胸廓呼吸活动度均等,右侧叩诊呈鼓音,右侧肺呼吸音消失,左侧肺呼吸音稍粗,未闻及干、湿性啰音,心前区无隆起,心界不扩大,心率100次/分,律齐,未闻及病理性杂音。辅助检查:胸片提示右侧气胸,肺压缩70%,门诊拟"右侧自发性气胸"收住入院进一步治疗。
>
> 分析:
> 1.什么是"自发性气胸"?
> 2.胸膜腔负压是如何形成的?
> 3.胸膜腔负压存在的必要条件是什么?

一、实验目的

(1)掌握家兔胸内负压存在的必要条件及胸内负压的测定方法。
(2)熟悉呼吸周期中胸内负压的变化。
(3)掌握家兔麻醉、气管插管、利用水检压计测定胸内负压的操作技能。
(4)认识到胸内负压对呼吸运动的重要性及临床意义,思考气胸产生的原因并提出合理的解决办法。

二、实验原理与临床应用

胸膜腔是由脏层胸膜与壁层胸膜所围成的密闭、潜在的腔隙。胸膜腔内是没有气体的,里面只有极少的浆液,此浆液分子可使脏层胸膜与壁层胸膜紧紧贴附在一起。由于婴儿出生后胸廓比肺的生长快,使肺通常处于被动扩张状态,产生一定的回位力,该回位力向内牵引胸廓,胸廓也是弹性体,其产生向外扩展的回位力,在肺的内向回位力和胸廓的外向回位力作用下,胸膜腔内压力降低低于大气压,称为胸内负压。胸内负压的大小随呼吸周期的变化而改变,吸气时肺扩张,回缩力增强,胸内负压加大;呼气时肺缩小,回缩力减小,负压降低。一旦胸膜腔与外界相通造成开放性气胸,则胸内负压消失,肺脏被压缩,吸气困难。

本案例患者在学校打篮球时,突然出现撕裂样疼痛伴胸闷、剧烈咳嗽、呼吸困难,体格检查发现右肺呼吸音消失的临床症状,可初步判断该患者为自发性气胸,那么什么是自发性气胸呢?在正常情况下,随着呼吸进入肺内的气体,是无法进入胸膜腔的,当肺脏实质或脏层胸膜在无外源性或介入性因素影响(如胸外伤)以及无基础性肺疾病条件下,由于肺部表面的肺泡破裂,或者肺大疱在一定的诱因下出现破裂,空气便进入胸膜腔,导致胸腔中积满气体,这就是我们所说的"自发性气胸"。吸烟、剧烈运动、剧烈咳嗽、提重物、用力解大便、打喷嚏都可以造成肺大疱破裂,而出现气体进入胸膜腔造成肺部的压缩。年轻人自发性气胸,多见于高瘦扁平胸青年男性,病因是肺尖处供血不良以及发育不良,当咳嗽或者猛然用力时,会导致肺大疱突然破裂,从而形成自发性气胸。本病的首发症状是胸痛、活动后气促和胸闷,可同时伴随刺激性咳嗽症状,合并血气胸的患者还会出现血压低、心悸、四肢发凉等症状。

胸腔闭式引流广泛应用于气胸、血胸、脓胸及开胸术后。将引流管一端置入胸膜腔中,另一端接入比其位置更低的水封瓶,以便排出气体或液体,使肺组织重新扩张,恢复功能。

三、实验对象

家兔(体重 2.5 kg 左右,雌雄不拘)。

四、实验器材与试剂

1. 器材

哺乳类动物手术器械一套,兔手术台、兔毛盒、气管插管、止血钳、注射器(20 mL、5 mL、1 mL)、水检压计、50 cm 长的橡皮管一条。

2. 试剂

生理盐水,20%氨基甲酸乙酯。

五、实验步骤

1. 制造气胸模型

步骤如下。

(1)取家兔并耳缘静脉缓慢注入 20%氨基甲酸乙酯(5 mL/kg),待动物麻醉后仰卧固定于手术台上。

(2)剪兔毛(兔喉结与其下 1 cm 处剪毛)并放入兔毛盒中,再沿颈部正中切开皮肤,钝性分离皮下组织与肌肉层,直至暴露气管。

(3)气管插管:分离并游离出气管,同时引入细线,在喉头下 2 cm 处剪一个倒"T"字形切口并将气管插管插入。

(4)将注射器针头与水检压计连接。插入胸膜腔之前,需将针头尖部磨钝,并检查针孔是否通畅,连接处是否漏气。

(5)在右腋前线第4、5肋骨间,将针头垂直刺入胸膜腔内。当看到检压计内的红色水柱随呼吸运动而上下移动时,说明针头已进入胸膜腔内,应停止进针,并固定于这一位置(图2-1-33)。

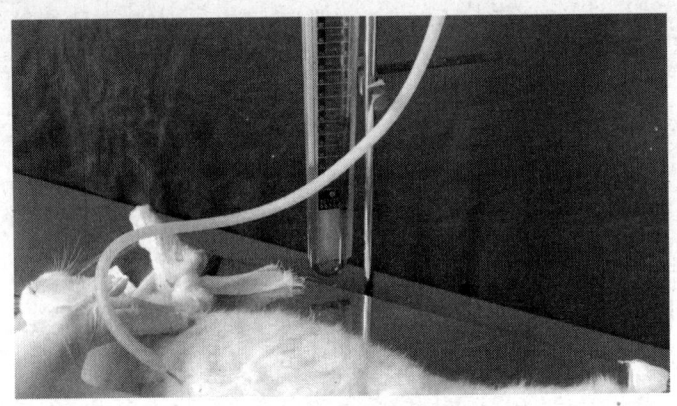

图 2-1-33　胸膜腔穿刺

2.观察项目

观察项目具体如下。

(1)观察吸气与呼气时检压计水柱移动的幅度,记下平静呼吸时胸内负压的数值,此时吸气与呼气均为负值。

(2)在气管插管的一个侧管上接一长约50 cm、内径为0.7 cm的橡皮管。夹闭另一侧管,使呼吸运动加强。观察呼气和吸气时检压计水柱之波动,记下其胸内负压之数值。

(3)剪开前胸皮肤,切断肋骨,打开右侧胸腔,造成人工开放性气胸,观察胸内负压变化。

六、实验注意事项

(1)穿刺时,针头斜面应朝向头侧,首先用较大的力量穿透皮肤,然后控制进针力量,用手指抵住胸壁,以防刺入过深。

(2)连接水检压计和针头的橡胶管一定要保持通畅。

(3)针头刺入胸膜腔动作要迅速,以免空气漏入胸膜腔过多。

(4)若穿刺较深而未见水柱波动,应转动一下针头,或变换角度,或拔出针头检查是否被堵塞。

(闫晓丽　付金芳)

家兔胸内负压的测定实验报告

姓名_____　　班级_____　　学号_____

实验室(组)_____　　日期_____　　室温_____

实验目的：

实验对象：

实验结果：

表 2-1-8　不同情况下胸膜腔内压变化记录表

胸膜腔内压的变化
平静呼吸时
深呼吸时
气胸时

结果分析和讨论：

实验结论：

实验成绩_____

教师签名_____　　日期_____

项目十四　大鼠胃酸的分泌及影响因素的观察

案例导学与分析

患者,女,23岁,大学生,经常因起床晚不吃早饭去上课,上腹部疼痛1年有余,时轻时重,吃多了胃胀,但只是偶尔的,并没有给自己造成太大的困扰,所以没有看医生。近10余天,剑突下和对应的后背痛,并伴有胃灼热的症状,饥饿时疼痛明显,饭后缓解,常常夜间痛醒,去医院就诊后被诊断为消化性溃疡,医生开出西咪替丁和甲硝唑,该同学联合服药1周后疼痛减轻。

分析:
1. 该女大学生消化性溃疡的原因是什么?
2. 西咪替丁的作用机制是什么?
3. 此案例中,该女大学生溃疡部位可能在哪里?

一、实验目的

(1) 掌握胃酸的功能及影响胃酸分泌的体液因素。
(2) 熟悉各种体液因素作用下胃酸pH值坐标轴的绘制方法。
(3) 熟练掌握大白鼠麻醉、食管插管的操作技能。
(4) 通过不同因素对胃酸分泌量影响的调节实验观察,加强对常用抑酸药药理作用的理解,认识到养成健康、规律饮食习惯的必要性。

二、实验原理与临床应用

盐酸是胃液的主要成分之一,由胃黏膜壁细胞分泌。胃酸的分泌受神经与体液调节。乙酰胆碱、组胺和促胃液素是三种能直接作用于壁细胞上的相应受体而刺激胃酸分泌的体内化学物质,其作用可被各自的受体阻断剂所阻断。

有些上班族和学生为了赶时间,会忽略吃早餐,早上起来胃处于排空的状态,长期这样做会让胃酸无法和食物结合,如果不及时进食,消化道黏膜就会被胃酸损伤,出现消化性溃疡。溃疡疼痛具有节律性,胃溃疡表现为进食—疼痛—缓解,而十二指肠溃疡则表现为疼痛—进食—缓解,且部分有夜间痛。本案例中女大学生饥饿时疼痛明显,饭后缓解,常常夜间痛醒,属于十二指肠溃疡的临床症状,所使用药物西咪替丁为一种H_2受体拮抗剂,有显著抑制胃酸分泌的作用,能明显抑制基础和夜间胃酸分泌,也能抑制由组胺、促胃液素、胰岛素和食物等刺激引起的胃酸分泌,并使其酸度降低,可用于治疗十二指肠溃疡、胃溃疡、上消化道出血等。

三、实验对象

大鼠(250 g 左右)。

四、实验器材与试剂

1. 器材

微量滴定管,pH 试纸,三角瓶,1 mL 和 10 mL 注射器,工作台灯,温度计,大鼠固定板、直径 2.0 mm、长 20 cm 的塑料管(食管套管),直径 4.0 mm、长 10 cm 的塑料管(幽门套管),直径 2.5 mm、长 2 cm 的塑料管(作气管套管用)。

2. 试剂

1%戊巴比妥钠、0.01 mol/L NaOH、卡巴胆碱、磷酸组胺、五肽促胃液素、阿托品、西咪替丁注射液、1%酚酞。

五、实验步骤

1. 实验准备

取体重 250 g 左右的健康雄性大白鼠,禁食 24 h,自由饮水。用 1%戊巴比妥钠(40~50 mg/kg)腹腔注射麻醉。仰卧固定在大鼠解剖台上,缚其四肢,剪去颈部、腹部的被毛。

在颈部正中切开皮肤 1.5~2.0 cm 左右,用止血钳分开颈部腺体和肌肉,暴露并剪开气管,做气管插管,吸净气管内分泌物。小心分离并暴露气管下的食管,注意勿伤及颈部的血管和神经,剪开食管,将食管插管由食管插入胃内(可事先量好由食管到胃的长度),避免粗暴操作,否则可能刺破食管或胃壁。以插管为中轴用线结扎食管。再由腹正中线剪开皮肤肌肉,打开腹腔,小心牵出十二指肠,特别注意勿伤及胃和十二指肠的神经和血管。在距胃幽门约 1.5 cm 处的十二指肠下方穿两条较结实的结扎线,靠空肠侧的线进行结扎,靠幽门侧的线做一松结。在两线之间剪开十二指肠,将幽门套管经十二指肠通过幽门,顺势插入胃内,迅速结扎固定,尽可能减少出血及对胃窦部的刺激,然后用指尖轻轻将胃夹起进行检查(切忌牵拉大小网膜),若胃内存有固体物时,必须将其取出。在鼠胃前部(胃底部)大弯侧进行切开,取出胃内固体物,用沾有温热生理盐水的棉签将胃内残渣小心地清除干净。缝合胃底切口。用注射器吸取 37 ℃生理盐水,通过食管套管缓缓注入胃内,轻轻按压胃部,检查流出是否通畅,流出液有无血迹残渣。若胃内没有固体物,灌注液流出通畅,胃切开步骤可略去,只需用生理盐水稍加冲洗即可。将胃幽门套管另端放置体外不动,用生理盐水润湿的棉花覆盖管周以防干燥。将温度计表面涂上一层液状石蜡,插入大鼠肛门内,以便随时观察大鼠体温。用工作台灯加温,使大鼠肛温保持在 37 ℃。

上述手术完成后,再肌肉注射 1%戊巴比妥钠 0.1~0.2 mL,开始收集胃液时不宜再补麻药(若用乌拉坦麻醉,则不用补充麻药)。解开大鼠一侧的上下肢,体位由仰卧位改为侧卧位,以便使胃液引流通畅。另一侧肢体的缚绳也应放松。

2.测定

手术完毕后,使动物稳定半小时。用注射器将 10 mL 37 ℃的生理盐水通过食管套管缓缓注入胃内,每 10 min 一次。同时用三角瓶收集幽门管流出的液体,每 10 min 为 1 个胃液样品。在每个样品中加 1~2 滴酚酞,用 0.01 mol/L NaOH 溶液滴定至刚好变色,将中和胃酸所用去的 NaOH 量(L)×NaOH 摩尔浓度,即为每 10 min 胃酸排出量,换算成微摩尔(μmol)/10 min 来表示。

3.观察项目

观察项目如下。

(1)基础胃酸的分泌:收集 3 个以上胃液样品进行滴定,待连续 3 个样品数值接近后再进行以下各项实验。

(2)组胺对胃液分泌的作用:皮下注射磷酸组胺(1 mg/kg 体重),再连续收集 6~8 个样品,测定其胃酸排出量。

(3)西咪替丁对组胺泌酸作用的影响:肌肉注射西咪替丁(250 mg/kg 体重),收集 3 个样品后,再皮下注射磷酸组胺(1 mg/kg 体重),连续收集 6~8 个样品,测定每个样品中的胃酸排出量。

(4)五肽促胃液素的泌酸作用:在收集对照样品后,皮下注射五肽促胃液素(100 μg/kg 体重),再连续收集 6~8 个样品,测定其胃酸排出量。

(5)卡巴胆碱的泌酸作用:收集对照样品后,肌肉注射卡巴胆碱(10 μg/kg 体重),连续收集 6~8 个样品,测定其胃酸排出量。

(6)阿托品对卡巴胆碱泌酸作用的影响:皮下注射阿托品(1 mg),收集 3 个样品后,再肌肉注射卡巴胆碱(10 μg/kg 体重),连续收集 6~8 个样品,测其胃酸排出量。

4.结果处理

测定每个样品中的 pH 值,将结果绘制成坐标图。

六、实验注意事项

(1)手术过程要轻柔细致,避免操作粗暴,尽量减少损伤和出血,这是成功的关键。

(2)滴定时要慢,酚酞不可多加,也不可少加,滴定终点以流出液刚好变红,摇动不褪色持续 10 s 以上为准。每次滴定的颜色要一致。

(3)手术完毕后要使大鼠四肢放松,以免动物因疼痛挣扎而影响实验结果。

七、思考题

(1)正常机体刺激胃酸分泌的化学因素有哪些,以何种方式发挥作用?

(2)切断大鼠的迷走神经后实验结果会发生什么样的变化?

(闫晓丽　许丽娜)

大鼠胃酸的分泌及影响因素的观察实验报告

姓名_____ 班级_____ 学号_____
实验室(组)_____ 日期_____ 室温_____
实验目的：

实验对象：

实验结果：

绘制胃液样本 pH 值坐标图

结果分析和讨论：

实验结论：

实验成绩_____
教师签名_____ 日期_____

项目十五　家兔胃肠道的运动及其平滑肌的生理特性

> **案例导学与分析**
>
> 患者，男，19岁。身体状况良好，疫情期间经常在家上网课，运动量少，近期没有食欲，饭后容易腹胀，吃面食觉得恶心，来医院就诊，医生问诊后开出西沙必利进行治疗，并叮嘱其以清淡易消化的饮食为主，忌食辛辣、生冷、油腻食品，回家后注意运动。服药一周左右该患者症状明显改善。
>
> 分析：
> 1. 西沙必利为临床上常用的促进胃动力药物，其作用机制是什么？
> 2. 胃肠道平滑肌有何特点？
> 3. 影响胃肠道运动的神经-体液因素有哪些？

一、实验目的

(1) 掌握神经、体液因素对胃肠道活动的影响。
(2) 熟悉胃肠平滑肌的一般生理特性。
(3) 了解哺乳类动物在体与离体胃肠手术操作技能。
(4) 通过在体与离体胃、肠运动实验观察，加强对机械性消化和常用促胃动力药作用机制的理解，认识到科学的运动有利于消化吸收。

二、实验原理与临床应用

西沙必利为促胃肠动力药，可加强并协调胃肠运动，防止食物滞留与反流，其作用机制为选择性地促进肠肌层神经丛节后处乙酰胆碱的释放(在时间上和数量上)，从而增强胃肠的运动，但不影响黏膜下神经丛，因此不改变黏膜的分泌。

在神经调节中，消化道内的副交感节后纤维主要为胆碱能纤维，兴奋时释放乙酰胆碱，通过激活M受体，可使胃肠道运动增强，胃肠括约肌舒张。交感神经节后纤维末梢释放去甲肾上腺素，主要终止于壁内神经丛内的胆碱能神经元，抑制其兴奋性。少数交感节后纤维直接支配消化道平滑肌、血管平滑肌和消化道腺细胞。交感神经兴奋时，可引起消化道运动减弱。

消化道平滑肌的一般特性包括自动节律性，伸展性，对化学物质、温度改变、牵张刺激较为敏感等生理特性。离体小肠在适宜环境下仍可以保持其生理特性，因此可以模拟内环境改变对小肠平滑肌活动的影响。

三、实验对象

家兔(体重 2.5 kg 左右,雌雄不拘)。

四、实验器材与试剂

1. 器材

MedLab 生物信号采集处理系统、哺乳动物手术器械一套、刺激电极、保护电极麦氏浴槽或恒温浴槽、张力换能器、万能支架、氧气袋、螺旋夹、温度计、烧杯、20 mL 和 1 mL 注射器。

2. 试剂

台氏液(4 ℃和室温两种)、20%氨基甲酸乙酯、无钙台氏液、1 mol/L HCl、1∶10 000 乙酰胆碱、1∶10 000 肾上腺素。

五、实验步骤

1. 在体手术操作

操作步骤如下。

(1)麻醉、固定:将家兔以 20%氨基甲酸乙酯(5 mL/kg)耳缘静脉注射,麻醉后仰卧位固定于手术台上。

(2)气管插管:颈部正中切口,分离气管,在喉头下 2 cm 处剪一个倒"T"形切口并将气管插管插入。

(3)暴露胃肠:腹部正中切开腹壁(注意不要损伤腹腔内器官和血管),暴露胃和肠。

(4)分离神经:在膈下食管前方找出迷走神经前支,分离并穿线备用。

(5)观察项目并记录:①连接 MedLab 生物信号采集处理系统,观察正常情况下胃和小肠的运动,包括胃、小肠的紧张性、蠕动频率和小肠的分节运动频率。②将迷走神经套上保护电极,用适宜频率和强度连续刺激膈下迷走神经,观察胃、小肠运动的变化。若反应不甚明显,可增大刺激强度并反复刺激,直至反应明显。③直接在胃及小肠外表面滴数滴 1∶10 000 乙酰胆碱,观察胃肠运动的变化,待出现反应后,及时用生理盐水冲洗干净。④直接在胃及小肠外表面滴数滴 1∶10 000 肾上腺素,观察胃肠运动的变化,出现反应后立即用生理盐水冲洗干净。⑤用刺激电极直接置于胃和小肠的表面,以中等频率和强度刺激,观察其运动的变化。

2. 离体手术操作

操作步骤如下。

(1)离体肠管:在胃与十二指肠及其邻近部位剪 20~30 cm 长的肠段,用台氏液冲洗肠段中的内容物,然后剪成数小段(每段长为 2~3 cm),用棉线结扎肠段两端,置于 4~6 ℃

台氏液中备用。

(2)加热恒温浴槽:将台氏液加入恒温浴槽中心管内,加至浴槽高度的2/3处。外部容器中装入温水(略低于38 ℃),开启电源加热,浴槽温度就会自动控制在38 ℃左右。

(3)连接好仪器,选择适当的参数。

(4)放置标本,连接实验装置:将肠段一端结扎线连在中心浴槽内标本固定钩上,另一端结扎线连在张力换能器上,将浴槽充气管与充满氧气的氧气袋相连,此管经浴槽中侧管插入灌流浴槽底部,调节螺旋夹以控制气流量(以通气管的气泡一个个地逸出为宜)。

(5)启动电脑,进入本实验系统,调整参数。

(6)观察项目并记录:①自动节律收缩,在不施加刺激的情况下,观察记录其舒缩状况。注意节律、波形、幅度及紧张性(依据曲线的基线变化而定)。②启动恒温浴槽的电源开关,加热麦氏浴槽的台氏液的温度至38 ℃,观察收缩曲线的变化,将温度恒定在38 ℃,再作以下各项操作。③向灌流浴槽的台氏液中加1∶10 000乙酰胆碱溶液2滴,记录肠段的反应。在观察到明显效应后,立即放出含有乙酰胆碱的台氏液,再用38 ℃台氏液冲洗3次,使肠段活动恢复正常。④加入1∶10 000肾上腺素2滴,观察到明显效应后重复上述步骤③中的清洗操作。⑤加入1 mol/L NaOH 2滴,观察到明显效应后重复上述步骤③中的清洗操作。⑥加入1 mol/L HCl_2 2滴,观察到明显效应后重复上述步骤③中的清洗操作。⑦用无钙台氏液冲洗3次(至少冲洗3次,方能将组织中的钙洗尽),换上新鲜无钙台氏液,观察小肠自发性收缩的变化。

(7)填写结果记录单。

六、实验注意事项

(1)在体手术过程中,应给动物保温。可采用手术台加温、手术灯照射或温热生理盐水灌注腹腔等方法。

(2)在体手术过程中,每项刺激结束后稍待胃肠运动恢复至刺激前状态再进行下一项刺激。

(3)离体手术过程中,浴槽内温度应保持在38 ℃,不能过高或过低。加药以前,应先准备好更换用的38 ℃台氏液。每次实验效果明显后,立即更换浴槽内的台氏液,并冲洗3次,以免平滑肌出现不可逆反应。

(4)离体手术过程中,上述各药加入的量系参考数据,效果不明显可以补加,但切不可一次加药过多。

(5)离体手术过程中,供氧的气泡不可过大过急,以免悬线振动影响记录。

(闫晓丽 许丽娜)

家兔胃肠道的运动及其平滑肌的生理特性观察实验报告

姓名_____ 班级_____ 学号_____
实验室(组)_____ 日期_____ 室温_____

实验目的：

实验对象：

实验结果：

表 2-1-9　刺激因素对离体肠管运动的影响结果记录表

观察步骤	紧张性	收缩频率	收缩幅度
①室温台氏液			
②38 ℃台氏液			
③1∶10 000 乙酰胆碱			
④1∶10 000 肾上腺素			
⑤1 mol/L NaOH			
⑥1 mol/L HCl			
⑦38 ℃无钙台氏液			

结果分析和讨论：

实验结论：

实验成绩_____
教师签名_____ 日期_____

项目十六　人体体温测量

> **案例导学与分析**
>
> 患儿,女,5岁。因发热、咽痛2 d,伴惊厥半小时入院。查体:T 41.3 ℃,P 152次/分,R 36次/分;面红,口唇干燥,咽部充血,双侧扁桃体肿大、有脓苔,两肺呼吸音粗。
>
> 分析:
>
> 1.患儿体温升高的原因和机制是什么?
>
> 2.对该患儿应该采取怎样的治疗和护理措施?

一、实验目的

(1)掌握体温的概念和人体体温的正确测量方法,能正确读出体温计的读数。

(2)熟悉水银体温计的结构和工作原理。

(3)学会测量昼夜体温并能画出曲线,记录并描绘基础体温与月经周期的关系。

(4)培养初步判断发热的能力;培养就发热的发生机制和患者及其家属进行沟通的能力,帮助患者分析症状的产生原因并指导患者家属如何预防与照护。

二、实验原理与临床应用

案例中患儿表现为面红,口唇干燥,咽部充血,双侧扁桃体肿大、有脓苔,两肺呼吸音粗。查体:T 41.3 ℃,P 152次/分,R 36次/分;实验室检查:WBC 17.3×10^9/L,N 82%。诊断为化脓性扁桃体炎。入院后立即予物理降温,输液,抗生素治疗。3 h后大量出汗,体温开始下降,5 d后痊愈出院。病例中患儿T 41.3 ℃,WBC 17.3×10^9/L,证明存在化脓菌感染(致病菌主要是溶血性链球菌,其次葡萄球菌、肺炎双球菌)。化脓菌作为发热激活物使机体内生致热原细胞产生内生致热原,作用于体温调节中枢,使调定点上移,体温调节性升高,引起发热。

体温是指人体深部的平均温度。实际工作中通常测量腋窝、口腔或直肠的温度。人体的体温是相对恒定的,但有一定的生理差异。

发热是由于发热激活物作用于机体,进而导致内生致热原的产生并入脑作用于体温调节中枢,进而导致发热中枢介质的释放,继而引起调定点的改变,最终引起发热。

常见的发热激活物有来自体外的外致热原:细菌、病毒、真菌、螺旋体、疟原虫等;来自体内的如抗原抗体复合物、类固醇等。内生致热原来自体内的产EP细胞,主要有:白细胞介素-1、肿瘤坏死因子、干扰素、白细胞介素-6 等。EP 进入下丘脑视前区前部的体温调节中枢,促使正、负调节介质的产生。后者将调定点维持在较高水平,人的体温随之升高至该水平。

发热本身并不是疾病,而是一种症状。它实际上是体内抗感染的机制之一。发热在一定的条件下可能对人体产生良性的作用,如可以缩短疾病的发病时间、在一定程度上增强抗生素的效果、使感染较不具传染性等。

不明原因发热是一个世界性难题,几乎近 10% 的不明原因发热始终不能明确病因。不明原因发热医学上有准确的定义,其包含 3 个要点:①发热时间持续≥3 周;②体温多次>38.3 ℃;③经≥1 周完整的病史询问、体格检查和常规实验室检查后仍不能确诊。可见,虽然不明原因发热本身是症状诊断,不是疾病诊断,但诊断要求却十分严格。

发热本身可由多类疾病,如感染、肿瘤、自身免疫病和血液病等疾病引起,无法明确归类。过去这类患者通常由内科诊治,在大多数分科较细的医院则主要由呼吸内科接诊。目前很多医院开设了感染科,并将不明原因的发热归于感染科诊治,这种专科化管理是一种进步,在一定程度上可以提高诊治水平。

可见,对发热症状的正确分析至关重要,准确地了解发热原因是治疗疾病的关键。多方面进行科学分析与研究,更大范围地剖析发热症状,突破局限性思维,才能准确地查找出发热原因,从整体上提高医学诊疗水平。

三、实验对象

人体。

四、实验器材

水银体温计(腋表、口表、肛表)、电子体温计、体温记录表、乙醇棉球、消毒纱布。

五、实验步骤

1.认识体温计

体温计的种类分为水银体温计、电子体温计、红外线体温计等。水银体温计是一种传统的体温计,由玻璃制成,内有随体温不断升高的水银柱。水银体温计均由下端装有水银的玻璃球和标有刻度的真空玻璃毛细管两个部分组成。腋表的球部长而扁,口表的球部细而长,肛表的球部粗而短。玻璃球内的水银,受热后,水银膨胀通过一段微细管道进入有刻度的玻璃管中并沿毛细管上升。体温计的刻度为 35 ℃~42 ℃,每 1 ℃分为 10 个小格,相当于 0.5 ℃和 1 ℃的地方用粗长的线标示,在 37 ℃处为红色线条(图 2-1-34)。电子体温计是利用某些物质的物理参数,如电阻、电压、电流等,与环境温度之间存在的确定关系,将体温以数字的形式显示出来。红外线体温计是通过红外线来进行体温的测量。

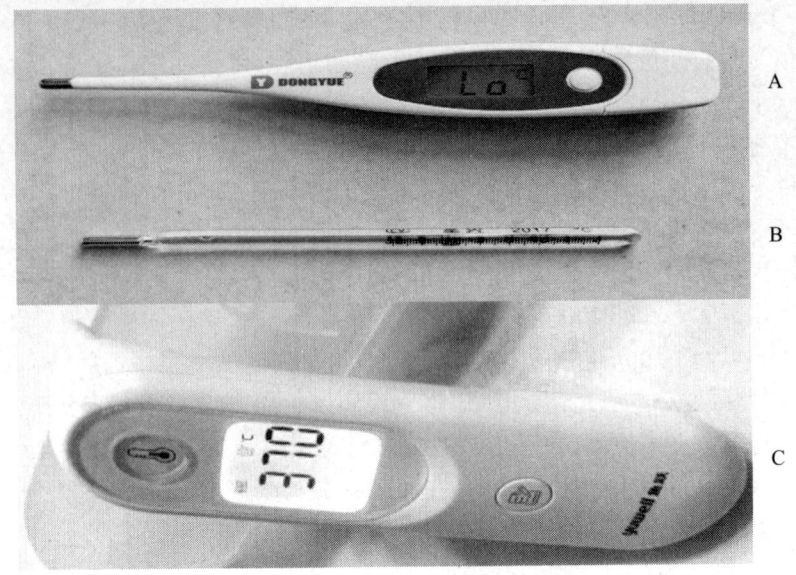

图 2-1-34 体温计种类
A 电子体温计(测肛温使用) B 水银体温计(腋表) C 电子耳温计(测耳温使用)

2.实验准备

在测试前,将浸泡于75%酒精中的体温计取出,擦拭干净,并将体温计甩至35 ℃以下,注意检查体温计是否完好无损。

3.测量体温

测量体温步骤如下。

(1)测量腋窝温度:受检者静坐数分钟,擦干腋下汗水,以保证腋窝干燥无汗,将体温计的水银端放于腋窝深处夹紧,上臂紧贴胸部,使之密闭,10 min 后取出读数、记录。

(2)测量口腔温度:受检者静坐数分钟,检查者将口表水银端斜放于受检者舌下,嘱其闭口用鼻呼吸,勿用牙咬体温计,5 min 后取出读数、记录。测量之前不能饮用冷水或热水。

4.测量注意事项

测量昼夜体温宜在休息日进行,从清晨零时到第二日的清晨零时,测量 24 h,1～2 h 测试一次。记录测试数值,并在体温记录表上绘出体温昼夜变化曲线。测试过程中不能进行剧烈的体力活动。基础体温测定每日清晨醒来时,不做任何活动,在床上测体温。测量过程中,应将失眠、月经期、疾病等情况同时记录。

附:临床应用知识

红外线耳温计使用方法及注意事项

使用方法:

(1)检测耳温仪的性能是否正常。

(2)每次测量前使用新的干净的探头帽。
(3)正确放置干净的探头帽,红外线耳温计自动开机。
(4)将探头柔和放入耳道,按下开始键。
(5)一声长蜂鸣音表示测量结束,记录读数。

注意事项:
(1)使用前避免耳朵潮湿,并保持耳朵干净。耳内无阻塞物及过多耳垢堆积才能测得准确温度。
(2)请不要在刚睡醒时测量耳温,因为被压住那一方的耳朵温度会比正常体温高。
(3)通常在左耳与右耳之间所测得的温度会稍微不同,因此建议以同一只耳朵来测量体温。
(4)正常量测读值约35.5~37.8 ℃,使用者平时应多量测体温,以便了解自己的正常体温,如有异常应注意身体变化或询问医生。

六、实验注意事项

(1)水银体温计示值准确、稳定性高,但测量时间较长,对急重病患者、老人、婴幼儿等使用不方便,可以选择电子体温计或红外线体温计。
(2)测量前检查体温计有无破损,电子体温计是否安装好电池。
(3)婴幼儿及昏迷、精神异常、口腔疾病等情况患者禁用口腔测量法,腹泻、直肠或肛门手术不宜用直肠测温法。
(4)发现体温与病情不相符合时,应在病床旁监测,必要时作对照复测。
(5)在体温记录表上绘制体温变化曲线,应连线所有温度,不能遗漏,否则导致无法较好显现曲线的变化规律,影响疾病诊断。

七、思考题

(1)体温的概念是什么?正常成人腋下温度和口腔温度、肛温范围分别是多少?
(2)哪些因素会影响体温高低?
(3)体温的生理变异有哪些?
(4)女性基础体温变化如何?
(5)测量腋窝温度时应该如何操作?测量时间不少于多长?

(付金芳)

人体体温测量实验报告

姓名＿＿＿＿＿＿＿＿　班级＿＿＿＿＿＿＿＿　学号＿＿＿＿＿＿＿＿
实验室(组)＿＿＿＿＿　日期＿＿＿＿＿＿＿＿　室温＿＿＿＿＿＿＿＿

实验目的：

实验对象：

实验结果：

表 2-1-10　体温记录表

序号	姓名	性别	年龄	腋窝温度(℃)
①				
②				
③				
④				
⑤				
⑥				
⑦				
⑧				

结果分析和讨论：
试列举几种常见热型并画出对应体温变化曲线。

实验结论：

实验成绩＿＿＿＿＿＿
教师签名＿＿＿＿＿＿　日期＿＿＿＿＿＿

项目十七　声音的传导途径

案例导学与分析

　　患儿,男,7岁,因阵发性腹痛半天,解黄稀便3次伴呕吐3次,到某中心医院门诊就诊,诊断为胃肠炎可能。一个月后因发现患儿听力差至某专科医院就诊,体格检查示左外耳通畅,鼓膜形态正常。诊断为神经性耳聋,至今无好转。

　　分析:

　　1.患儿为何会出现听力下降?

　　2.患儿听力下降是否因用药不当引起?

一、实验目的

(1)掌握声音的空气传导和骨传导的途径。

(2)熟悉比较声音的空气传导和骨传导的途径的特征。

(3)了解临床听力障碍鉴别的意义。

(4)熟练掌握气传导和骨传导的测量方法。

(5)通过声音传导测试实验观察,加强对听力障碍产生原因的理解,培养对药物性聋哑儿童的爱伤意识和同情心。

二、实验原理与临床应用

　　患儿,男,7岁,因阵发性腹痛半天,解黄稀便3次伴呕吐3次,到某中心医院门诊就诊,诊断为胃肠炎可能。予头孢他啶2 g/d静脉滴注及甲氧氯普胺(胃复安)、蒙脱石散剂(思密达)口服治疗2天。

　　2天后,患儿腹泻较前好转,转至某社区卫生服务中心继续治疗,予5%葡萄糖溶液+庆大霉素8万U+氯化钾0.25 g静脉滴注2天,蒙脱石散剂口服。

　　一个月后,因发现患儿听力差至某专科医院就诊,体格检查示左外耳通畅,鼓膜形态正常。诊断为神经性耳聋,至今无好转。庆大霉素属于氨基糖苷类抗生素,对前庭和耳蜗有损伤作用。患儿应用庆大霉素后出现听力差,诊断为神经性耳聋,原因是药物损害了内耳柯蒂器内、外毛细胞,导致其变性坏死并引起糖代谢和能量利用障碍,从而发生神经性耳聋。为了防止或减少耳毒性的发生,应用本类药物时应注意患者是否有耳鸣、眩晕等早期症状,并进行听力监测和根据肾功能情况调整用量。儿童、老年人、哺乳期妇女慎用。

声音传至内耳的途径有两个,声波经外耳道、鼓膜和听小骨链传入内耳,是声波传导的主要途径,称为空气传导(简称气导)。声波也可经颅骨、耳蜗壁传入内耳,称为骨传导(简称骨导)。由于中耳的增益放大作用,空气传导的效率远远大于骨传导,正常人主要以气传导传递声波,但当气传导发生故障时,骨传导的效应就会相应增强。在患有传音性耳聋时,病耳的骨传导大于气传导;若患感音性耳聋时,则气传导和骨传导均有不同程度的减退。

耳聋在临床上分为传导性耳聋、神经性耳聋和混合性耳聋。神经性耳聋是指由于各种原因导致的听力神经受损,主要表现为听力下降、耳鸣等,部分患者可伴有眩晕、恶心等症状。传导性耳聋是指外界声音传入耳内的过程中,因传音结构改变或功能障碍导致的耳聋。混合性耳聋是指传音和感音结构同时发生病变引起的听觉障碍。

神经性耳聋早期建议尽早应用药物治疗,症状较重者建议住院系统治疗。混合性耳聋如果有鼓膜穿孔或者听骨链改变的患者,建议保持外耳道清洁,必要时择期行鼓膜修补术或听骨链重建手术治疗。

三、实验对象

人体。

四、实验器材

音叉(频率为 256 Hz 或 512 Hz)、棉球、秒表、直尺、橡皮锤。

五、实验步骤

1. 比较同侧耳的空气传导和骨传导(林纳试验,简称 RT)

方法如下。

(1)室内保持安静,受试者取坐位。检查者敲响音叉后,立即将振动的音叉柄置于受试者一侧颞骨乳突部,此时受试者可以听到音叉振动的嗡嗡声,且音响随着时间的延续而逐渐减弱,以致听不到。一旦听不到声音时,检查者立即将音叉移至受试者外耳道口 1 cm 处,此时受试者又可重新听到声音。相反,如将振动的音叉先置于外耳道口处,待听不到声响时,再将音叉柄置于颞骨乳突部,受试者仍听不到声响。这说明正常人空气传导时间比骨传导的时间长,临床上称为林纳试验阳性。

(2)用棉球塞住同侧外耳道口(相当于空气传导途径障碍),重复上述试验,会出现空气传导时间等于或短于骨传导时间,称为林纳试验阴性。

2. 比较两耳的骨传导(韦伯试验,简称 WT)

试验方法如下。

(1)将敲响的音叉柄置于受试者前额正中发际处,比较两耳所听到的声音响度。正常人两耳感受到的声响度应是相等的。若不相等,说明什么问题?

(2)用棉球塞住一侧外耳道口,重复上述试验,两耳感受到的声音响度有何不同?

六、实验注意事项

(1)敲响音叉,不要用力过猛,可在手掌上敲击,切忌在坚硬物体上敲击。

(2)在操作过程中只能用手指持住音叉柄,避免叉臂与皮肤、毛发或其他任何物体接触。

(3)音叉放在外耳道口时,应使叉臂的振动方向对准外耳道口,并与之相距1~2 cm,注意叉枝勿触及耳郭或头发。

七、思考题

(1)声波通过哪些途径传入内耳?为何正常情况下气传导效果远高于骨传导?

(2)如何通过林纳试验和韦伯试验鉴别传导性耳聋和神经性耳聋?

(付金芳)

声音的传导途径实验报告

姓名_____ 班级_____ 学号_____
实验室(组)_____ 日期_____ 室温_____

实验目的：

实验对象：

实验结果：
林纳试验：

表 2-1-11 同侧耳气传导和骨传导对比结果记录表

	不塞耳	塞住耳
左耳		
右耳		

韦伯试验：

表 2-1-12 两耳骨传导对比结果记录表

	不塞耳	塞右耳	塞左耳
两耳感受音响度			

结果分析和讨论：

实验结论：

实验成绩_____
教师签名_____ 日期_____

项目十八　视野测定、视敏度的测定和盲点的测定

案例导学与分析

案例一：患儿，王某，男，5岁3月。以"眼睛痒感3天"为主诉就诊。足月顺产，父亲左眼近视435度，右眼502度，母亲视力正常。眼科检查视力：右眼0.6，左眼0.8，复方托吡卡胺扩瞳后右眼视力达1.0，外眼检查可见下睑结膜大量透明小滤泡，以眦部为著。

分析：

1. 该患儿患有近视吗？
2. 如何使用视力表测量视力？
3. 你会用所学知识对患者进行近视防治科普宣教吗？

案例二：患者，女，68岁，与邻居吵架后突然晕倒。意识恢复后，左侧上、下肢不能运动。查体：左侧上、下肢痉挛性瘫痪，伸舌舌尖偏向左侧；左侧鼻唇沟变浅，口角歪向右侧；包括面部在内的全身左侧感觉受损；视野检查发现左半边已完全不能视物，对光反射存在。

分析：

1. 该患者引起视野的左半边完全不能视物的发病基础是什么？
2. 如何用视野计、视野图纸记录得到视野图？

一、实验目的

(1) 掌握测定正常人的无色视野和有色视野的方法。
(2) 熟悉使用视力表测定视力的原理。
(3) 了解测定视野的意义；测定盲点位置和范围的方法。
(4) 熟悉视野计的使用方法、视力表测定视力的方法。
(5) 通过视野、视力和盲点的测定观察，加深对近视、视野缺损、色盲等产生原因的理解，指导患者或家属如何预防和照护，培养学生的爱伤意识和同情心。

二、实验原理与临床应用

(一) 视野测定

视野是当一侧眼球固定注视正前方一点时所能看到的空间范围。测定视野使用视野计,所测的视野用视野图纸记录后即得到视野图。测定视野可了解视网膜、视觉传导通路和视觉中枢的功能。正常人的视野,鼻侧与上侧较窄小,颞侧与下侧较宽阔。有色视野较无色视野小。在同一光亮条件下,白色视野最大,其次为黄蓝色,再次为红色,绿色最小。视束或外侧膝状体以后通路的损害,可产生一侧鼻侧与另一侧颞侧视野缺损,称为同向偏盲。案例二中 68 岁女患者从症状上看属于三偏征表现,病灶部位可能在右侧大脑内囊。该患者最有可能出现的是右眼鼻侧视野缺失,左眼颞侧视野缺失。如果该患者颅内出血量不大,并且没有累及中脑和动眼神经,病人神志清醒,双侧瞳孔等大正圆,则瞳孔对光反射可以存在。

(二) 视敏度的测定

视敏度(视力)指眼辨别物体上微细结构的能力,测定视敏度可了解眼球屈光系统和视网膜的功能。视敏度是以眼能看清文字或图形所需要的最小视角来表示的。一般规定,当视角为 1 分角时,能辨别两个可视点或看清细致形象的视力为正常视力。视力表就是根据视角的原理制定的。常用的"国际标准视力表"有 12 行。当我们在离视力表 5 m 的距离上观看该表的第 10 行时,该行的"E"字上下两横线(相距 1.5 mm)发出的光线在眼球恰好形成 1 分视角(a)。因此,在离表 5 m 处能辨认第 10 行即认为是正常视力,记为视力 1.0。

$$视力 = 1/a(5 \text{ m 处看清物体的视角})$$

五岁儿童的视力范围在 0.8~1.0 都属于正常范围。如果五岁孩子的视力不在这个范围之内,比如低于 0.5,就说明孩子的眼睛可能存在某些疾病,常见的包括屈光不正、弱视、先天性白内障等等。案例一中儿童右眼经过扩瞳验光后可达 1.0,说明其视力问题不大,但其父近视,应注意健康用眼,密切观察。下睑结膜大量透明小滤泡可能与其眼部痒感有关,需进一步治疗。

(三) 盲点的测定

视网膜的视神经乳头,由于没有感光细胞,故不能感光,称为生理盲点。某些视觉器官疾病,在视野中可出现异常的病理性盲点。根据物体成像的规律,从盲点的投射区域,可以计算出盲点的所在位置和范围。

三、实验对象

人体。

四、实验器材

视野计、各色(白、红、黄/蓝、绿)视标、视野图纸、铅笔;视力表、指示棒、遮眼板、米尺;白纸、黑色小视标、铅笔、米尺、遮眼板。

五、实验步骤

(一) 视野测定

1.视野计的构造

视野计的式样很多,常用的是弧形视野计(图2-1-35)。这是一个半圆弧形金属板,安在支架上,可绕水平轴作360°的旋转,旋转的角度可从分度盘上读出。圆弧外面有刻度,表示由该点射向视网膜周边的光线与视轴所夹的角度,视野界限就是以此角度来表示。在圆弧内面中央装有一面小镜作为目标物,其对面的支架上附有托颌架与眼眶托。

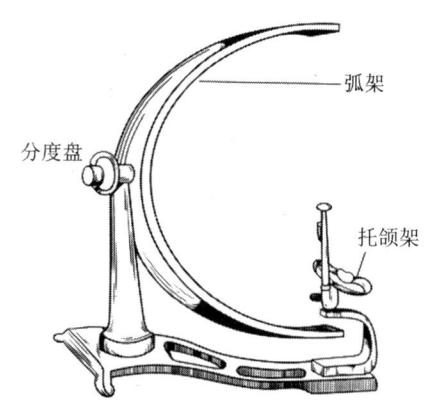

图2-1-35 视野计

2.视野测定方法

步骤如下。

(1)将视野计对着充足的光线放好,令受试者把下颌放在托颌架上,眼眶下缘靠在眼眶托上。调整托颌架的高度,使眼睛与弧架的中心点位于同一水平面上。先将弧架摆在水平位置,测试眼注视弧架的中心点,遮住另一眼。实验者首先选择白色视标,从周边向中央慢慢移动,随时询问受试者是否看见了视标。当受试者回答看见时,就将视标移回一些,然后再向前移动,重复试一次。待得出一致结果后,将受试者刚能看到视标时的视标所在点标在视野图纸的相应经纬度上。用同样方法测出对侧刚能看见的视标点,亦标在视野图纸的相应经纬度上。

(2)将弧架转动45°角,重复上一项操作。如此继续下去,分别测定0°、45°、90°、135°、180°、225°、270°、315°的视野范围,共操作8次,得出8个点。将视野图纸上测得的8个点依次连成光滑的封闭曲线,就得出白色视野范围。

(3)按照相同的操作方法,测出红、黄、绿各色视觉的视野,分别用红、黄、绿三色在视野图纸上标出。

(4)依同样方法,测定另一眼的视野。

(5)在视野图纸上记下测定所得的眼与注视点间距离和视标的直径。通常前者为33 cm,后者为3 mm。

(二) 视敏度的测定

(1)将视力表挂在光线充足而均匀的墙上,其高度与受试者头部平齐。受试者或站或坐在视力表前5 m处。

(2)令受试者先用遮光板遮住左眼,主试者用指示棒从表的第1行开始,依次指向各行,让受试者说出各行符号缺口的方向,直到受试者完全不能辨认为止,此时即可从视力表上直接读出其视力值。用同样方法测定左眼视力。

(3)如受试者对最上一行符号(表上视力值0.1)无法辨认,则需令受试者向前移动,直至能辨清最上一行为止。测量受试者与视力表的距离,再按下列公式推算出其视力:

$$受试者视力 = 0.1 \times (受试者距视力表距离 \text{ m}/5 \text{ m})$$

(三) 盲点的测定

1.测定盲点投射区域

将白纸固定在墙上,与受试者头部等高。受试者立于纸前50 cm处,在纸上与眼相平处划一"+"字。受试者用遮眼板遮住一眼,受试眼始终注视"+"字记号。检查者将小视标由"+"字记号沿水平线慢慢地向外侧(受试眼的颞侧视野)移动。当受试者刚刚看不到视标时,记下视标所在的位置;继续将目标物慢慢向外移动,当它刚又被看见时,再记下它的位置。由所记下的两个记号的中点起,沿着多个方向移动视标,找出并记下视标看不见和看见的交界点。将各点依次连接起来,形成一个大致呈圆形的圈,此圈所包括的区域,即称盲点投射区域。

2.计算盲点的直径

根据相似三角形各对应边成正比的定理,根据盲点投射区直径,可计算出视网膜上盲点的实际直径(图2-1-36)。

$$盲点直径 = 盲点投射区域直径 \text{ mm} (像距 \text{ mm}/物距 \text{ mm})$$

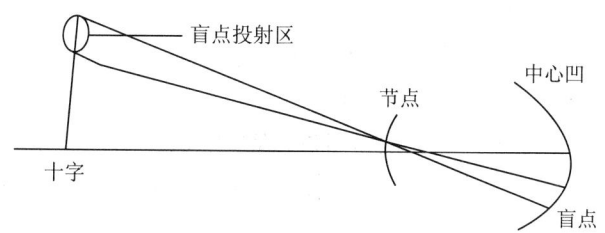

图 2-1-36　盲点直径计算原理图

六、实验注意事项

(1) 在视野测定的过程中,受试者始终注视弧架中心点,眼球不能随意转动,只能用"余光"观察视标。要避免受试者头位不正影响测试结果的准确性。测试时,色标移动速度要慢。

(2) 在视敏度测定过程中,受试者的距离应准确,视力表处的光线要符合要求。

(3) 在测试过程中受试者如感到眼睛疲劳可略做休息,避免出现由于眼疲劳所造成的误差。

七、思考题

(1) 各色视野为何不同？

(2) 分析视觉传导通路各阶段损伤对视野的影响。

(3) 影响视力的因素有哪些？

(4) 实验证明两眼都存在盲点,为什么我们平时感觉不到盲点的存在？

(付金芳)

视野测定、视敏度的测定和盲点的测定实验报告

姓名_____ 班级_____ 学号_____
实验室(组)_____ 日期_____ 室温_____

实验目的：

实验对象：

实验结果：

表 2-1-13　视敏度检查结果记录表

序号	姓名	性别	年龄	视力	
				左眼	右眼
①					
②					
③					
④					
⑤					
⑥					
⑦					
⑧					

结果分析和讨论：

实验结论：

实验成绩_____
教师签名_____ 日期_____

项目十九　去大脑僵直

案例导学与分析

患者,男,58岁,突发昏迷4 h入院。查体:BP 22.7/12 kPa,浅昏迷。双眼向下凝视,双瞳孔直径约2.0 mm,对光反射弱。眼底:乳头边清,动脉细,网膜无出血。头后仰、颈强(+),四肢僵硬伸直、上臂内旋、手指屈曲。肌力0级,双下肢肌张力高,强直,各腱反射弱,腹壁反射、提睾反射均未引出。双侧Babinski征(+),右侧典型,压眶检查强直状态。头部MRI检查,提示蝶鞍上囊肿。

分析:

1.去大脑僵直是如何发生的?
2.去大脑僵直有什么表现?

一、实验目的

(1)掌握去大脑僵直的概念、去大脑僵直主要临床表现。

(2)熟悉去大脑僵直的发生机制。

(3)了解脑干在姿势反射中的作用。

(4)熟练掌握家兔静脉注射技能,熟悉家兔脑部脑干离断操作。

(5)培养初步判断去大脑僵直的能力;培养就去大脑僵直发生机制和患者及其家属进行沟通的能力,从而帮助患者分析症状的产生原因并指导患者家属如何预防与照护。

二、实验原理与临床应用

患者头后仰、颈强(+),四肢僵硬伸直、上臂内旋、手指屈曲。肌力0级,双下肢肌张力高,强直,各腱反射弱,腹壁反射、提睾反射均未引出。主要是由于蝶鞍上囊肿压迫引起大脑皮层与皮层下结构失去联系,造成脑干抑制区和易化区之间的活动失衡,使抑制区的活动减弱,易化区的活动明显占优势,从而造成去大脑僵直。

去大脑僵直是抗重力肌(伸肌)紧张增强的表现。局部肌内注射麻醉剂或切断相应的脊髓后根,以消除肌梭的传入冲动,伸肌紧张性增强的现象便消失。这说明去大脑僵直是在脊髓牵张反射的基础上发展起来的,是一种过强的牵张反射。

中枢神经系统对伸肌的紧张度具有易化作用和抑制作用,通过两者的作用使骨骼肌保持适当的紧张度,以维持机体的正常姿势。若在中脑上、下丘之间离断动物的脑干,则抑制伸肌紧张的作用减弱而易化伸肌紧张的作用相对加强，动物将出现四肢伸直、头尾昂起、脊柱后挺的角弓反张现象。在临床，去大脑僵直是一种危重症，常由脑疝形成，压迫中脑导致或由肿瘤压迫所致。其同时伴有呼吸不规则，全身肌肉抽搐或肌束颤动、寒战及高热。

从去大脑僵直产生的机制分析，有 γ 僵直和 α 僵直两种类型。γ 僵直是指高位中枢的下行作用首先提高脊髓 γ 运动神经元的活动，使肌梭的敏感性提高，肌梭传入冲动增多，转而使 α 运动神经元兴奋，导致肌紧张增强而出现僵直，这种僵直称为 γ 僵直。僵直主要通过网状脊髓束实现，当刺激完整动物的网状结构易化区时，肌梭传入冲动增加。由于肌梭传入冲动的增加可反映梭内肌纤维的收缩加强，当易化区活动增强时，下行冲动首先改变 γ 运动神经元的活动。α 僵直是指高位中枢的下行作用也可直接或通过脊髓中间神经元间接使 α 运动神经元活动增强，引起肌紧张增强而出现僵直，这种僵直称为 α 僵直。发生 γ 僵直的动物，在切断后根消除相应节段僵直的基础上，若进一步切除小脑前叶蚓部，可使僵直再次出现，这种僵直就属于 α 僵直。因为此时如果已切断后根，γ 僵直已不可能发生。若进一步切断第八对脑神经，以消除从内耳半规管和前庭传到前庭核的冲动，则上述 α 僵直消失，可见 α 僵直主要是通过前庭脊髓束实现的。

三、实验对象

家兔 1 只（体重 2.5 kg 左右，雌雄不拘）。

四、实验器材与试剂

1. 器材

哺乳动物手术器械一套、骨钻、咬骨钳、竹刀、骨蜡或止血海绵、纱布、脱脂棉。

2. 试剂

20% 氨基甲酸乙酯溶液、生理盐水。

五、实验步骤

1. 动物麻醉与固定

助手固定家兔，用一只手固定家兔的身体，另一只手固定家兔的头部，防止家兔挣扎而导致静脉进针失败。麻醉者注射麻醉药物，先用手拔去耳缘静脉表面的毛发，然后用酒精棉球擦拭家兔耳缘静脉，用左手示指和中指夹住耳缘静脉近心端，阻断静脉回流，使耳缘静脉得到很好充盈，右手拿着注射器从家兔耳缘静脉远心端进针，确定针头进入耳缘静脉，左手拇指把注射器针头固定于耳朵边缘，右手推药（图 2-1-37），缓慢注入 20% 氨基甲酸乙酯溶液 5 mL/kg，待兔麻醉后，剪去颈部及头顶的被毛，然后将兔仰卧固定于手术台上。

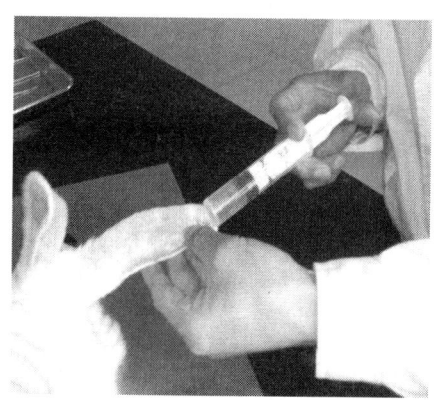

图 2-1-37　家兔耳缘静脉麻醉方法

2.头部手术

步骤如下。

(1)开颅法:切开颈部皮肤,分离肌肉,暴露并切开气管,插上Y形气管插管,找出两侧颈总动脉,穿线以备结扎。将兔转为俯卧位,把头固定于头架上。由两眉间至枕部将头皮纵行切开,用刀柄向两侧剥离肌肉与骨膜,在旁开矢状缝0.5 cm左右的颅顶处用骨钻开孔,再以小咬骨钳将创口扩大,暴露整个大脑上表面。扩创时,若颅骨出血可用骨蜡止血,特别是向对侧扩展时,要注意勿伤及矢状窦,以免大出血。用小缝合针在矢状窦的前与后各穿一线并结扎。剪开硬脑膜。结扎两侧颈总动脉。将动物的头托起,用竹刀从大脑半球后缘轻轻翻开枕叶,即可见到四叠体(上丘较大,下丘较小),在上、下丘之间略向前倾斜以竹刀向颅底横切,将脑干完全切断。

(2)不开颅法:兔麻醉后,剪除颅顶毛发,暴露颅顶头皮,在头顶部正中线切开头皮,暴露颅骨。在冠状缝中点至人字顶点之间画一连线(即矢状缝位置),将此线作三等分,在前2/3份与后1/3份的接点向左或右旁开约5 mm处即为穿刺点。用探针从此点向前下方刺入至颅底,并向两侧作较大范围拨动,将脑干离断,观察家兔的变化(图2-1-38)。

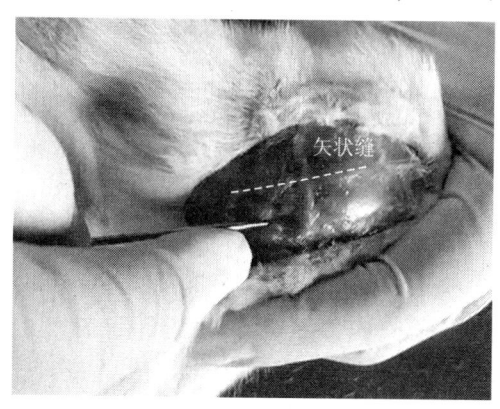

图 2-1-38　进针位置示意图

3.实验结果观察

几分钟后,可见兔的四肢伸直、头昂举、尾上翘、脊柱挺硬等伸肌过度紧张,呈角弓反张状态(图2-1-39)。

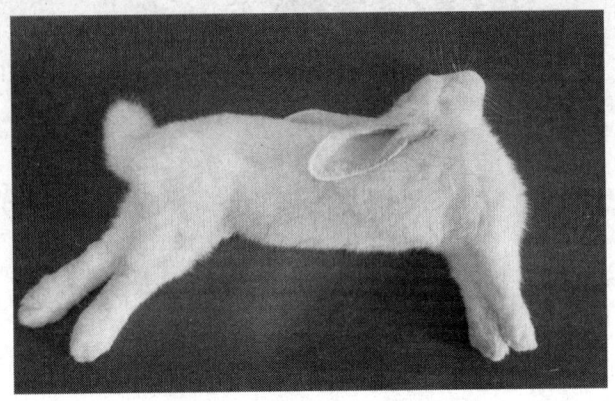

图2-1-39 兔去大脑僵直

六、实验注意事项

(1)麻醉不能过深或过快,麻醉过程中应注意家兔麻醉程度,随时观察家兔的角膜反射和痛觉反射,注意控制注射麻醉药物的量。

(2)切断脑干处的定位要准确,若切割部位太低,可损伤延髓呼吸中枢,引起呼吸停止,导致家兔死亡;反之,横切部位过高,则可能不出现去大脑僵直现象。

(3)在进行手术时,注意勿损伤矢状窦和横窦,避免大出血。

七、思考题

(1)去大脑僵直产生的机制是什么?

(2)何谓α僵直和γ僵直?去大脑僵直属于哪种僵直?为什么?

(付金芳)

去大脑僵直实验报告

姓名_____ 班级_____ 学号_____
实验室(组)_____ 日期_____ 室温_____

实验目的：

实验对象：

实验结果：

表 2-1-14　去大脑僵直前后家兔表现记录表

	四肢	头	尾	肌张力
实验前				
实验后				

结果分析和讨论：

实验结论：

实验成绩_____
教师签名_____ 日期_____

项目二十　小脑肌紧张调节作用的观察

案例导学与分析

张某,男,20岁,枕部外伤后2 h来院就诊。X线平片示枕骨骨折,行头颅CT检查显示小脑半球高低密度不均阴影。体格检查:检查共济失调,病人站立不稳,摇晃,步态不稳,为醉汉步态,行走时两腿远分,左右摇摆,双上肢屈曲前伸,如将跌倒之状,并足站立困难,不能用一只足站立。写字过大,言语缓慢,发音单调,眼球运动障碍。

分析:

1.小脑损伤的典型表现有哪些?

2.小脑损伤为什么会对运动、躯体平衡造成影响?

一、实验目的

(1)掌握小白鼠小脑损伤后对肌紧张和身体平衡等躯体活动的影响。

(2)熟悉小脑对躯体运动的调节功能。

(3)了解乙醚麻醉的方法及机制。

(4)熟练掌握小白鼠麻醉技能;熟悉小白鼠头部手术操作和破坏小脑部位的技能。

(5)培养初步判断小脑共济失调的能力;培养就小脑损伤后患者的表现与其家属进行沟通的能力,从而帮助患者分析症状的产生原因并指导患者家属如何预防与照护。

二、实验原理与临床应用

小脑不同部位损伤表现在以下两个方面。

(1)小脑蚓部损害:小脑蚓部与脊髓和前庭神经核有密切联系,管理躯干平衡功能,病变时出现躯干共济失调,即平衡障碍,表现为站立不稳、步幅加宽、左右摇摆、步态蹒跚。

(2)小脑半球损害:小脑半球的功能主要是确定运动的力量、方向和范围,一侧小脑半球病变时表现为同侧共济失调,即指鼻试验和跟膝胫试验失去稳准,辨距不良,轮替动作差(患者上肢旋前、旋后的动作,以及腕部伸屈的动作不能转换),肌张力减弱或消失。

小脑是中枢神经系统的一个重要调节中枢,主要功能是维持躯体平衡,调节肌张力及协调随意运动。正常的随意运动需要各组肌肉在力量、速度、幅度等方面的准确配合,这种配合依靠小脑进行协调。小脑是调节姿势和躯体运动的重要中枢,它接收来自运动器官、平衡器官和大脑皮质运动区的信息，发出传出信息，经丘脑至大脑皮质运动区，经红核、下橄榄核至小脑，或经红核、脑干网状结构到脊髓，组成复杂的反馈环路，对躯体运动作精细调节。

小脑损伤后发生躯体运动障碍，主要表现为身体平衡失调、肌张力增强或减退及共济失调，同时还会出现眩晕感，尤其是在发生体位变化的时候，会出现恶心、呕吐、眼球震颤的症状。

三、实验对象

小白鼠。

四、实验器材与试剂

1.器材

哺乳动物手术器械1套、小鼠解剖板、9号注射针头、棉花球、250 mL烧杯1个。

2.试剂

乙醚等。

五、实验步骤

1.麻醉

麻醉前要注意观察小白鼠的姿势、肌张力以及运动情况的表现。然后将小白鼠置于烧杯内，放入一块浸有乙醚的棉球使其浅麻醉，待其呼吸变为深慢且不再有随意活动时，将其取出，俯卧位缚于鼠板上(图2-1-40)。

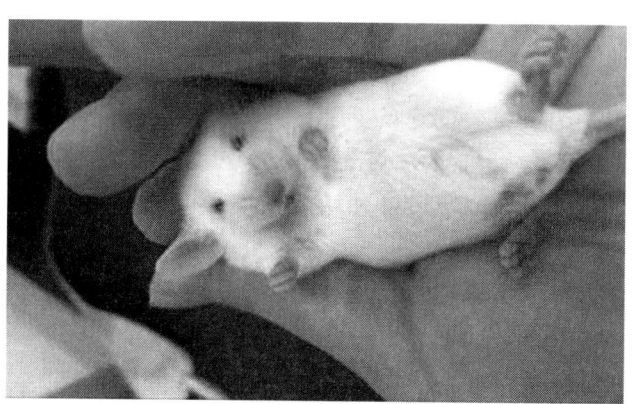

图2-1-40 乙醚麻醉的小鼠

2.手术及观察

用剪刀剪去头顶部的毛，然后沿正中线切开皮肤直达耳后部。用左手将头部固定，用刀背刮剥颈肌及骨膜，分离顶骨上的肌肉，充分暴露顶骨，透过颅骨可见到下面的小脑。

3. 浅破坏

仔细辨认小鼠颅骨的各骨缝（冠状缝、矢状缝、人字缝）（图 2-1-41），用针头垂直穿透一侧小脑上的顶间骨（图 2-1-42），注意，进针处为人字缝下 1 mm，矢状缝旁 2 mm，先进行浅破坏，进针深度约 2 mm，轻轻转动针尖，破坏其周围小脑组织，然后取出针头用棉球压迫止血。

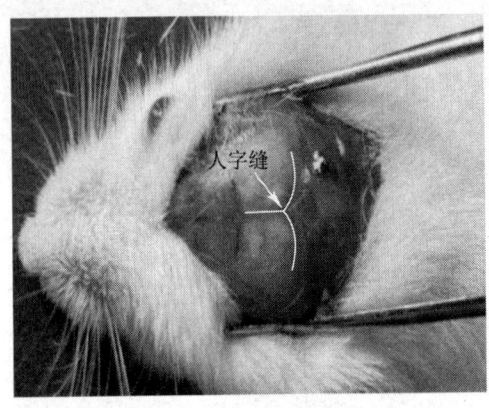

图 2-1-41　人字缝位置示意图

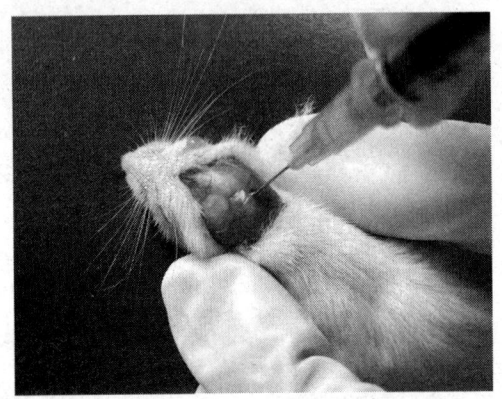

图 2-1-42　破坏小白鼠小脑位置示意图

4. 深破坏

将小鼠放在实验台上，待其清醒后观察其姿势、肢体肌肉紧张度的变化，行走时有无不平衡现象，是否向一侧旋转或翻滚，然后进行深破坏，进针深度约 3 mm，在小脑范围内前后左右搅动，以破坏该侧小脑。取出针头，用棉球压迫止血。观察方法及项目同前。

六、实验注意事项

（1）麻醉时要密切注意动物的呼吸变化，避免麻醉过深致动物死亡。

（2）手术过程中如动物苏醒挣扎，可随时用乙醚棉球追加麻醉。

（3）捣毁小脑时不可刺入过深，以免伤及中脑、延髓或对侧小脑。

七、思考题

（1）小脑分哪几部分？

（2）小脑的功能有哪些？

（付金芳）

小脑肌紧张调节作用的观察实验报告

姓名_____ 班级_____ 学号_____
实验室(组)_____ 日期_____ 室温_____

实验目的：

实验对象：

实验结果：

表 2-1-15 破坏小脑前后小鼠表现记录表

小鼠表现	肌张力	运动情况	姿势
实验前			
实验后			

结果分析和讨论：

实验结论：

实验成绩_____
教师签名_____ 日期_____

第二部分 病理生理学基础实验

项目一 大鼠实验性肺水肿

案例导学与分析

结束了一天忙碌的工作,墙上的钟表刚刚越过2点,刘老师突然醒过来,端坐喘息,不能平卧,剧烈咳嗽,咯大量粉红色泡沫样痰,急诊入院。

分析:

1. 为什么刘老师深夜出现端坐喘息?
2. 为什么他会咯出大量粉红色泡沫样痰?

一、实验目的

（1）掌握肺水肿的概念、肺水肿的发生机制和肺水肿对呼吸功能的影响。

（2）熟悉导致肺水肿的常见病因、肺水肿的病理改变。

（3）了解肾上腺素急性中毒性肺水肿模型复制方法、肺系数计算方法。

（4）熟练掌握大白鼠肌肉注射技能、大白鼠颈部手术操作和脏器标本获取技能、电子天平等器械使用技能。

（5）培养初步判断肺水肿的能力;培养就肺水肿发生机制和患者及其家属进行沟通的能力,从而帮助患者分析症状产生的原因并指导患者家属如何预防与照护。

二、实验原理与临床应用

13年前刘老师经医院检查诊断为"风湿性心脏病",15天前感冒后出现双下肢浮肿,腹部胀满,难以平卧和入睡。近几天来双下肢浮肿加重,伴咳嗽,稍动则心慌、气急。本次入院时端坐喘息状,精神淡漠萎靡,全身冷汗,口唇发绀;两肺中下部闻及大量水泡音;

胸片显示心界向两侧扩大;心率130次/分。该患者是全心衰导致急性肺水肿引起夜间阵发性呼吸困难入院。人体急性肺水肿发作时有端坐呼吸、呼吸困难、咳粉红色泡沫样痰等表现。其中端坐喘息的产生机制包括:①端坐是一种强迫体位,可使身体上部血液部分转移到腹腔脏器和下肢,以致回心血量减少,肺淤血减轻;②坐位使膈肌下降,胸腔容积增大,有利于呼吸,从而增加肺活量;③坐位时下肢水肿液吸收减少,使血容量降低,减轻肺淤血。夜间突然出现呼吸困难其产生机制包括:①卧位使静脉回心血量增加,肺淤血加重;②卧位时膈肌上抬,肺活量减小;③睡眠时迷走神经兴奋性增高,支气管口径缩小,气道阻力增大;④熟睡时中枢神经系统敏感性降低,当肺淤血水肿比较严重时,动脉血氧分压降到一定水平方能刺激呼吸中枢,使患者感到呼吸困难而惊醒。粉红色泡沫样痰的产生原因为肺静脉淤血导致肺毛细血管内压力升高,毛细血管壁通透性增大,血浆渗出到肺间质和肺泡腔,加之剧烈咳嗽导致微小血管破裂出血,血液与肺泡中气体搅拌成粉红色泡沫样物质后经呼吸道咯出。

用大剂量肾上腺素复制急性肺水肿动物模型是一经典实验。肾上腺素可以与心肌细胞膜上的 β_1 受体结合,提高心肌的兴奋性和自律性,提高心输出量,增加心肌耗氧量。但是剂量过大可在短时间内引起心律失常,发生室颤,急性左心衰竭而心输出量骤减,左心室舒张末期存留血量增加,影响肺静脉回流,引起肺淤血,导致肺水肿发生。肾上腺素亦可与血管平滑肌上的 α 受体结合,导致小动脉收缩,外周阻力升高,加重心脏后负荷。

三、实验对象

大白鼠(体重200~300 g,雌雄不拘)。

四、实验器材与试剂

1. 器材

听诊器、5 mL注射器、钟罩、帆布手套、电子天平、眼科镊、手术剪、眼科剪、大鼠解剖板、玻璃分针、丝线若干。

2. 试剂

0.1%肾上腺素注射液。

五、实验步骤

(1)取大白鼠2只,标记为实验鼠和对照鼠,准确称取其体重,两只鼠相差不超过5 g。观察大白鼠正常情况下的呼吸频率、深度,神志情况及皮肤黏膜颜色,肺部听诊(图2-2-1),记录体重、呼吸和心率。

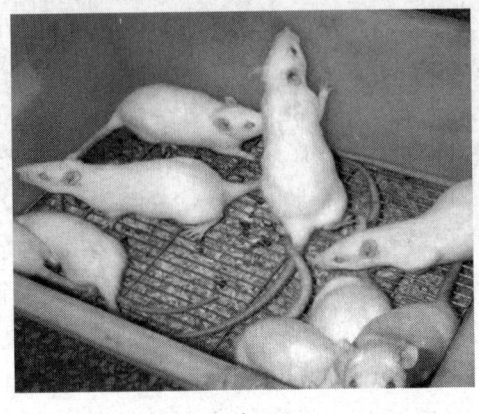
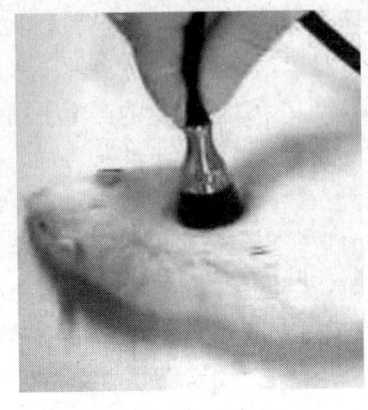

图 2-2-1 给药前观察
A 皮肤黏膜颜色观察 B 大鼠肺部进行听诊

(2) 实验组大鼠后肢肌肉注射 0.1% 肾上腺素 1 mL(图 2-2-2)后,将其放置在钟罩下观察变化,注意口鼻有无粉红色泡沫性液体流出(图 2-2-3),有无端坐呼吸(图 2-2-4),听诊肺部是否出现湿啰音。湿啰音形成机理是由于气体经过呼吸道时,如果呼吸道内有分泌物,如痰液、水肿液,会形成水泡,水泡破裂后产生。

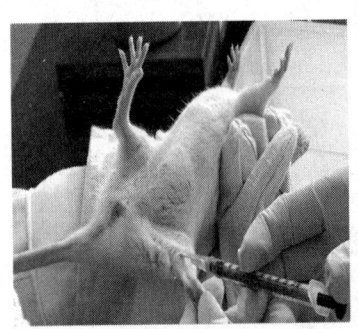
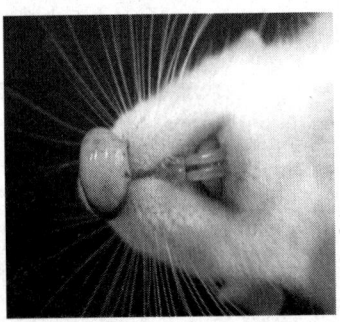
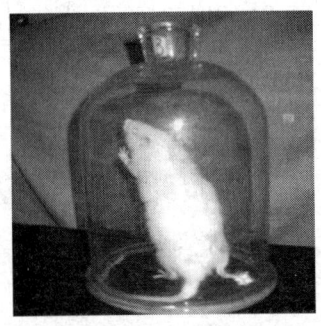

图 2-2-2 大鼠肌肉注射操作示范　　图 2-2-3 粉红色泡沫样痰　　图 2-2-4 端坐呼吸

(3) 实验组大鼠死亡后称取其体重,然后将其腹部向上固定在大鼠解剖板上,用手术剪在其胸部正中的皮肤从剑突直至大鼠颈部做一 5~6 cm 长切口。然后沿胸骨柄中线剪开胸廓,暴露胸腔。用玻璃分针分离中央气道,在气管分叉处结扎气管,在结扎处远端剪断气管后取出心肺,小心将心肺分离干净(注意不要损伤肺组织),清除其他结缔组织,擦去肺表面血迹后放置在电子天平上,剪去多余气管,准确称取肺重量。

(4) 肉眼观察肺大体的改变,切开肺,观察肺切面的改变,注意有无泡沫样液体流出。

(5) 实验组大鼠死亡后,脱颈椎处死对照组大鼠称取其体重后,相同方法取出对照组大鼠肺脏并准确称取其重量。

(6) 对比观察水肿肺和正常肺脏的区别(图 2-2-5),计算实验组和对照组大鼠肺系数。肺系数计算公式:肺系数=肺重量(g)/体重(kg)×100%,正常大鼠的肺系数为4~8。

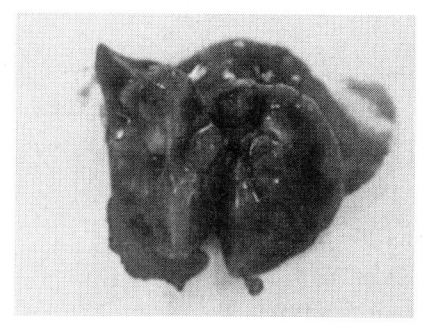
A

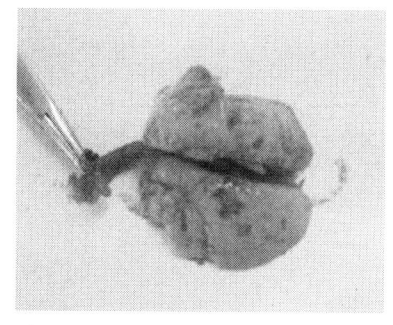
B

图 2-2-5　水肿肺与正常肺的大体观

A 水肿肺　B 正常肺

六、实验注意事项

(1)动物应有良好的健康状况,故实验前观察动物的一般健康状况,如发现松毛、衰弱、呼吸明显哮鸣音或肺部啰音者,应弃去不用。

(2)分离心肺时,首先应结扎气管,同时不要损伤肺表面和挤压肺组织,以防水肿液流出,影响肺系数的数值。

七、思考题

(1)水肿的发生过程中影响血管内外液体交换平衡的因素有哪些?
(2)实验组大鼠发生肺水肿后皮肤黏膜颜色如何改变?为什么?
(3)两组肺系数是否相同?为什么?
(4)除了左心衰竭外,肺水肿发生的常见原因还有哪些?

(付金芳　张秋莹)

大白鼠实验性肺水肿实验报告

姓名_____ 班级_____ 学号_____
实验室(组)_____ 日期_____ 室温_____

实验目的：

实验对象：

实验结果：

表 2-2-1 大白鼠急性肺水肿实验结果记录表

观察项目	实验组		对照组
	注药前	注药后	
皮肤黏膜颜色			
呼吸(次/分)			
心率(次/分)			
有无端坐呼吸			
有无粉红色泡沫液流出			
肺大体观			
肺切面观			
肺听诊			
体重			
肺重量			
肺系数			

结果分析和讨论：

实验结论：

实验成绩_____
教师签名_____ 日期_____

项目二　血管通透性改变在水肿发生中的作用

> **案例导学与分析**
>
> 患者,女,34岁,本地农民。患血栓闭塞性脉管炎3个月,由于右下肢肢体发凉进行热敷,在热敷理疗后出现右下肢水肿,尤其踝部水肿明显。
>
> 分析:
>
> 此患者为何种类型水肿? 为什么?

一、实验目的

(1) 掌握水肿的发生机制及水肿的类型。

(2) 熟悉因血管壁通透性增高引起水肿发生的机制。

(3) 了解血管壁通透性增高引起水肿的动物模型复制方法。

(4) 熟练掌握家兔静脉注射技能、家兔的固定方法。

(5) 培养初步判断水肿的能力;培养就水肿的发生机制和患者及其家属进行沟通的能力,从而帮助患者分析症状产生的原因并指导患者家属如何预防与照护。

二、实验原理与临床应用

患者,女,34岁,本地人,农民。患血栓闭塞性脉管炎3个月,由于右下肢肢体发凉进行热敷,在热敷理疗后出现右下肢水肿,尤其踝部水肿明显。体格检查发现右侧内踝部及胫骨前方内侧按压有凹陷,该现象系加温引起血管通透性增大,血管中血浆渗出所致。

因为温热使体表血管扩张,血流增加,引起毛细血管滤过压增加而发生水肿,经降温或复温后水肿自行消失。由于局部热疗加温毛细血管壁通透性增大,会有更多的血浆转化为组织液,造成局部组织液生成增多,组织间隙水分增加,导致水肿发生。

正常人体血管内的液体不断从毛细血管小动脉端滤出,到组织间隙成为组织液,另外组织液又不断地从毛细血管小静脉端回吸收入血管内。两者保持动态平衡,因而组织间隙无过多的液体积聚。保持平衡的主要影响因素有毛细血管内静水压、血浆胶体渗透压、组织间隙的静水压、组织液胶体渗透压。

当维持体液平衡的机制发生障碍,出现组织间液的生成大于回吸收时,则可以产生水肿。

临床上有许多因素可使微血管壁通透性增高,如炎症等,用组胺、温水刺激血管壁可使血管壁通透性增高引起水肿。水肿在医学上是指组织间隙过量液体的潴留,根据水肿的范围,可以分为局部水肿和全身水肿,根据严重程度分为轻度、中度和重度水肿。轻度多见眼睑、眶下软组织水肿,胫前、踝部皮下水肿,轻度凹陷性浮肿,体重增加不超过5%。中度水肿指的是全身可见明显的水肿,或者深部组织有明显的水肿,平复较缓慢。重度水肿指的是皮肤张紧发亮,可以见液体渗出,体表可以伴有胸腔、腹腔、鞘膜腔积液等。

三、实验对象

健康家兔一只。

四、实验器械和试剂

1. 器械

兔固定台,1 mL、5 mL注射器,针头,烧杯,温度计,钟表,剪刀。

2. 试剂

生理盐水,0.1%组胺溶液,1%锥兰溶液。

五、实验步骤

(1) 取正常健康家兔一只,称重后仰卧固定在兔台上,并剪去腹部被毛。在腹部左侧皮内注射0.1%组胺,右侧皮内注射生理盐水。

(2) 将兔左耳外1/2浸入60 ℃的热水中3 min。

(3) 在右耳缘静脉注入1%锥兰溶液(2 mL/kg)。

(4) 观察并计算注入锥兰溶液后腹部注射部位和烫伤兔耳部位出现着色所需时间以及着色所出现的深度。

(5) 观察烫伤耳是否比对侧耳肿胀、血管扩张更厉害。

六、注意事项

(1) 烫伤兔耳的水温控制要精确。

(2) 皮内注射时不要误注入皮下。

(3) 注射锥兰溶液后要密切观察。

七、思考题

(1) 组胺引起水肿的机理是什么?

(2) 烫伤为什么可引起水肿?

(付金芳)

血管通透性改变在水肿发生中的作用实验报告

姓名_____ 班级_____ 学号_____
实验室(组)_____ 日期_____ 室温_____

实验目的：

实验对象：

实验结果：

表 2-2-2　血管通透性改变家兔血管充盈度、皮肤颜色变化比较记录表

	烫伤耳部	腹部注射部
血管充盈程度		
皮肤色泽		

结果分析和讨论：

实验结论：

实验成绩_____
教师签名_____　日期_____

项目三　低张性缺氧

> **案例导学与分析**
>
> 刘某,男,和朋友一起去西藏旅游时出现胸闷、气短、呼吸困难、头疼、浑身酸痛等现象。
>
> 分析:
>
> 1. 分析判断游客出现上述症状是否由缺氧所致。
> 2. 说出判断的理由。
>
> 讨论思考与分析提示:
>
> 西藏为高海拔地区,大气压低,氧分压也低,易出现低张性缺氧。

一、实验目的

(1) 掌握低张性缺氧的概念、低张性缺氧的发生机制。

(2) 熟悉低张性缺氧时呼吸变化和皮肤、黏膜、血液及脏器颜色的变化。

(3) 了解低张性缺氧模型的复制方法。

(4) 熟练掌握小白鼠腹腔注射技能、小白鼠解剖手术操作和脏器标本获取技能、电子天平等器械使用技能。

(5) 培养初步判断缺氧的能力;培养就缺氧发生机制和患者及其家属进行沟通的能力,从而帮助患者分析症状产生的原因并指导患者家属进行预防与照护。

二、实验原理与临床应用

刘某,男,和朋友一起去西藏旅游时出现胸闷、气短、呼吸困难、头疼、浑身酸痛等现象,该表现属于低张性缺氧。入院后血气检查结果是:血氧容量为 200 mL/L、动脉血氧含量为 150 mL/L、动脉血氧分压为 6.7 kPa(50 mmHg)、动、静脉血氧含量差为 40 mL/L。当人体出现缺氧时会有胸闷、气短、呼吸困难、头疼、浑身酸痛等表现。少数人快速登上 3 000 m 以上高原后,1~4 天内可发生高原性肺水肿,表现为头痛、胸闷、咳嗽、呼吸困难、咳粉红色泡沫痰、皮肤黏膜发绀等,寒冷、劳累、肺部感染、过量吸烟饮酒、精神紧张等都可能诱发高原肺水肿。其发病机制可能与下列因素有关:①缺氧使外周血管收缩,回心血量增加和肺血流量增多,液体易外漏;②缺氧性肺动脉收缩可导致肺动脉高压、肺毛细血管内压增加,血浆、蛋白及红细胞容易漏出;③缺氧直接或间接导致肺泡-毛细血管壁通透性增加;④缺氧时肺泡上皮主动转运和清除肺泡内液体的能力发生障碍。以上原因共同引起肺水肿。

通过腹腔注射中枢兴奋剂尼可刹米(可拉明),通过兴奋呼吸中枢使呼吸加深加快,从而使机体耗氧量增加;腹腔注射中枢抑制剂氨基甲酸乙酯(乌拉坦),乌拉坦通过中枢抑制作用使呼吸减慢,从而使机体耗氧量减少。以存活时间为指标,观察动物对缺氧的耐受性。低张性缺氧主要特点是动脉血氧分压降低,使动脉血氧含量减少,使组织供氧不足,另动脉血氧分压降低,与组织氧分压差缩小,氧气向组织弥散速度和量减少,组织缺氧。

低张性缺氧最重要的代偿反应是肺通气量增加,其机制是当动脉血氧分压低于 8.0 kPa 时,可刺激颈动脉体和主动脉体的化学感受器,反射性地引起呼吸加深、加快,从而使肺泡通气量增加,肺泡气氧分压升高,动脉血氧分压也随之升高。胸廓呼吸运动的增强使胸内负压增大,还可促进静脉回流,增加心输出量和肺血流量,有利于氧的摄取和运输。

本实验中,呼吸中枢兴奋者,肺通气量增加,实验表明肺通气每增加 1 L,呼吸肌耗氧增加 0.5 mL,可能加剧机体氧的供求矛盾,机体更加不耐受,存活时间缩短;相反,呼吸中枢抑制,对缺氧耐受增强,存活时间延长。新生小鼠刚刚脱离子宫环境,在广口瓶中基本不运动,代谢率低,体表面积小,耗氧量是最少的,因此其存活时间最长。

三、实验对象

小白鼠 4 只(体重 20 g 左右的健康小白鼠),新生乳鼠 1 只。

四、实验器材与试剂

1.器材

125 mL 广口瓶(带有孔橡皮塞)4 个,"T""L"形玻璃管各 2 个,输液橡胶管(15~20 cm),1 mL 注射器(配针头)2 套,镊子 1 把,剪刀 1 把,白瓷点滴板 1 块。

2.试剂

10%氨基甲酸乙酯溶液、5%尼可刹米溶液、0.9%生理盐水。

五、实验步骤

(1)将广口瓶、"T""L"形玻璃管、橡胶管按图 2-2-6 连接。

(2)取 3 只小鼠,体重相差小于 1 g,观察各小鼠活动情况,呼吸运动情况,唇、口、尾巴及皮肤黏膜颜色的变化,称重、记号,标记 1 号、2 号、3 号,新生乳鼠 1 只。

(3)给 1 号小鼠腹腔注射 10%氨基甲酸乙酯溶液(0.1 mL/10 g)、给 2 号小鼠腹腔注射 5%尼可刹米(可拉明)溶液(0.1 mL/10 g)、给 3 号小鼠腹腔注射生理盐水(0.1 mL/10 g)

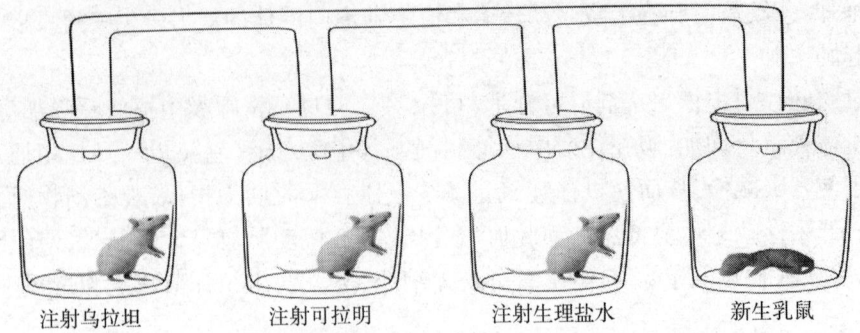

图 2-2-6 年龄、中枢功能状态不同对缺氧耐受性的影响

溶液(图2-2-7,图2-2-8),10 min 后,分别将3只小鼠放入3个容积相同的广口瓶内(125 mL),再取一只新生乳鼠放入广口瓶内(125 mL)。用胶塞蘸水后密封广口瓶(图2-2-6),并记录封口时间。

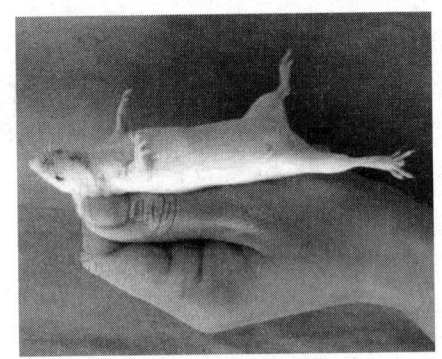

图 2-2-7 捉拿小鼠方法

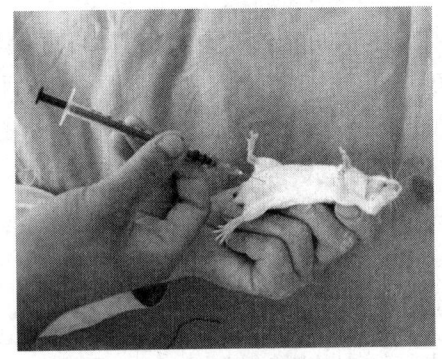

图 2-2-8 腹腔注射操作示范

(4) 观察各小鼠活动情况,呼吸运动情况,唇、口、尾巴及皮肤颜色的变化,并记录各小鼠的死亡时间。

(5) 待小鼠死亡后,将小鼠腹面向上固定于小鼠解剖板上,用无齿镊提起胸骨下方的皮肤,用剪刀剪一小口,然后沿胸骨中线向上剪开至颈部,用无齿镊提起剑突下方的肌肉,用剪刀剪一小口,然后沿胸骨中线向上剪开胸腔,暴露心脏,用无齿镊将心尖提起,再用无齿镊在心脏和肺之间夹紧出入心脏的血管,在靠近肺端将血管剪断,把心脏从胸腔取出(图2-2-9),放于白瓷点滴板中,血液从心脏流出,观察血液的颜色变化。沿胸腔切口向下沿腹白线剪开腹腔,暴露肝脏,用无齿镊小心提起肝叶,在肝脏下方用剪刀剪断肝静脉等结构。将小鼠肝脏从腹腔取出(图2-2-10),放于白瓷点滴板中,观察肝脏的颜色变化。

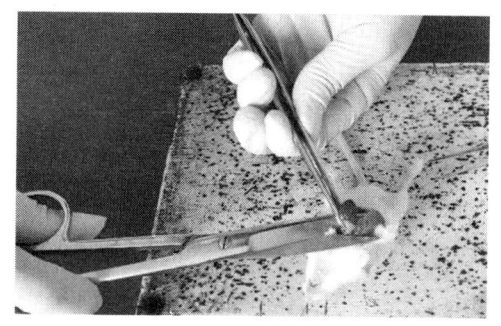
图 2-2-9　分离心脏操作示范

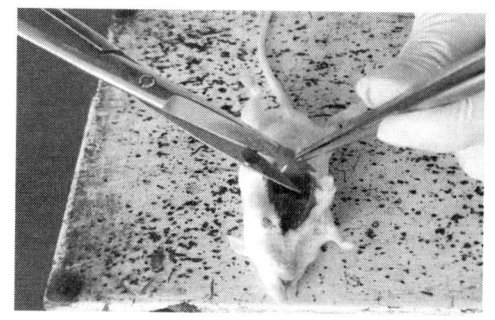
图 2-2-10　分离肝脏操作示范

（6）取正常小白鼠 1 只，拉断颈髓处死。解剖（方法同实验组小鼠）观察小鼠内脏和血液颜色变化，并取心腔内血和肝脏放于白瓷点滴板内观察血液和肝脏的颜色，并与缺氧小鼠进行比较（图 2-2-11）。

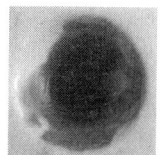
正常血色

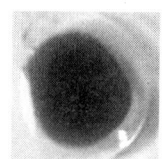
低张性缺氧血色

图 2-2-11　低张性缺氧小鼠血液与正常小鼠血液颜色对比

六、实验注意事项

（1）实验中为动物注射药物剂量要准确。
（2）实验用缺氧装置瓶塞必须密闭，必要时用石蜡（加热使其熔化）涂在瓶塞与瓶口连接处。
（3）每只动物取血的量必须一致。
（4）1 号、2 号、3 号小鼠要求体重相近（体重大小相差不能超过 1 g）。
（5）要求小鼠死亡后马上解剖，若时间过长，导致小鼠尸体僵硬，不易取血。
（6）要用正确的方法捉拿和固定小鼠，防止被小鼠咬伤。

七、思考题

（1）在低张性缺氧实验中，各小鼠中枢状态不同对缺氧耐受性有何影响？
（2）低张性缺氧小鼠皮肤黏膜、血液颜色如何改变？
（3）简述低张性缺氧的发生机制。

（付金芳）

低张性缺氧实验报告

姓名_____ 班级_____ 学号_____
实验室(组)_____ 日期_____ 室温_____

实验目的：

实验对象：

实验结果：

表 2-2-3　年龄及中枢神经功能状态不同对缺氧耐受性的影响

	10%乌拉坦	5%尼可刹米	0.9%生理盐水	新生乳鼠
呼吸变化				
活动变化				
皮肤黏膜颜色				
内脏血液颜色				
存活时间				

结果分析和讨论：

实验结论：

实验成绩_____
教师签名_____　日期_____

项目四　血液性缺氧

> **案例导学与分析**
>
> 患者,男,38岁,农民。于清晨4时为煤炉添煤时,昏倒在室内,4 h后才被发现,急诊入院。
>
> 分析:
>
> 1.是什么原因引起患者昏倒和神志不清的?
>
> 2.该患者最可能的诊断是什么?

一、实验目的

(1)掌握血液性缺氧时呼吸变化和皮肤、黏膜、血液颜色的变化。

(2)熟悉血液性缺氧的发生机制、血液性缺氧的临床表现。

(3)了解血液性缺氧的动物模型复制方法。

(4)熟练掌握小白鼠腹腔注射技能、小白鼠胸部手术操作和获取脏器标本的技能、电子天平等器械使用技能。

(5)培养针对患者症状进行初步判断血液性缺氧的能力;培养就血液性缺氧发生机制和患者及其家属进行沟通的能力,从而帮助患者分析症状产生的原因并指导患者家属进行预防与照护。

二、实验原理与临床应用

患者,男,38岁,农民。于清晨4时为煤炉添煤时,昏倒在室内,4 h后才被发现,急诊入院。患者既往体健,查体:体温37 ℃,呼吸24次/分,脉搏110次/分,血压100/70 mmHg,神志不清,口唇呈樱桃红色,其他未见异常。实验室检查:PaO_2 95 mmHg,Hb 150 g/L,CO_2 max 正常,HbCO 30%。入院后立即吸氧,不久苏醒。患者口唇出现樱桃红色改变说明发生一氧化碳中毒,其机制是一氧化碳进入体内与血红蛋白结合,形成大量碳氧血红蛋白,使口唇、皮肤、黏膜呈现樱桃红色改变。

在高浓度一氧化碳环境下,促使动物体内一氧化碳与血红蛋白结合,形成大量HbCO,从而失去携带氧的能力,导致血液性缺氧。此外,一氧化碳一旦与血红蛋白中的某个血红蛋白亚基结合,将会影响其他未被一氧化碳结合的血红蛋白亚基中结合的氧释出。因为一氧化碳与血红蛋白分子中某个血红蛋白亚基结合后,将使其余3个血红蛋白亚基对氧的亲和力增大,血红蛋白中已结合的氧释放减少,氧解离曲线左移。

腹腔注射过量亚硝酸盐,导致动物体内产生大量高铁血红蛋白,引起血液性缺氧。亚甲蓝是亚硝酸盐中毒的特效解毒剂,能还原高铁血红蛋白,恢复其正常运氧功能。高铁血红蛋白的三价铁因与羟基牢固结合而丧失携带氧的能力,加上血红蛋白分子的4个二价铁中有一部分被氧化为三价铁后还能使剩余的二价铁与氧的亲和力增高,解离出的氧减少,导致氧解离曲线左移,造成缺氧。血液性缺氧的血氧指标变化有两个,一个是血氧饱和度,另一个是血氧分压。血氧饱和度是指血液中与氧气结合的血红蛋白占全部人体血红蛋白的百分比,正常范围是95%以上,缺氧时,血氧饱和度就会低于95%,血氧饱和度越低,表示病人缺氧状态越严重。病人会出现呼吸困难、口唇发绀等表现。氧分压是指物理溶解在血液当中的氧气所产生的压力,正常范围是60~100 mmHg,低于60 mmHg就说明血液中氧气含量不足。

【附注】

美蓝(methylene blue)亦称亚甲蓝或甲烯蓝,为一种碱性染料。它的氧化型呈蓝色,还原型无色。美蓝的解毒机制是进入机体后,把6-磷酸葡萄糖脱氢过程中的氢离子经还原型辅酶Ⅱ(三磷酸吡啶腺苷)传递给美蓝,使之转变为白色美蓝。白色美蓝能迅速将高铁血红蛋白还原为正常血红蛋白,而白色美蓝本身又被氧化为蓝色美蓝,如此反复,所以在整个过程中美蓝起了传递氢的作用。美蓝本身为高铁血红蛋白形成剂,若用量过大时,大量美蓝进入机体,还原型辅酶Ⅱ不能很快使其全部还原为还原型美蓝,此时美蓝将起着氧化剂的作用,生成更多的高铁血红蛋白。因此,治疗高铁血红蛋白血症时,应采用小剂量美蓝。

三、实验对象

体重20 g左右的健康小白鼠4只。

四、实验器材与试剂

(一)一氧化碳中毒性缺氧

1.器械

一氧化碳气体发生器1套(图2-2-12),125 mL广口瓶(带有与气体发生器连接的橡皮管及橡皮塞)1个,镊子1把,剪刀1把,白瓷点滴板1块。

2.试剂

甲酸、浓硫酸。

(二)亚硝酸盐中毒性缺氧

1.器械

1 mL注射器(配针头)2套。

2.试剂

5%亚硝酸钠溶液,1%美蓝溶液。

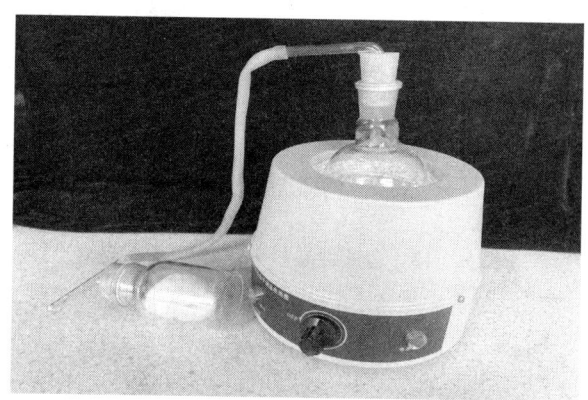

图2-2-12　一氧化碳气体发生器

五、实验步骤

1.一氧化碳中毒性缺氧

按以下步骤进行实验。

(1)取小白鼠1只,放入广口瓶中,观察其呼吸及皮肤、黏膜颜色后,盖上瓶盖,与气体发生器连接(图2-2-12)。

(2)取甲酸3 mL放入气体发生器的烧瓶中,然后取1 mL浓硫酸一滴一滴地滴入甲酸中,即产生一氧化碳:

$$HCOOH \xrightarrow[\triangle]{H_2SO_4} H_2O + CO \uparrow$$

为加速一氧化碳产生,可用电热套加热酸混合液,出现微泡即可。不可长时间沸腾,以免一氧化碳产生过快或伴有甲酸蒸发,加速动物死亡,从而使一氧化碳中毒的典型体征不明显。

(3)当动物出现呼吸不规则时,立即打开瓶塞,取出小白鼠放通风处,观察小白鼠皮肤、黏膜颜色变化。待动物恢复后,再依上述步骤放瓶内重复1次,直至小白鼠死亡。

(4)取出一氧化碳中毒死亡的小白鼠,观察皮肤、黏膜颜色(图2-2-13)。

(5)解剖观察,将小鼠腹面向上固定于小鼠解剖板上,用无齿镊提起胸骨下方的皮肤,用剪刀剪一小口,然后沿胸骨中线向上剪开胸腔,暴露心脏,用无齿镊将心尖提起,用无齿镊在心脏和肺之间夹紧出入心脏的血管,在靠近肺端将血管剪断,把心脏从胸腔取出,放于白瓷点滴板中,血液从心脏流出,观察血液的颜色变化(图2-2-14)。然后将小鼠肝脏从腹腔取出,放于白瓷点滴板中,观察内脏的颜色变化。

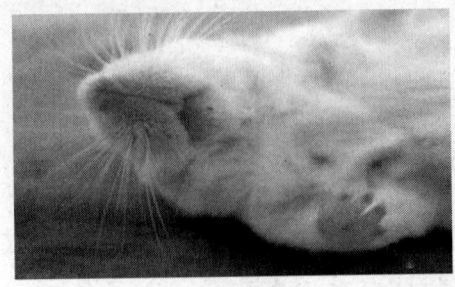
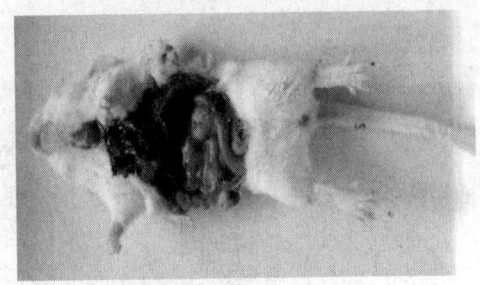

A 樱桃红色改变　　　　　　　　　　B 青石板色改变

图 2-2-13　血液性缺氧小鼠口唇、尾巴颜色

A 一氧化碳中毒　B 亚硝酸盐中毒

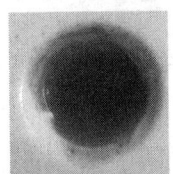 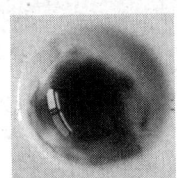 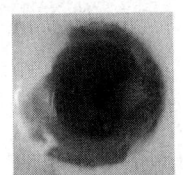

A 樱桃红色改变　　　B 暗褐色改变　　　C 鲜红色

图 2-2-14　血液性缺氧小鼠血液颜色

A 一氧化碳中毒　B 亚硝酸盐中毒　C 正常

2.亚硝酸盐中毒性缺氧

(1)取 2 只小白鼠,观察呼吸及口唇、皮肤颜色后,准确称取其体重,并标记为 1 号、2 号小鼠,分别同时给两只小鼠腹腔注射 5% 亚硝酸钠溶液 0.2 mL/10 g。

(2)观察小鼠的呼吸及口唇、皮肤颜色变化,待其活动减弱时,立即给 1 号小鼠腹腔注射 1% 美蓝溶液 0.3 mL/只,2 号小鼠腹腔注射生理盐水 0.3 mL/只。观察 2 只小鼠的不同变化,记录小鼠死亡时间。观察死亡小鼠口唇、皮肤颜色(图 2-2-13)。

(3)解剖观察,将小鼠腹面向上固定于小鼠解剖板上,用无齿镊提起胸骨下方的皮肤,用剪刀剪一小口,然后沿胸骨中线向上剪开胸腔,暴露心脏,用无齿镊将心尖提起,用无齿镊在心脏和肺之间夹紧出入心脏的血管,在靠近肺端将血管剪断,把心脏从胸腔取出,放于白瓷点滴板中,血液从心脏流出,观察血液的颜色变化(图 2-2-14)。然后将小鼠肝脏从腹腔取出,放于白瓷点滴板中,观察内脏的颜色变化。

六、实验注意事项

(1)实验中给动物注射药量要准确,腹腔注射选择左下腹腔,以免损害肝脏。

(2)实验用缺氧装置(图 2-2-12)的连接必须保持通畅,瓶塞必须密闭,必要时可加石蜡(加热使其熔化)涂在瓶塞与瓶口连接处。

(3)在制备一氧化碳时,试管内切勿先加硫酸,要先加甲酸再加硫酸,以防止出现意外。不可长时间加热,以免产生一氧化碳过多释放到室内,导致实验人员中毒。

七、思考题

(1)缺氧有几种类型?血液性缺氧的概念是什么?
(2)一氧化碳中毒后如何抢救?
(3)本实验中各种类型的缺氧其发生原因及机制是什么?
(4)简述一氧化碳中毒性缺氧的发生机制及主要表现。
(5)简述亚硝酸盐中毒性缺氧的发生机制及主要表现。

(付金芳)

血液性缺氧实验报告

姓名_____   班级_____   学号_____
实验室(组)_____   日期_____   室温_____

实验目的：

实验对象：

实验结果：

表 2-2-4 血液性缺氧小鼠皮肤黏膜、血液内脏颜色变化比较

	皮肤、黏膜	血液	内脏
正常小鼠			
一氧化碳中毒小鼠			
亚硝酸盐中毒小鼠			

结果分析和讨论：

实验结论：

实验成绩_____
教师签名_____   日期_____

项目五 氰化物中毒性缺氧

案例导学与分析

患者,李某,男,45岁。劳作中不慎吸入氰化物(HCN)导致中毒,昏倒在室内,被发现后急诊入院。

分析:
1. 是什么原因引起患者昏倒的?
2. 此患者是何种类型缺氧?为什么?

一、实验目的

(1)掌握组织性缺氧时呼吸变化和皮肤、黏膜、血液颜色的变化。

(2)熟悉组织性缺氧的发生机制及其临床表现。

(3)了解组织性缺氧的动物模型复制方法。

(4)熟练掌握小白鼠腹腔注射技能、小白鼠颈部手术操作和获取脏器标本的技能、电子天平等器械使用技能。

(5)培养就症状初步判断组织性缺氧的能力;培养就组织性缺氧发生机制和患者及其家属进行沟通的能力,从而帮助患者分析症状产生的原因并指导患者家属如何预防与照护。

二、实验原理与临床应用

患者,李某,男,45岁。劳作中不慎吸入氰化物(HCN)致中毒。入院后进行实验室检查,各血氧指标为:PaO_2 97 mmHg,PvO_2 60 mmHg,血氧容量 10.8 mL/dl,动脉血氧饱和度97%,动静脉血氧含量差 2.8 mL/dl。

患者入院后立即吸氧,不久苏醒。口唇出现鲜红色改变说明氰化物中毒,其机制是氰化物(HCN)迅速与氧化型细胞色素氧化酶的三价铁结合为氰化高铁细胞色素氧化酶,中断呼吸链,造成组织用氧障碍。

当腹腔注射氰化钾后,其释放出的 CN^-,造成组织细胞的呼吸链中断,引起组织性缺氧。血氧饱和度是指血红蛋白结合氧的百分数,这个指标最能反映组织缺氧状态。常用的血氧指标有:①氧分压,为溶解于血液中的氧所产生的张力,动脉血氧分压(PaO_2)正常约为 13.3 kPa(100 mmHg),取决于吸入气体的氧分压和肺的呼吸功能;②氧容量,为 100 mL 血液中的血红蛋白被氧充分饱和时的最大带氧量,正常值约为 20 mL/dl,其大小主要取决于 Hb 的质(与 O_2 结合的能力)与量;③氧含量,指 100 mL 血液实际的带氧量,包括 Hb 实际结合的氧和极小量溶解于血浆中的氧。

氰化物中毒是由氰化物通过消化道、呼吸道和皮肤进入人体引起的。生活中的氰化物中毒大多是由误食含有苦杏仁和杏的食物引起的。了解氰化物中毒的临床表现可以帮助我们更容易地了解这种疾病。氢氰酸中毒临床上可分为轻、中、重和闪电型。

(一) 闪电型中毒

吸入高浓度氢氰酸蒸气时,中毒者突然倒在地上,呼吸困难,强烈抽搐,眼球突出,瞳孔扩大,意识丧失,反射消失,肌肉麻痹,几分钟内呼吸和心跳停止。

(二) 重度中毒

中毒症状和体征发展迅速,典型的临床表现可分为四个阶段,但往往不易区分。

(1) 刺激期:中毒可闻苦杏仁味、舌尖麻木、口金属味、眼刺痛、流泪、流涎、喉咙灼烧、胸闷、呼吸、心悸、恶心、头痛、头晕、耳鸣、无力、焦虑、精神错乱甚至恐惧。

(2) 呼吸困难期:胸部压迫感、呼吸困难、心前疼痛、听力丧失、视力模糊、头痛剧烈、神志不清、步态不稳、心跳缓慢、血压略升高、皮肤黏膜鲜红。

(3) 惊厥期:意识丧失,无意识尖叫;全身阵发性、强直性痉挛,角弓反张,呼吸暂停,牙关紧闭,眼球突出,瞳孔扩大,角膜反射迟钝;痉挛间歇期,呼吸慢而深,或不规则,脉搏变慢,血压正常或升高,发绀。此期一般持续时间较短,很快进入麻痹期。

(4) 瘫痪期:全身肌肉松弛,反射消失,脉搏不规则,血压急剧下降,呼吸减弱,潮式呼吸,表皮血管收缩,体温下降,皮肤寒冷、苍白,尿失禁;呼吸停止后,心跳仍可持续 3~5 min。

(三) 中度中毒

患者只有上述刺激期和呼吸困难期的临床症状和体征。组织缺氧明显,皮肤黏膜呈鲜红色。临床表现持续时间较长,一般在 30~60 min 后逐渐消失,但疲劳、虚弱、头痛、步态不稳定、心前区不适和食欲缺乏等症状可持续 1~3 天。

(四) 轻度中毒

只有中枢和呼吸道刺激症状,如头痛、头晕、疲劳、不适、口腔金属味、眼睛轻微刺痛、流泪、鼻子和胸部发热、胸闷和呼吸紧迫感。离开染毒区或戴上防毒面具后,中毒症状迅速减轻或消失。

氰化物中毒时,血气变化明显,氧利用率降低,静脉血呈鲜红色。中毒早期,由于呼吸增强,通气过度,二氧化碳排出过多,血液中二氧化碳分压下降,导致呼吸性碱中毒。

三、实验对象

小白鼠(体重20 g左右的健康小白鼠)。

1.实验器械和试剂

(1)器械:白瓷盘1个、剪刀1把、滴管1个、1 mL注射器2套、针头2个。

(2)试剂:0.125%氰化钾溶液,10%硫代硫酸钠溶液。

2.实验步骤

按以下步骤进行。

(1)取小鼠两只,准确称取其体重并标记为1号、2号小鼠。观察其活动情况和皮肤、黏膜的颜色,记数呼吸次数,记数10 s后计算1 min呼吸频率。

(2)给1、2号小白鼠腹腔注射0.125%氰化钾0.1 mL/10 g,立即计时并观察呼吸频率、深度和一般状态的改变。

(3)待小鼠活动明显减弱时,迅速给1号小鼠腹腔注射10%硫代硫酸钠溶液20 mL/kg,2号小鼠腹腔注射生理盐水0.1 mL/10 g。观察两只小鼠的活动情况和皮肤、黏膜的颜色变化,观察1号小鼠活动是否恢复,观察2号小鼠死亡前的表现及皮肤黏膜的颜色。

(4)待2号小鼠死亡后,解剖观察,将小鼠腹面向上固定于小鼠解剖板上,用无齿镊提起胸骨下方的皮肤,用剪刀剪一小口,然后沿胸骨中线向上剪开胸腔,暴露心脏,用无齿镊将心尖提起,用无齿镊在心脏和肺之间夹紧出入心脏的血管,在靠近肺端将血管剪断,把心脏从胸腔取出,放于白瓷点滴板中,血液从心脏流出,观察血液的颜色变化。然后将小鼠肝脏从腹腔取出,放于白瓷点滴板中,观察内脏的颜色变化。解剖观察正常小鼠内脏颜色变化,并取心腔内血滴入白瓷点滴板内观察血液颜色变化。观察氰化物中毒小鼠与正常小鼠血液颜色的差异。

四、实验注意事项

(1)氰化钾为剧毒品,操作时要小心,避免漏洒,动物尸体集中处理。

(2)用过的物品要及时洗净。

五、思考题

(1)氰化钾中毒的小鼠血液颜色如何?为什么?

(2)氰化钾引起缺氧的机制是什么?

(付金芳)

氰化物中毒性缺氧实验报告

姓名_____ 班级_____ 学号_____
实验室（组）_____ 日期_____ 室温_____

实验目的：

实验对象：

实验结果：

表 2-2-5　组织性缺氧小鼠皮肤黏膜、血液内脏颜色变化比较

	皮肤、黏膜	血液	内脏
正常小鼠			
氰化钾中毒小鼠			

结果分析和讨论：

实验结论：

实验成绩_____
教师签名_____ 日期_____

项目六　家兔实验性高钾血症

案例导学与分析

患者,女,21岁,有糖尿病发作史4年,因昏迷入院。实验室检查:Cl^- 104 mmol/L,K^+ 5.7 mmol/L,Na^+ 134 mmol/L。

分析:

1. 该患者出现了哪种类型的酸碱平衡紊乱?机制是什么?
2. 血K^+浓度为何偏高?
3. 应采用哪些措施纠正该患者的水、电解质代谢障碍?

一、实验目的

(1)掌握高钾血症心电图的改变特征及其与血钾浓度的关系。

(2)熟悉运用所学理论知识设计高钾血症的抢救和治疗方案。

(3)了解高钾血症模型复制方法,观察高钾血症对心脏的毒性作用。

(4)熟练掌握家兔耳缘静脉注射技能;熟悉家兔心电图记录操作。

(5)培养针对患者症状进行高钾血症初步判断的能力;培养就高钾血症对机体的影响和患者及其家属进行沟通的能力,从而帮助患者分析症状产生的原因并指导患者家属如何预防与照护。

二、实验原理与临床应用

患者入院时 BP 12.3/9.3 kPa(92/70 mmHg),HR 122次/分,R 32次/分,幅度深。实验室检查:Cl^- 104 mmol/L,K^+ 5.7 mmol/L,Na^+ 134 mmol/L;静脉血 BUN 10.47 mmol/L(正常3.2~7 mmol/L),血浆酮体呈强阳性。入院后静脉输入胰岛素(8 μ/h)及补液,病情逐渐好转。患者出现高钾血症的主要原因是糖尿病患者的体内胰岛素减少,糖的利用需要细胞内高钾环境,糖尿病患者存在组织细胞利用糖障碍,从而导致K^+向细胞内转移减少,而细胞外的钾离子增多,出现高钾血症。

正常血钾水平维持在3.5~5.5 mmol/L,当血钾水平受各种致病因素影响而升高时,可对心肌细胞产生明显的毒性作用。高钾血症对身体的影响主要在于肌肉与心脏,可导致从腿部开始逐渐到躯干与四肢出现麻痹与肌肉无力。在心脏可导致心律失常,重度高钾甚至会造成心室颤动甚至停止跳动。治疗高钾血症需对因治疗,停用升高血钾的药物,控制钾的摄入或血液透析等。本实验通过家兔高钾血症模型的复制,观察高钾血症心电图变化的特征,并设计抢救和治疗方案。

轻度的高钾血症的心电图可出现基底窄而高尖的T波。随着高钾血症加重,PR间期延长,P波消失,QRS波群变宽,R波减低,S波渐深,ST段与T波融合。重症的高钾血症心电图可出现正弦波,QRS波群延长,T波高尖,进而出现心室颤动、心搏骤停。患者可表现为心源性休克,甚至猝死。

高钾血症的紧急处理,首先要控制引起高钾血症的原因,治疗原发病,一旦发现高钾血症,应该立即停止补钾,积极采取保护心脏的急救措施,对抗钾的毒性作用,促使钾向细胞内转移,排除体内过多的钾,降低血清钾的浓度。

急救措施主要包括静脉注射钙剂,即10%的葡萄糖酸钙10~20 mL,可重复使用,与钾有对抗作用,能够缓解钾对心肌的毒性作用,或者30~40 mL加入溶媒中,静脉滴注。

另外静脉注射5%的碳酸氢钠溶液60~100 mL。还可以用乳酸钠溶液,这种高渗碱性钠盐也可以扩充血容量,稀释血清钾浓度,使钾离子移入细胞内,纠正酸中毒,降低血清钾浓度,对抗钾的作用。

还可以应用高渗糖加胰岛素静脉滴注,当葡萄糖合成糖原时将钾转入细胞内。还可以注射阿托品,严重的高钾血症还可以进行透析治疗。

三、实验对象

家兔1只。

四、实验器材与试剂

1. 器械

计算机生物信号采集处理系统、心电电极输入线、兔手术台、哺乳类动物手术器械、三通管、双凹夹、铁支架、注射器(1 mL,5 mL,10 mL)、输液装置、小儿头皮针、血生化分析仪。

2. 试剂

20%乌拉坦,2%、5%、10%氯化钾生理盐水溶液,10%氯化钙溶液,5%碳酸氢钠溶液,葡萄糖-胰岛素溶液(50%葡萄糖4 mL加1单位胰岛素),生理盐水。

五、实验步骤

(一)称重、麻醉和固定

取家兔一只称重后,用20%乌拉坦(5 mL/kg)从耳缘静脉缓慢注射进行全身麻醉。注射时注意观察家兔肌张力、呼吸频率和角膜反射变化,待动物自然倒下,牵拉后肢感到松弛及阻力消失,提示麻醉成功。将动物仰卧固定在实验台上,并保持耳缘静脉通畅

(图 2-2-15)。

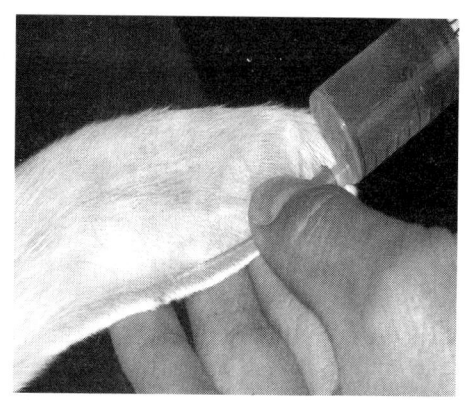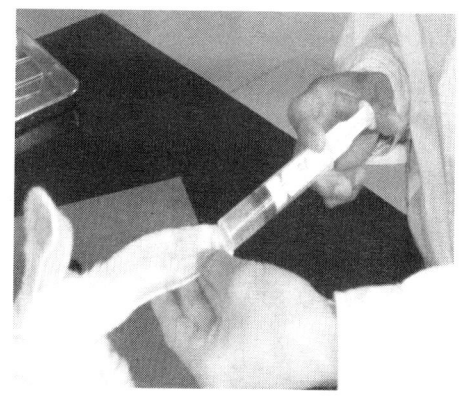

图 2-2-15　家兔的耳缘静脉注射方法

(二) 分离颈总动脉

按家兔颈总动脉分离法剥离血管,插入导管以备取血用。取动脉血 3 mL 测定实验前的血钾浓度。

(三) 心电图描记

(1) 将心电电极输入端插头插入计算机生物信号采集处理系统插口。

(2) 将针型电极分别插入动物四肢踝部皮下,心电导联线按右前支(红)、左前支(黄)、右后支(黑)、左后支(绿)的顺序连接。或变换心电输入线的三个端点,可以测出标准Ⅰ、Ⅱ、Ⅲ导联心电信号。

(3) 用头胸导联可描记出比普通导联更为高大清晰的心电图波形,方法是选择心电图的Ⅰ导联,将右前肢电极插在下颌部皮下,左前肢的电极插在胸壁,相当于心尖部位的皮下。这样高血钾的异常波形出现早而清楚。

(4) 开机启动计算机生物信号采集处理系统,设置心电图描记参数:低通滤波上限频率 40 Hz。在 MedLab 中依次选择"实验/常用生理学实验"→"心电图测量"。MedLab 放大器和采样参数设置如表 2-2-6 所示。

表 2-2-6　MedLab 采样参数设置表

采样参数	
显示方式	记录仪
采样间隔	2 ms
X 轴显示压缩比	5∶1
通道	通道 1

续表

采样参数	
DC/AC	AC
处理名称	心电
放大倍数	100~200
Y 轴压缩比	16∶1

(四) 观察项目

(1) 氯化钾注入:沿三通管装置从耳缘静脉持续输注 2%氯化钾溶液 1 mL/kg,根据实验需要及家兔反应情况调整输入速度,输注过程中记录并观察家兔心电图波形的变化规律。根据波形变化与实时血钾浓度可更换氯化钾溶液浓度。

(2) 实施抢救:持续输注 10%氯化钾溶液 2 mL/kg,一旦家兔心电图出现明显变化,立即停止输注氯化钾溶液,迅速注入事先已准备好的抢救药物(10%氯化钙溶液 2 mL/kg,或 5%碳酸氢钠溶液 5 mL/kg),直至家兔心电图波形恢复正常。

(3) 观察指标:精神状态(兴奋、躁动、昏迷、痉挛),呼吸频率、深度及节律,心电图变化。

六、实验注意事项

(1) 保持静脉管道的通畅。

(2) 心电干扰波的处理:若记录心电图出现干扰时,排除机器本身故障及肌电干扰,针形电极刺入对称部位的皮下;避免导线纵横交错,实验台上的液体要及时清除。保持动物固定台干燥,以保持良好的导电状态。

(3) 输注 10%氯化钾溶液时,应密切观察心电图波形的变化,防止血钾过高导致心搏骤停、动物死亡、实验不完整。

(4) 麻醉深浅要适度,过深易抑制呼吸,过浅致术中家兔挣扎,影响心电图描记。

七、思考题

(1) 高血钾对心脏的毒性作用及其机制是什么?

(2) 氯化钙和碳酸氢钠对抗高钾心脏毒性的原理是什么?

(3) 输注氯化钾溶液后心电图变化有何特征?它们是怎样产生的?

(4) 输入致死性氯化钾溶液后,心搏骤停在舒张期还是收缩期?为什么?

(5) 几种抢救高钾血症措施的病理生理学基础是什么?实际疗效如何?

(付金芳)

家兔实验性高钾血症实验报告

姓名＿＿＿＿＿＿＿＿ 班级＿＿＿＿＿＿＿＿ 学号＿＿＿＿＿＿＿＿
实验室(组)＿＿＿＿＿ 日期＿＿＿＿＿＿＿＿ 室温＿＿＿＿＿＿＿＿

实验目的：

实验对象：

实验结果：

表 2-2-7 家兔实验性高钾血症实验记录表

家兔表现	精神状态	呼吸频率	深度和节律	心电变化
实验前				
实验后				

结果分析和讨论：

实验结论：

实验成绩＿＿＿＿＿＿
教师签名＿＿＿＿＿＿ 日期＿＿＿＿＿＿

项目七 氨在肝性脑病发病中的作用

> **案例导学与分析**
>
> 关某,男,63 岁,患肝硬化 7 年。最近出现顽固性便秘,并且精神不振、烦躁不安、睡眠昼夜颠倒。
>
> 分析:
> 老关的"精神不振、烦躁不安、睡眠昼夜颠倒"是发生了什么问题?

一、实验目的

(1)掌握机体氨的代谢、血氨升高在肝性脑病中的作用机制。

(2)熟悉谷氨酸钠缓解氨中毒的作用,探讨其疗效的病理生理学机制。

(3)了解复制氨中毒动物模型、氨中毒对动物神经肌肉的影响。

(4)熟练掌握家兔耳缘静脉注射技能;熟悉皮下浸润麻醉技能和家兔腹部手术操作技能。

(5)培养针对患者症状进行肝性脑病初步判断的能力;培养就氨中毒发生机制和患者及其家属进行沟通的能力,从而帮助患者分析症状产生的原因和诱因并指导患者家属如何预防肝性脑病的发生。

二、实验原理与临床应用

此患者肝硬化 7 年。最近出现顽固性便秘,并且精神不振、烦躁不安、睡眠昼夜颠倒。其中顽固性便秘、精神不振、烦躁不安、睡眠昼夜颠倒的原因是血氨升高。其身体发生以下病理变化:①肝功能发生严重障碍,出现门脉血流受阻、肠黏膜淤血、肠蠕动减弱以及胆汁分泌减少等,导致消化吸收功能降低,引起肠道细菌活跃,释放尿素酶和氨基酸氧化酶增多,分解含氮物质产氨增多。②肝硬化晚期合并肾功能障碍,尿素排出减少,导致弥散入肠道的尿素增加,使肠道产氨增加。如果合并上消化道出血,肠道内蛋白质增多也会导致产氨增多。③肠道中氨的吸收率与肠道 pH 有密切关系,当肠道处于酸性环境时,氨产生减少;反之,肠道处于碱性环境时,氨吸收增多。④肝性脑病常有躁动不安、震颤等肌肉活动增强的表现,肌肉的腺苷酸分解代谢增强,使肌肉产氨增多。

急性肝功能不全时血氨升高是肝性脑病发生发展的主要原因之一;对实验动物行肝大部切除后可造成急性肝功能不全模型,再经消化道输入氯化铵,可引起血氨迅速升高,使动物出现震颤、抽搐和昏迷等肝性脑病的症状。观察出现相应症状所需氯化铵用量及时间,以此探讨氨在肝性脑病发病中的作用。

肝性脑病的发病机制有如下学说。

1.神经毒素学说

氨是促发肝性脑病的主要神经毒素。

(1)氨的形成与代谢:血氨主要来自肠道、肾脏和骨骼肌,胃肠道(主要是右半结肠)是氨进入血液循环的主要门户。正常人胃肠道每日可产氨 4 g,大部分是尿素经肠道细菌尿素酶分解产生,小部分由食物中的蛋白质被肠道细菌的氨基酸氧化酶分解产生。氨在肠道的吸收主要形式是非离子型氨(NH_3),NH_3 以弥散方式进入肠黏膜,其吸收率比离子型铵(NH_4^+)高得多。游离的 NH_3 有毒性,能透过血脑屏障;NH_4^+ 相对无毒,不能透过血脑屏障。NH_3 与 NH_4^+ 的相互转化受 pH 梯度的影响。当结肠内 pH>6 时,NH_3 大量弥散入血,而 pH<6 时,NH_3 则从血液转至肠腔,随粪便排泄。

机体清除氨有以下几个途径:①合成尿素,绝大部分来自肠道的氨在肝中经鸟氨酸代谢循环转变为尿素;②脑、肝、肾等组织在三磷酸腺苷(ATP)供能条件下,利用、消耗氨合成谷氨酸和谷氨酰胺;③肾脏是排泄氨的主要场所,除排出大量尿素外,也以 NH_4^+ 的形式排出大量氨;④当血氨过高时,可从肺呼出少量氨。

(2)血氨升高的原因:生成过多,代谢清除过少,分以下几种情况:①肝功能严重受损时,肝脏利用氨合成尿素的能力大大降低;②肝功能衰竭或门体分流存在时,由肠吸收的氨未经肝解毒作用而直接进入体循环;③多种原因影响氨进入脑组织的量和(或)脑组织对氨的敏感性改变。

(3)与氨中毒相关的因素有:①低钾性碱中毒,促使 NH_3 透过血脑屏障,产生毒性;②摄入过多的含氮食物、药物或上消化道出血,均可使肠内产氨增多;③低血容量与缺氧,可使血氨升高,降低脑细胞对氨的耐受性;④便秘,使含氨、胺类和其他毒性衍生物与结肠黏膜接触时间延长,从而增加了毒素吸收的机会;⑤感染,可使产氨增加,增加氨毒性作用;⑥低血糖,可使脑内去氨活动停滞,氨毒性增加。

(4)氨对中枢神经系统的毒性作用有:干扰脑的能量代谢,致使高能磷酸化合物浓度降低;其次使抑制性神经递质产生增多,兴奋性神经递质减少,也可以干扰神经细胞膜的兴奋传导与传递。

2.神经递质变化学说

大脑神经元表面 γ-氨基丁酸(gamma aminobutyric acid,GABA)受体与苯二氮卓(benzodiazepine,BZ)受体及巴比妥受体紧密相连,组成 GABA/BZ 复合物。复合物中任何一个受体被激活均可使神经传导被抑制。门体分流或肝衰竭时,γ-氨基丁酸灭活减少,通过血脑屏障进入脑组织,同时在氨的作用下 BZ 受体表达上调,抑制神经传导。

3.假性神经递质学说

食物中的芳香族氨基酸如酪氨酸、苯丙氨酸等,经肠道细菌脱羧酶的作用分别转变为酪胺和苯乙胺。肝衰竭时,肝脏清除酪胺和苯乙胺的能力降低,进入脑组织后的酪胺和苯乙胺转化成为羟苯乙醇胺和苯乙醇胺。后两者的化学结构与正常神经递质相似,但不能传递神经冲动或传递冲动的作用很弱,故称其为假性神经递质。当假性神经递质被脑细胞摄取并取代了突触中的正常递质,则神经传导发生障碍。

4.色氨酸学说

正常情况下,色氨酸与白蛋白结合后不易通过血脑屏障。肝病发生时由于白蛋白合成减少以及血浆中其他物质与白蛋白的竞争性结合,造成游离色氨酸增多。游离色氨酸可通过血脑屏障,在脑内代谢生成5-羟色胺(5-HT)及5-羟吲哚乙酸等抑制性神经递质。

治疗肝性脑病的措施如下:①控制诱发因素;②如果去除病因后患者出现电解质的紊乱,要根据电解质紊乱的情况做相应调整;③降血氨的治疗;④减少肠道氨的吸收,促进氨的排泄,可以使用乳果糖以及非吸收性的抗生素、肠道益生菌等。

三、实验对象

家兔1只。

四、实验器材与试剂

1.器材

兔手术台、哺乳类动物手术器械、注射器(5 mL,10 mL,50 mL)、塑料导管、手术缝合线。

2.试剂

1%普鲁卡因、复方氯化铵溶液(氯化铵25 g,碳酸氢钠15 g,以5%的葡萄糖溶液稀释至1 000 mL)、复方谷氨酸钠溶液(谷氨酸钠25 g,溶于5%的葡萄糖溶液1 000 mL中)、生理盐水。

五、实验步骤

(一)甲兔(实验组)

肝叶大部分切除+注射复方氯化铵溶液,步骤如下。

(1)取健康成年家兔一只,将家兔称重后仰卧固定于兔实验台上(图2-2-16),剪去上腹部正中被毛,用1%普鲁卡因作局部皮下浸润麻醉。

(2)从胸骨剑突下作长约6~8 cm的上腹正中切口,打开腹腔,暴露出肝脏,即可见位于右季肋区肝脏的边缘。术者左手示指和中指在镰状韧带两侧将肝脏往下压,右手持剪刀剪断肝与横膈之间的镰状韧带。然后下压、下拉肝脏,再将肝叶翻向上方,用手剥离肝胃韧带,使肝叶完全游离。辨明肝脏各叶,用粗线沿肝左外叶、左中叶、右中叶和方形叶之根部围绕一周并结扎,待上述肝叶变成暗褐色后用组织剪逐叶剪除(仅保留右外叶及尾状叶)。由于供应右外叶及尾状叶之门脉血管为独立分支,不会同时被结扎,因而得以保留,完成肝大部分切除术。

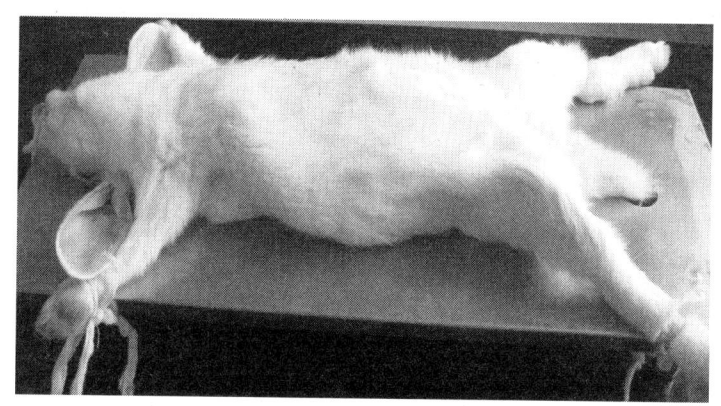

图 2-2-16　家兔的固定方法

(3)沿胃幽门部向下找出十二指肠,用小圆缝合针在十二指肠前壁作一荷包缝合。然后用眼科小剪从荷包中央剪一小口,将细塑料管一端向下插入十二指肠腔内约 4 cm,另一端留在腹腔外,收紧荷包,缝线打结固定后绕一圈再打两个结,将肠管回纳腹腔,只留塑料管一端于腹外。再以皮肤钳对合夹住腹壁切口,关闭腹腔,动物松绑。

(4)观察并记录兔的呼吸、角膜反射、瞳孔大小、对疼痛刺激的反应及肌张力等情况。

(5)从暴露于腹外的塑料导管中每隔 5 min 向十二指肠腔注入 2.5% 复方氯化铵 5 mL。仔细观察动物一般情况(反应性增强、肌痉挛、抽搐等)和对刺激反应的变化,注意有无反应性增高、肌肉痉挛。直至出现全身性抽搐、角弓反张为止,记录从肠腔给药至出现大抽搐的时间及氯化铵总用量,并计算每千克体重用量。

(6)自耳缘静脉缓慢注入复方谷氨酸钠溶液 30 mL,观察并记录治疗后症状有无缓解。

(二)乙兔(对照组)

再取一只家兔称重后,肝叶假手术+滴注复方氯化铵溶液,除肝叶不结扎和切除外,其余操作步骤与甲兔基本相同。如前所述注射氯化铵,当注射的氯化铵量达到甲兔出现大抽搐,而该兔尚未出现大抽搐时(按 mL/kg 计算),观察家兔的一般情况,继续注射氯化铵。当该兔出现大抽搐后,记录从输液至出现大抽搐的时间及氯化铵用量,并与甲兔进行比较。

六、实验注意事项

(1)剪镰状韧带时勿损伤膈肌和血管;游离肝脏时动作宜轻柔,以免肝叶破裂出血,结扎线应扎于肝叶根部。

(2)切肝时一定要在结扎线上,以免引起大出血。

(3)十二指肠插管不要插向胃的方向,氯化铵溶液切勿注入腹腔。

(4)实验兔肠腔注入氯化铵溶液应早于对照组,以便出现脑病症状时计算出每千克体重氯化铵溶液用量,对照兔以此量氯化铵为用量标准。

七、思考题

(1)肝性脑病的氨中毒学说的基本观点是什么?

(2)有什么方法可降低血氨?

(3)谷氨酸钠缓解肝性脑病的机制是什么?

(4)实验兔与对照兔结果比较各说明什么问题?

(付金芳)

氨在肝性脑病发病中的作用实验报告

姓名_____ 班级_____ 学号_____
实验室(组)_____ 日期_____ 室温_____

实验目的：

实验对象：

实验结果：

表 2-2-8　实验组与对照组抽搐情况和药物用量情况记录表

	出现大抽搐的时间	氯化铵用量
甲兔		
乙兔		

结果分析和讨论：

实验结论：

实验成绩_____
教师签名_____ 日期_____

项目八　小鼠急性肾功能衰竭

> **案例导学与分析**
>
> 患者,女,35 岁。自服 10 余斤重鲤鱼的鱼胆 1 枚,恶心、呕吐、腹痛、腹泻,伴腰痛 5 日、黄疸 2 日入院。查体:皮肤、巩膜黄染。心、肺无异常发现,腹软,肝肋下 2 cm 压触痛。诊断:鱼胆中毒,急性肾功能衰竭(ARF)。
>
> 分析:
>
> 为什么鱼胆中毒会引起急性肾功能衰竭?

一、实验目的

(1) 掌握急性肾功能衰竭的概念、急性肾功能衰竭的发生机制及对肾脏功能的影响。

(2) 观察肾脏发生损害时外观和切面的变化;观察肾脏发生损害时泌尿功能的变化。

(3) 了解复制小鼠汞中毒性肾功能不全模型的制作方法。

(4) 熟练掌握小白鼠腹腔注射技能、小白鼠肾脏手术操作和脏器标本获取技能、电子天平等器械使用技能。

(5) 培养初步判断肾功能衰竭的能力;培养就急性肾功能衰竭发生机制和患者及其家属进行沟通的能力,从而帮助患者分析症状的产生原因并指导患者家属如何预防与照护。

二、实验原理与临床应用

急性肾功能衰竭(ARF)按造成的疾病或原因不同可分为 3 类:肾前性肾衰、肾后性肾衰、肾性肾衰。本病例中患者自服 10 余斤重鲤鱼的鱼胆 1 枚,属于鱼胆中毒。鱼胆中的胆酸、鹅去氧胆酸、牛黄胆酸对细胞膜产生毒性作用,所含组织胺可产生致敏作用。中毒时各脏器毛细血管通透性增加,肠黏膜脱落,肝、肾淤血,特别是肾脏,肾小管上皮可出现坏死,造成急性肾小管坏死性肾功能衰竭(肾衰)。治疗早期除洗胃、导泻外,应用激素,纠正酸中毒及支持治疗,血液透析治疗可缩短病程,改善预后。

肾脏是一个多功能脏器,其主要功能之一是泌尿功能。肾脏通过调节肾血流、肾小球滤过率、肾小管的重吸收与排泄以及排泄体内代谢物质以维持机体内环境的稳定。动脉血压与血容量的变化以及肾自身调节与一些神经体液因素的变化,可影响肾脏尿液生成。当肾血流量、肾小球滤过率或肾小管重吸收功能发生障碍时,肾脏的泌尿功能将受到影响,从而导致肾功能不全发展为肾功能衰竭。通过对此三方面的检测以及尿常规和肾形态的观察来判断肾功能状态。汞为重金属元素,在经肾排泄时可引起急性肾小管坏死,从而导致严重的肾实质病变,引起器质性急性肾功能衰竭。

肾衰竭分为急性肾损伤和慢性肾损伤。急性肾损伤和慢性肾损伤病因各有不同,急性肾损伤常见于手术、外伤或者心衰导致血容量较少,肾内血流也相对减少,或者其他疾病,例如红斑狼疮、高钙血症引起的肾脏急性损伤;慢性肾损伤常由慢性肾炎、高血压等疾病引起。

典型急性肾损伤患者根据病程可分为三期,即起始期、维持期和恢复期。

起始期患者常受低血压、缺血、脓毒血症和肾毒素等因素影响,但尚未发生明显的肾实质损伤,在此阶段急性肾损害是可预防的。但随着肾小管上皮细胞发生明显损伤,肾小球滤过率下降,则进入维持期。

维持期又称少尿期。该期一般持续 7~14 天,但也可短至数天,长至 4~6 周。不论尿量是否减少,随着肾功能减退,可出现一系列临床表现。

消化系统:食欲减退、恶心、呕吐、腹胀、腹泻等,严重者可发生消化道出血。

呼吸系统:除感染外,主要是因容量负荷过多导致的急性肺水肿,表现为呼吸困难、咳嗽、憋气等症状。

循环系统:多因少尿和未控制饮水,以致体液过多,出现高血压及心力衰竭表现,因毒素蓄积、电解质紊乱、贫血及酸中毒引起各种心律失常及心肌病变。

神经系统:出现意识障碍、躁动、谵妄、抽搐、昏迷等尿毒症脑病症状。

血液系统:可有出血倾向及轻度贫血表现。

恢复期:从肾小管细胞再生、修复,直至肾小管完整性恢复称为恢复期,肾小球滤过率逐渐恢复正常或接近正常范围。少尿型患者开始出现利尿,可有多尿表现,在不使用利尿剂的情况下每日尿量可达 3 000~5 000 mL 或更多。通常持续 1~3 周,继而逐渐恢复。

诊断标准:根据原发病因及肾功能急性进行性减退,结合相应临床表现和实验室检查,一般不难做出诊断,但既往有关诊断标准并不统一。诊断标准为肾功能在 48 h 内突然减退,血清肌酐绝对值升高至 ≥0.3 mg/dl,或 7 天内血清肌酐增至 ≥1.5 倍基础值,或尿量<0.5 mL/(kg·h),持续时间>6 h。

治疗:早期诊断、及时干预可以最大限度地减轻肾损伤,促进肾功能恢复,还要尽早识别并纠正可逆病因、维持内环境稳定、给予营养支持、防治并发症及肾脏替代治疗等。同时还可以采用中医药进行治疗,可以改善食少纳呆、大便不实、腰膝酸软等症状。

治疗周期:部分急性肾损伤在去除病因的前提下可治愈,具体治疗周期需根据具体病因及肾脏损害程度决定,部分急性肾损伤进展成慢性肾衰竭,慢性肾衰竭目前尚不能治愈,为终身疾病,需要终身治疗。

营养治疗：营养治疗是肾衰竭治疗的基础。营养治疗的核心是低蛋白饮食，可以减少尿蛋白排泄，延缓慢性肾衰的进展；改善蛋白质代谢，减轻氮质血症；改善代谢性酸中毒；减轻胰岛素抵抗，改善糖代谢；提高酯酶活性，改善脂代谢；减轻继发性甲状旁腺功能亢进。实施低蛋白 0.6~0.8 g/(kg·d)饮食，患者必须摄入足够的热量，即 126~147 kJ/(kg·d)，同时可补充适量的必需氨基酸。

补充营养，以维持机体的营养状况和正常代谢，有助于损伤细胞的修复和再生，提高存活率。

低盐低脂饮食，注意控制磷、钾的摄入。

限制蛋白饮食是治疗的重要环节，能够减少含氮代谢产物生成，减轻症状及相关并发症，甚至可能延缓病情进展。

三、实验对象

小白鼠。

四、实验器材与试剂

1. 器材

镊子 1 把、剪刀 1 把、白瓷点滴板 1 块、1 mL 注射器 2 套、哺乳动物解剖器械 1 套、纱布若干块、天平 1 台。

2. 试剂

0.9%生理盐水溶液、1%氯化汞溶液。

五、实验步骤

(1)取小鼠 2 只，称重、标号(1 号、2 号)，观察它们的活动情况、精神状态。1 号小鼠腹腔注射 1%氯化汞 0.2~0.5 mL，2 号小鼠腹腔注射同剂量的生理盐水作为对照。

(2)60 min 后同时处死两只小鼠，将其固定在小鼠解剖板上，用手术剪在其腹部正中的皮肤上做一 3~4 cm 长切口，取出两鼠肾脏，比较观察两鼠肾脏的大体观、颜色，并计算肾体重比值有无不同。用刀片将其沿冠状面切开，观察切面结构发生什么变化。

六、实验注意事项

(1)动物应有良好的健康状况，故实验前观察动物的一般健康状况，如发现松毛、衰弱等，应弃去不用。

(2)注射氯化汞的针头要细，勿使氯化汞从注射部位渗出体外，影响实验效果。

(3)操作过程中要防止汞污染中毒。

七、思考题

(1) 简述氯化汞引起小鼠急性肾衰的发生机制。
(2) 急性肾功能不全时发生少尿的机制是什么?
(3) 急性肾功能不全患者治疗过程中应注意哪些情况?

(付金芳)

小鼠急性肾功能衰竭实验报告

姓名＿＿＿＿＿＿＿＿＿ 班级＿＿＿＿＿＿＿＿＿ 学号＿＿＿＿＿＿＿

实验室（组）＿＿＿＿＿＿ 日期＿＿＿＿＿＿＿＿＿ 室温＿＿＿＿＿＿＿

实验目的：

实验对象：

实验结果：

表 2-2-9 小鼠急性肾功能衰竭实验结果记录表

小鼠号	用药	肾大体观	肾颜色	肾切面观	肾体重比值
1 号					
2 号					

结果分析和讨论：

实验结论：

实验成绩＿＿＿＿＿＿＿

教师签名＿＿＿＿＿＿ 日期＿＿＿＿＿＿

第三部分 综合性实验

项目一 家兔急性失血性休克

案例导学与分析

患者,男,23岁,因不按交规骑电动车与货车剐蹭而出现事故,头部及肢体多处创伤,并伴有大量出血(约1 400 mL),处于半昏迷状态,皮肤苍白,脉搏细速,血压80/60 mmHg。

分析:

1. 你认为该患者疾病的诊断是什么?
2. 针对急性失血性休克,我们应采取何种有效措施?

一、实验目的

(1)掌握失血性休克发生发展中家兔的各项生理指标和肠系膜微循环改变特点。

(2)熟悉及时输血、输液对家兔失血性休克的治疗作用。

(3)了解复制家兔失血性休克动物模型方法。

(4)熟练掌握家兔颈部动脉插管、气管插管的技能;掌握 MedLab 生物信号采集处理系统;熟悉微循环观测系统使用技能。

(5)培养对失血性休克症状的初步判断能力;针对失血性休克与患者家属进行沟通并指导如何照护。

二、实验原理与临床应用

案例中该男子因不按交规骑电动车与货车剐蹭而出现事故,头部及肢体多处创伤,并伴有大量出血(约1 400 mL),处于半昏迷状态,皮肤苍白,脉搏细速,血压80/60 mmHg。这些均为失血性休克的临床表现。失血性休克属于低血容量性休克,是临床上最常见的休克类型之一。休克的主要病理生理变化是有效循环血量锐减,引起重要生命器官血液灌注不足,微循环障碍,导致细胞功能紊乱。

休克的发展可以分为三个时期:休克代偿期(缺血性缺氧期)、休克进展期(淤血性缺氧期)和休克难治期(微循环衰竭期)。在休克代偿期,各种原因造成有效循环血量减少,交感-肾上腺髓质系统高度兴奋,儿茶酚胺大量释放,引起皮肤内脏血管强烈收缩,尤其是微循环的前阻力血管收缩明显,真毛细血管网关闭,组织灌流量减少;加上直接通路、动静脉短路的开放,进一步加重组织缺血缺氧,整体表现为"少灌少流,灌少于流"。在休克进展期,随着休克的进展、酸中毒以及局部扩血管物质的作用,前阻力血管(微动脉、后微动脉和毛细血管前括约肌)对儿茶酚胺的反应逐渐降低而扩张,后阻力血管(微静脉)口径缩小而阻力增大,大量真毛细血管开放,大量血液淤积至微循环,同时,微血管通透性增强,血浆外渗,血流减慢,血液黏滞性增高,造成毛细血管后阻力增加,缺氧加剧,整体表现为"多灌少流,灌大于流"。在休克难治期,微血管对血管活性物质失去反应,血管麻痹,血流停止,"不灌不流,无灌流",组织缺氧严重。由于血流速度减慢,血液处于高凝状态,加剧了 DIC 的发生。

休克微循环学说的建立主要基于失血性休克动物模型的研究。休克的发生,微循环是关键环节,因此,改善微循环灌注是治疗休克的重要手段。

本实验通过动脉放血的方法,引发家兔组织灌流量急剧减少,造成微循环障碍,复制失血性休克的模型,通过及时回输血液和补液,有效补充血容量,抢救休克。

三、实验对象

家兔(体重 2.5 kg 左右,雌雄不拘)。

四、实验器材与试剂

1.器材

哺乳动物手术器械 1 套、兔手术台、气管插管、动脉插管、动脉夹、三通管、储血瓶、注射器(50 mL、20 mL、5 mL 各 1 支,1 mL 2 支)及针头、静脉输液装置、压力换能器、张力换能器、100 mL 烧杯、MedLab 生物信号采集处理系统、微循环观测系统(恒温水浴灌流盒、立体显微镜)、缚兔带、婴儿秤。

2.试剂

20%氨基甲酸乙酯溶液(乌拉坦)、生理盐水、1%肝素、肝素生理盐水(1%肝素溶液 1 mL+0.8%生理盐水溶液 9 mL 配制而成)。

五、实验步骤

1.麻醉家兔

家兔称重后,按 5 mL/kg 体重的剂量在兔耳缘静脉缓慢注入 20%氨基甲酸乙酯溶液。随着麻醉剂的缓慢注入,家兔由站立位逐渐转变为半卧位。此时,检查麻醉状态,若牵拉家兔的肢体,出现软弱无力、角膜反射消失,表明麻醉合适,应停止给药。注射过程中注意观察动物肌张力、呼吸频率及角膜反射等生命体征的变化,防止麻醉过深导致死亡(图2-3-1)。

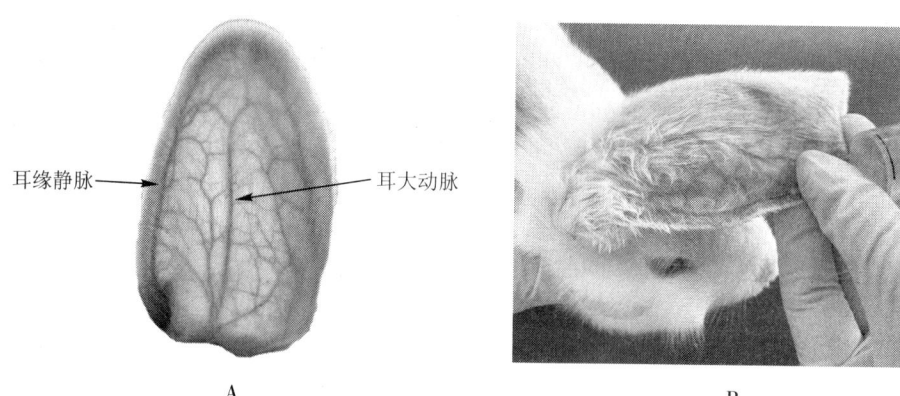

图 2-3-1　家兔麻醉
A 耳缘静脉示意图　B 耳缘静脉注射

2.固定家兔

将麻醉好的家兔仰卧位固定于兔手术台上。颈部放正,必要时可将颈部垫高,以利于手术(图2-3-2)。

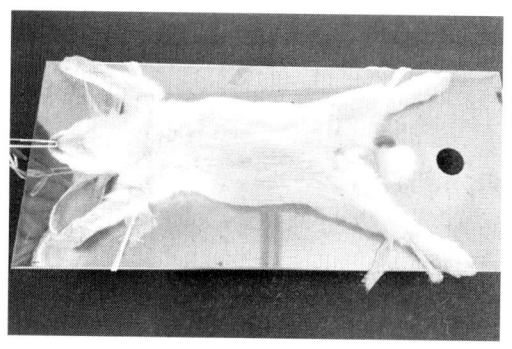

图 2-3-2　固定家兔

3.器材准备

步骤如下。

(1)给血压换能器连接动脉套管,在斜侧接口上连上三通管阀门,调试与外界相通。用10 mL注射器抽取生理盐水注入换能器,以排净压力换能器的空气,确保腔内无气泡,随后锁定三通管阀门。用5 mL注射器抽取肝素生理盐水注入动脉插管头端,以防止插入动脉后出现血液凝固。

(2)肝素化：通过右侧颈外静脉插管输入肝素(按 2 mL/kg 剂量)。

(3)调试好 MedLab 生物信号采集处理系统，设定好参数，做好项目观察的准备。

4.手术

步骤如下。

(1)暴露气管并进行气管插管：用组织剪剪掉颈部前面的被毛，助手用皮钳夹住颈部正中甲状软骨下的皮肤，主刀拿手术剪剪开一小口，再换组织钳插入小口，张开挑起皮肤，钝性分离皮下组织，后用手术剪将切口扩大到 6 cm 左右。主刀与助手合作，用组织钳逐层分离皮下组织和肌肉，暴露并分离气管，注意将食管与气管分离干净，在气管下面穿一根线备用，在甲状软骨下 3、4 软骨环之间做一倒"T"形切口，确保插管通畅后插入气管插管(图 2-3-3)。

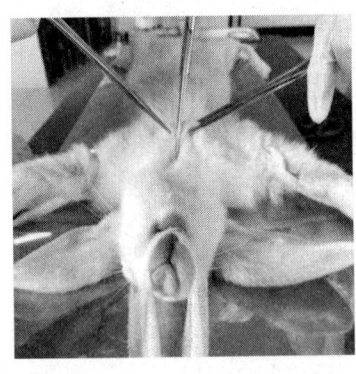 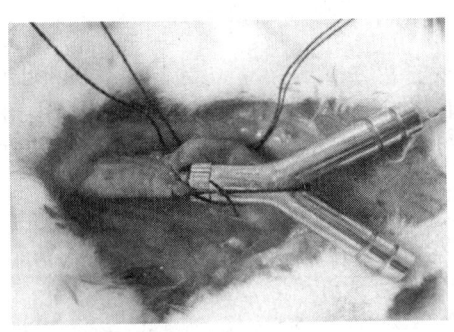

A　　　　　　　　　　　　　　B

图 2-3-3　家兔颈部手术操作

A 剪开颈部皮肤　B 气管插管

(2)颈总动脉插管：使用组织钳小心分离覆于气管上的胸骨舌肌和侧面斜行的胸锁乳突肌及颈动脉鞘，在气管左侧深处分离左侧颈动脉鞘，用左手示指在兔颈部皮肤下顶起动脉鞘，右手持玻璃分针小心纵行分离颈总动脉，在其下穿两根线备用，结扎远心端。用动脉夹夹住近心端(结扎处与夹闭处距离尽可能长些)，用眼科镊托在动脉下，用眼科剪在靠远心端结扎处的动脉上剪一斜口，斜口深度约占动脉周径的 1/3，随后把动脉插管插入近心端动脉内(插管前动脉插管内充满肝素)，插管时斜面朝上，插入血管后斜面朝下，用另一根备用线固定。松开动脉夹，用颈动脉导管连接压力换能器正方开口以记录血压(图 2-3-4)。压力换能器侧方开口连接三通管与储血瓶(瓶内装有肝素生理盐水)，用于放血、储血。

(3)颈外静脉插管：用组织钳分离右侧颈外静脉，用与动脉插管相似的方法插入 5~6 cm 长的静脉导管，将导管与输液装置相连，以 5~10 滴/分的速度缓慢输入生理盐水,以保证输液管道通畅(图 2-3-5)。

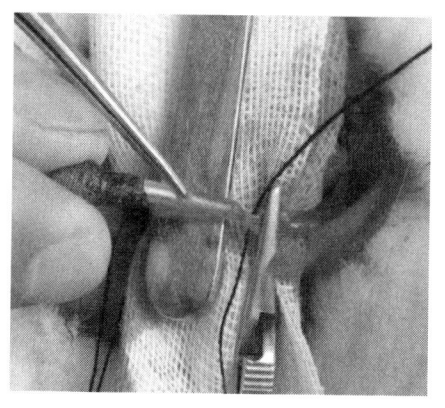
图 2-3-4　家兔动脉插管

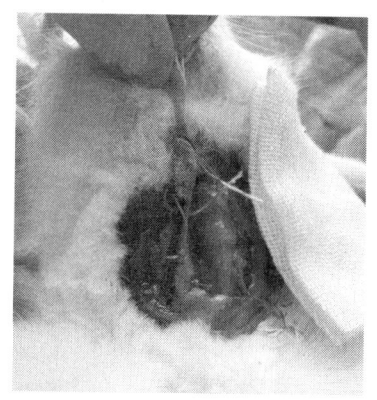
图 2-3-5　颈外静脉插管

(4)微循环准备:腹部剪毛,在右侧腹直肌旁行长约 6 cm 的纵向切口,钝性分离肌肉,打开腹腔,找到盲肠上一段游离度较大的小肠肠袢,轻轻拉出此段肠袢,将回盲部肠系膜平铺并固定于微循环恒温灌流盒内,用 38 ℃生理盐水保持观察部位的温度、湿度。将灌流盒放在显微镜载物台上,观察正常微循环的情况,固定一个视野,观察毛细血管口径、数目和血流速度。

5.仪器连接

将压力换能器与 MedLab 生物信号采集处理系统的相应通道相连,设置仪器参数,观察家兔血压曲线。

6.观察项目

具体如下。

(1)记录手术完毕后家兔放血前各项生理指标:一般情况、皮肤与黏膜颜色、动脉血压、心率、肠系膜微循环血流状态。

(2)复制失血休克动物模型:打开左侧颈总动脉与储血瓶相连的三通开关,从颈总动脉缓慢放血,同时观察微循环血液的流动状态,直至血流速度减慢并维持 5 min(或以 20 mL/kg 计算,放血量约占家兔总血量的 40%)。放血后,再次观察各项生理指标及微循环的变化(图 2-3-6)。

(3)抢救:休克模型复制成功后,将放出的血液快速从静脉回输,并输入与失血量相等的生理盐水(150 滴/min)进行抢救性治疗,观察输血、输液后各项指标的变化及微循环的变化。

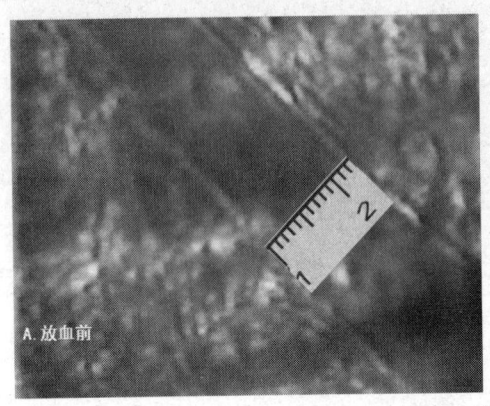 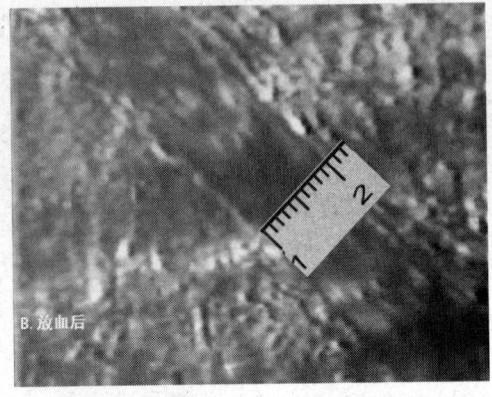

图 2-3-6　放血前后微动脉口径比较

A 2 000×超高倍视野下,放血前微动脉

B 2 000×超高倍视野下,放血后同一微动脉,口径明显缩小(标尺仅供对比参考,非显微镜下真实长度)

六、实验注意事项

(1)麻醉一定要适度,麻醉过深可致呼吸抑制,过浅则不利于手术操作。麻醉适宜的表现为角膜反射消失,并保持平稳的胸式呼吸。

(2)应尽量减少手术过程出血,要钝性分离血管和肌肉,避免过早发生失血性休克。

(3)牵拉肠袢动作要轻,以免引起严重低血压、外周循环衰竭。

(4)各导管和注射器一定要用肝素抗凝,防止血液凝固出现堵塞现象。

(5)保持灌流盒内观察部位肠系膜的温度、湿度恒定,防止肠系膜干燥,以影响微循环结果的可靠性。

(6)观察微循环时,要分清动、静脉和毛细血管,选好标志性血管并固定视野,便于前后比较。

七、思考题

(1)根据本实验,试分析失血性休克发生、发展的过程及其机制。

(2)以小组为单位设计几种失血性休克的抢救方案。

(胡瑞瑞)

家兔急性失血性休克实验报告

姓名_____ 班级_____ 学号_____
实验室(组)_____ 日期_____ 室温_____
实验目的：

实验对象：

实验结果：

表 2-3-1　家兔急性失血性休克实验结果记录表

项目	放血前	放血后 5 min	抢救后
收缩压			
舒张压			
心率			
血流状态			

结果分析和讨论：

实验结论：

实验成绩_____
教师签名_____ 日期_____

项目二　犬感染性休克

> **案例导学与分析**
>
> 患者,王女士,50岁,3天前无明显诱因出现较频繁恶心、呕吐,无腹痛腹泻,无畏寒发热,1天前加重,呕吐频繁,少尿伴意识障碍,紧急入院。查体:T 35.6 ℃,HR 92 次/分,BP 85/50 mmHg,瞳孔对光反射迟钝,神志不清,烦躁不安。
>
> 分析:
> 1.该患者有可能发生了哪种病理过程?
> 2.什么原因可能造成这种病理过程呢?

一、实验目的

(1)掌握感染性休克时血流动力学及肠系膜微循环的变化。
(2)熟悉复制犬感染性休克动物模型的方法。
(3)了解感染性休克的发病机制。
(4)熟悉静脉导管的使用方法、股静脉插管技术。
(5)培养初步判断感染性休克的能力;能根据患者的神志、血压等表现进行分析解释,并与家属及患者进行有效沟通,指导其如何照护。

二、实验原理与临床应用

患者,王女士,50岁,3天前无明显诱因出现较频繁恶心、呕吐,无腹痛腹泻,无畏寒发热,1天前加重,呕吐频繁,少尿伴意识障碍,紧急入院。查体:T 35.6 ℃,HR 92 次/分,BP 85/50 mmHg,并出现神志不清、烦躁不安、皮肤巩膜无黄染、瞳孔对光反射迟钝、腹软、无压痛及反跳痛、移动性浊音阴性。由该患者症状初步判断为感染性休克。常见的感染性休克主要原因是严重的革兰阴性菌感染,主要致病因子为其产生的内毒素,即脂多糖(LPS)。感染性休克的发生与休克发生的三个始动环节(血容量减少、血管床容量增加和心泵功能障碍)均有关。内毒素可通过直接或间接作用,刺激单核-巨噬细胞、中性粒细胞、内皮细胞、肥大细胞等释放大量的炎性介质,增加毛细血管的通透性,引起血容量减少,损伤心肌等,导致全身血液循环障碍而引起休克。

本次实验通过静脉注射大肠埃希菌的内毒素复制休克模型。

三、实验对象

比格犬。

四、实验器材与试剂

1.器材

MedLab 生物信号采集处理系统、哺乳类动物手术器械 1 套、犬手术台、输血输液装置、压力换能器、张力换能器、水检压计、测中心静脉压(或肺动脉楔压)装置、微循环观察装置、气管插管、动脉套管静脉导管(或飘浮导管)、输尿管插管、记滴器、1 mL 及 10 mL 注射器。

2.试剂

3%戊巴比妥钠肝素(5 mg/mL)、0.5%肝素生理盐水、微循环灌流液、生理盐水。

五、实验步骤

1.麻醉犬

犬称重后,由静脉缓慢注入 3%戊巴比妥钠(按 30 mg/kg 体重剂量)进行麻醉。

2.手术

步骤如下。

(1)将动物仰卧位固定在实验台上,剪除颈部、腹部、左侧腹股沟的毛发。

(2)在甲状软骨下颈部正中作 8 cm 的切口,剪开皮肤,分离皮下组织、肌肉,分离气管,进行气管插管,接张力换能器,并与 MedLab 生物信号采集处理系统相连,记录呼吸。

(3)分离左颈总动脉,插入动脉套管,接压力换能器,并与 MedLab 生物信号采集处理系统相连,记录心率、血压。

(4)给水检压计注入 0.5%肝素生理盐水,排出气泡,使液面在 10 cm H_2O 上下调节位置,使水检压计的"0"刻度位与心脏齐平,从右侧颈外静脉插入静脉导管,测定中心静脉压。

(5)在腹部正中作 6 cm 的切口,切开皮肤,沿腹白线打开腹腔,找到膀胱,排空尿液,随后将膀胱拉出,分离两侧输尿管,进行双侧输尿管插管,用计滴器记录每分钟尿滴数。

(6)在右侧腹直肌旁做长约 6 cm 的纵向切口,钝性分开肌肉,打开腹腔,将一段游离度较大的回肠肠袢轻轻拉出,放入 38 ℃微循环灌流盒内,在显微镜下观察肠系膜微循环的流速、口径,以及低倍镜下毛细血管开放的数目。

(7)打开计算机,启动 MedLab 生物信号采集处理系统。

(8)观察一般情况、皮肤黏膜颜色及上述各项生理指标后,在 2 min 内从颈外静脉注入粗制内毒素(即灭活大肠杆菌 E 500 亿~1 000 亿菌数/kg),或静脉注入活大肠杆菌 E

(90亿菌数/kg)。观察并记录注射内毒素后 5 min、10 min、15 min、20 min、30 min 上述指标的变化。

六、实验注意事项

(1) 手术过程中,操作应尽量避免过多出血,注意结扎小血管,以免肝素化后手术部位渗血。

(2) 牵拉肠袢要轻柔。

(3) 麻醉犬时,速度不宜太快,避免麻醉过深造成死亡。

(4) 保持灌流盒内观察部位肠系膜的温度、湿度恒定,防止肠系膜干燥,以影响微循环结果的可靠性。

(5) 观察微循环时,要分清动、静脉和毛细血管,选好标志性血管,并固定视野,便于前后比较。

七、思考题

(1) 试分析感染性休克的发生机制。

(2) 如何防治感染性休克?

【附注】

大肠杆菌活菌及粗制内毒素制备:将分离的大肠杆菌 E 接种到肉汤培养液 50 mL 中,在 37 ℃ 温箱中培养 24 h,将肉汤培养菌液 5 mL 加入预先放有牛肉汤固体琼脂培养基的柯氏皿内,在 37 ℃ 培养 24 h 后,培养基表面就长出一层厚厚的菌苔,用 5 mL 无菌盐水加入柯氏皿中,反复摇晃,洗下细菌。收集含菌的盐水,摇匀后用硫酸钡标准比浊管比浊得出菌液浓度,调节菌液浓度 1 000 亿菌数/mL,即获得活菌菌液。粗制内毒素制备是将活菌灭活。具体方法如下:将培养出的活菌菌液,在 30 磅高压下灭菌 30 min,再置于 −20 ℃ 低温冰箱过夜使之冻融,以后再反复灭菌再冻融共 3 次,即制成粗制内毒素混悬液,放入 0 ℃ 冰箱保存。

(胡瑞瑞)

犬感染性休克实验报告

姓名_____ 班级_____ 学号_____

实验室(组)_____ 日期_____ 室温_____

实验目的：

实验对象：

实验结果：

表 2-3-2　犬感染性休克结果记录表

时间	心率（次/分）	血压（mmHg）	呼吸（次/分）	中心静脉压（cmH_2O）	尿量（滴/分）	皮肤黏膜颜色	微循环的流速	微循环的口径	低倍镜下毛细血管开放的数目
5 min									
10 min									
15 min									
20 min									
30 min									

结果分析和讨论：

实验结论：

实验成绩_____

教师签名_____ 日期_____

项目三　家兔肠缺血再灌注损伤

> **案例导学与分析**
>
> 患者,李某,男,56岁,近3年来,劳累后出现胸闷、气短,休息后缓解,8 h前,出现心前区、肩胛部持续疼痛,伴有大汗淋漓、意识淡漠,紧急入院。经血液生化及心电图等相关检查,诊断为急性前壁心肌梗死。
>
> 分析:
> 1.导致心肌梗死的常见病因有哪些?
> 2.给予溶栓后,患者一定会好转吗?

一、实验目的

(1)掌握缺血损伤和缺血再灌注损伤的区别。
(2)熟悉缺血再灌注损伤的发生机制,家兔肠缺血再灌注损伤发生时微循环、血压的变化。
(3)了解家兔肠缺血再灌注损伤动物模型复制方法。
(4)熟悉微循环灌流装置的使用技能、显微镜等器械使用技能。
(5)培养初步判断缺血再灌注的能力;能就缺血再灌注的基本机制向患者及其家属分析症状产生的原因并指导患者家属如何照护。

二、实验原理与临床应用

患者,李某,男,56岁,近3年来,劳累后出现胸闷、气短,休息后缓解,8 h前,出现心前区、肩胛部持续疼痛,伴有大汗淋漓、意识淡漠,紧急入院。经血液生化及心电图等相关检查,诊断为急性前壁心肌梗死。这一疾病常常出现缺血-再灌注损伤,当造成组织血液灌注量减少时,可发生缺血性损伤,应尽早恢复血液灌注。但也发现动脉搭桥、断肢再接、器官移植等都有可能出现血液再灌注后,部分细胞功能代谢障碍及结构破坏更严重,这种血液再灌注使缺血性损伤进一步加重的现象,称为缺血再灌注损伤。

目前认为其发生机制主要与氧自由基生成、钙超载以及白细胞激活有关。缺血-再灌注时氧自由基生成增多,一方面是组织缺血缺氧时,ATP含量降低,离子转运功能障碍,Ca^{2+}进入细胞激活Ca^{2+}依赖性蛋白酶,使大量的黄嘌呤脱氢酶(XD)转变为黄嘌呤氧化酶(XO),致使组织中大量次黄嘌呤堆积。当发生再灌注时,大量O_2随血液进入组织,XO在催化次黄嘌呤转变为黄嘌呤以及进一步转变为尿酸的过程中,释放大量电子,分子氧接收后,产生大量氧自由基(超氧阴离子)。另一方面,中性粒细胞在再灌注期出现呼吸爆发,产生大量氧自由基,线粒体在再灌注时,损伤的电子传递链也成为氧自由基的主要来源。氧自由基可以通过抑制蛋白质的功能、膜脂质过氧化增强和破坏核酸及染色体等方式造成细胞损伤和功能代谢障碍。钙超载主要发生在再灌注期,主要为钙内流增加,造成线粒体功能障碍、再灌注性心律失常、加速氧自由基生成、激活多种酶以及使肌原纤维过度收缩等,从而造成损伤。再灌注时,白细胞也会被激活,通过激活的中性粒细胞和血管内皮细胞的相互作用对微血管和周围组织细胞造成损伤。

本实验通过结扎家兔肠系膜上动脉,阻断部分肠的血液供应,一段时间后再恢复血液灌流,从而复制肠缺血及再灌注损伤的动物模型。

三、实验对象

家兔(体重 2.5 kg 左右,雌雄不拘)。

四、实验器材与试剂

1. 器材

哺乳动物手术器械 1 套、兔手术台、MedLab 生物信号采集处理系统、动脉夹、纱布、丝线、注射器(20 mL、5 mL 各 1 支,1 mL2 支)、100 mL 烧杯、气管插管、动脉插管、压力换能器、微循环观测系统(恒温水浴灌流盒、立体显微镜)、缚兔带、婴儿秤。

2. 试剂

0.3%肝素、1%普鲁卡因、生理盐水、20%氨基甲酸乙酯(乌拉坦)。

五、实验步骤

1. 麻醉家兔

家兔称重后,按 5 mL/kg 体重的剂量在兔耳缘静脉缓慢注入 20%氨基甲酸乙酯溶液(图 2-3-7),随着麻醉剂的缓慢注入,家兔由站立位逐渐转变为半卧位。此时,检查麻醉状态,若牵拉家兔的肢体出现软弱无力,角膜反射消失,表明麻醉合适,应停止给药。注射过程中注意观察动物肌张力、呼吸频率及角膜反射等生命体征的变化,防止麻醉过深导致死亡。

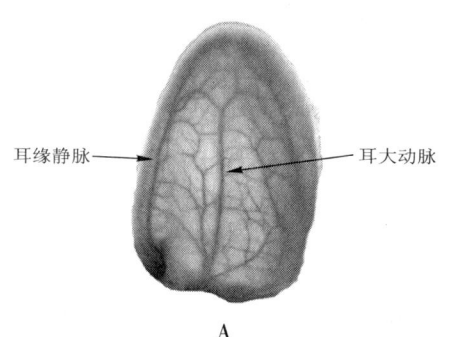
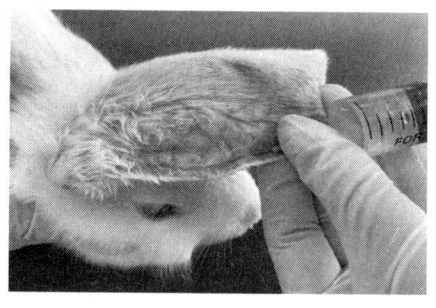

图 2-3-7 家兔麻醉
A 耳缘静脉示意图 B 耳缘静脉注射

2.固定家兔

将麻醉好的家兔仰卧位固定于兔手术台上(图2-3-8)。

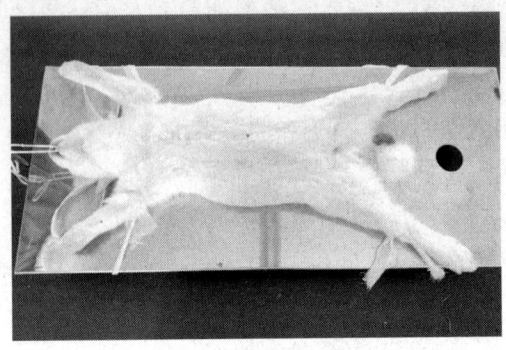

图2-3-8 固定家兔

3.颈部手术

步骤如下。

(1)暴露气管并进行气管插管:用组织剪剪掉颈部前面的被毛,助手用皮钳夹住颈部正中甲状软骨下的皮肤,主刀拿手术剪剪开一小口(图2-3-9 A),将组织钳插入小口,张开挑起皮肤,钝性分离皮下组织,用手术剪将切口扩大到6 cm左右,主刀与助手合作用组织钳逐层分离皮下组织和肌肉,暴露并分离气管,在其下面穿一根线备用,在甲状软骨下3、4软骨环之间做一倒"T"形切口。插入气管插管前,确定是否通畅,用丝线固定结扎(图2-3-9 B)。

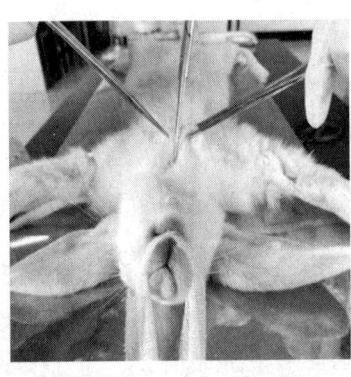
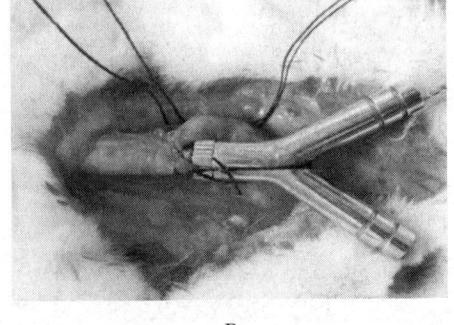

A　　　　　　　　　　　　B

图2-3-9 家兔颈部手术操作

A 剪开颈部皮肤　B 气管插管

(2)颈总动脉插管:用组织钳分离覆于气管上的胸骨舌肌和侧面斜行的胸锁乳突肌及颈动脉鞘。在气管左侧深处,用左手示指与中指于兔颈部皮肤下方顶起动脉鞘,右手持玻璃分针沿纵行分离出颈总动脉,在其下穿2根线备用,结扎远心端,用动脉夹夹住近心端(结扎处与夹闭处距离尽可能长些),用眼科镊托在动脉下,用眼科剪在靠远心端结扎处的动脉上剪一斜口,斜口深度约占动脉周径的1/3,随后把动脉插管插入近心端动脉内(插管前,动脉插管内充满肝素)。插管时斜面朝上,插入血管后斜面朝下,用另一根备用线固定。松开动脉夹,用颈动脉导管连接压力换能器正方开口以记录血压(图2-3-10)。

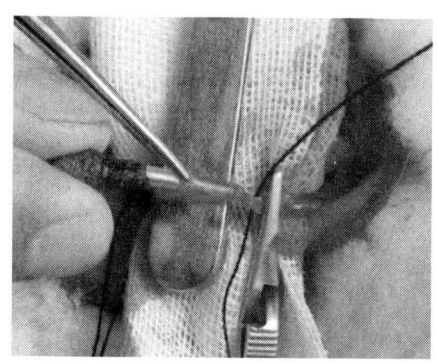

图 2-3-10　家兔动脉插管

4.腹部手术

沿腹正中线自剑突下 1.5 cm 起向下做长约 5 cm 的切口,打开腹腔,用温湿生理盐水纱布将内脏轻轻推向左前方,暴露脊柱。在脊柱稍偏右侧可见黄色的右肾上腺,于右肾上腺右上方可见肠系膜上动脉,剥离其周围组织,并穿线备用。

5.微循环准备

在腹腔右下方,找到盲肠上一段游离度较大的小肠肠袢,轻轻拉出此段肠袢,将回盲部肠系膜平铺并固定于微循环恒温灌流盒内,用 38 ℃ 生理盐水保持观察部位的温度、湿度。将灌流盒放在显微镜载物台上,观察正常微循环的情况,固定 1 个视野,观察毛细血管口径、数目和血流速度。

6.仪器连接

将压力换能器与 MedLab 生物信号采集处理系统的相应通道相连,设置仪器参数,观察家兔血压曲线。

7.观察缺血再灌注表现并做记录

轻轻提起肠系膜上动脉的穿线,用动脉夹夹闭肠系膜上动脉 1 h,再松开动脉夹恢复血流 1 h,同时观察家兔血压和局部肠袢有无形态学改变(淤血、水肿、点状出血等),并填写记录表。

六、实验注意事项

(1)手术过程中,应减少出血,避免发生失血性休克。

(2)各个插管和注射器一定要用肝素抗凝,防止血液凝固,出现堵塞现象。

(3)剪开腹膜时,若动物仍表现疼痛,可用少量1%普鲁卡因进行腹膜浸润麻醉。

(4) 分离和拉出肠系膜时动作要轻柔,避免人为过度损伤肠管。

(5) 肠系膜上动脉夹闭要彻底,恢复血流要完全。

(6) 保持灌流盒内观察部位肠系膜的温度、湿度恒定,防止肠系膜干燥影响微循环结果的可靠性。

(7) 观察微循环时,要分清动、静脉和毛细血管,选好标志性血管,并固定视野,便于前后比较。

七、思考题

请描述肠系膜上动脉夹闭前、夹闭后 30 min 和再灌注 30 min 时,肠系膜微循环的变化并解释原因。

(胡瑞瑞)

家兔肠缺血再灌注损伤实验报告

姓名_____ 班级_____ 学号_____
实验室(组)_____ 日期_____ 室温_____

实验目的：

实验对象：

实验结果：

表 2-3-3　家兔肠缺血再灌注损伤观察记录表

观察指标		夹闭前	肠系膜上动脉夹闭(min)					肠系膜上动脉松开(min)				
			0	5	15	30	60	0	5	15	30	60
血压(mmHg)												
肠壁情况	有无淤血											
	有无水肿											
	有无点状出血											

结果分析和讨论：

实验结论：

实验成绩_____
教师签名_____ 日期_____

项目四 影响心功能的因素及实验性心力衰竭的发生与治疗

> **案例导学与分析**
>
> 患者,女,76岁,自述心悸、气短10余年,劳累后加重,休息稍缓解。近日受凉,发热38.4℃,咳嗽咳痰,近三天来,下肢浮肿,尿少。查体颈静脉怒张,肝肋下3 cm有压痛。
>
> 分析:
> 1. 你认为该患者最可能的疾病诊断是什么?
> 2. 为什么她会出现下肢浮肿、颈静脉怒张、肝大?

一、实验目的

(1)掌握前、后负荷和去甲肾上腺素、乙酰胆碱、硫酸镉等化学药物以及心肌收缩性能的改变对心功能的影响,并观察心功能曲线的变化。

(2)熟悉强心药物如洋地黄、异丙肾上腺素等对衰竭心肌的治疗作用。

(3)了解制备实验性全心衰的动物模型、离体在位蟾蜍心脏的恒压灌注方法。

(4)熟悉恒压灌流装置的使用。

(5)培养对患者心衰症状进行初步判断的能力;能够和患者及其家属就心衰的发生机制进行有效沟通,从而指导患者家属进行预防与照护。

二、实验原理与临床应用

案例中,患者出现心悸、气短,劳累后加重,休息稍缓解,以及下肢浮肿、肝脏肿大、颈静脉怒张等都是右心衰的表现。本次实验的重点就是观察影响心脏功能的因素,并通过复制心衰的模型以及治疗,认识心衰的发生机制与药物治疗。其中心输出量可作为衡量心功能好坏的指标,它指的是一侧心室每分钟所射出的血量,计算公式为:心排血量(mL/min)= 搏出量×心率。

在本实验中利用离体牛蛙心脏,排除了神经支配对心率的影响,使心率基本保持恒定,所以在评价心功能时,主要考虑每搏输出量对心排血量的影响。前者反映了心肌舒缩力量与做功的大小,它受前、后负荷和心肌收缩能力等因素的影响。在一定范围内,回心血量增加,心室舒张末期容积(前负荷)增加,使心肌纤维初长度拉长,心肌收缩力加强,每搏输出量增加,即Starling定律,也即异长自身调节。当心室后负荷(如大动脉压)

增加时,即心室收缩射血克服阻力增加,心室壁收缩期张力增大,做功增加。心肌收缩能力改变是指改变心肌收缩的内在特性而引起的收缩力量的改变,与前、后负荷无关,而受细胞内 Ca^{2+} 浓度、ATP 酶活性等因素的影响。此外,还受体液因素(肾上腺素和去甲肾上腺素等)的影响。

另外,心排血量还受心率的影响。在一定范围内,随着心率的增加,心排血量也相应增加。但当心率超过 180 次/分时,因舒张期明显缩短,心室充盈不足,搏出量迅速减少,心排血量也相应减少;当心率低于 40 次/分时,心舒张期延长,心室充盈已达极限,纵使心舒张期进一步延长,充盈量和搏出量并未增加,心排血量依然减少。

本实验利用硫酸镉竞争性抑制 Ca^{2+} 内流,不仅降低了细胞内的 Ca^{2+} 浓度,引起心肌收缩力下降,还影响到窦房结细胞的自动去极化,造成心律失常,从而制备出全心衰模型。

洋地黄能使心肌细胞膜上的 Na^+-K^+-ATP 酶活性降低,使细胞内 Na^+ 水平升高,转而促进 Na^+-Ca^{2+} 交换,细胞内 Ca^{2+} 水平随之升高,而有正性肌力作用。异丙肾上腺素则作为心肌细胞膜 β 受体激动剂使心率加快,心肌收缩力增强,对衰竭心肌均有一定的治疗作用。

三、实验对象

牛蛙。

四、实验器材与试剂

1. 器材

蛙类手术器械 1 套,恒压灌流装置 1 套,10 mL 量筒,100 mL 小烧杯 1 个,500 mL 大烧杯 2 个,蛙钉 4 个,动、静脉插管,滴管等。

2. 试剂

任氏液、1:10 000 去甲肾上腺素溶液、1:1 000 乙酰胆碱溶液、$2×10^{-6}$ 硫酸镉任氏液、10% 洋地黄酊、1:1 000 异丙肾上腺素溶液等。

五、实验步骤

1. 恒压灌流装置的准备

贮液瓶中液面的高低代表灌流压的大小,也就是前负荷的大小。动脉插管侧管的高低则代表了心室后负荷的大小。

2. 制备离体在位牛蛙心脏灌流标本模型(图 2-3-11)

步骤如下。

(1)取牛蛙 1 只,破坏其脑和脊髓,并仰卧位固定于蛙板上,用外科剪由剑突处向两

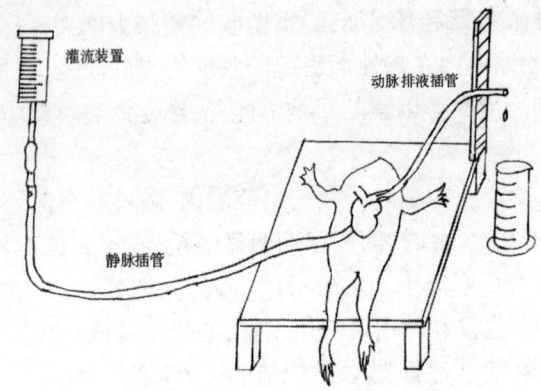

图 2-3-11　牛蛙心衰实验示意图

锁骨尖峰端呈倒三角形剪开皮肤,镊子夹起剪开的皮肤翻向头端,再用粗剪刀用同一方法剪开胸壁(切勿损伤心脏),去除胸骨、锁骨。用镊子轻轻提起心包膜,用眼科剪仔细将其剪开,暴露心脏(图 2-3-12)。

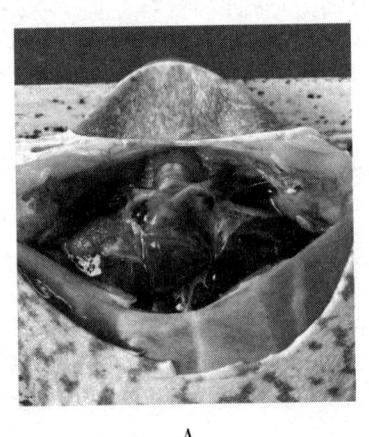
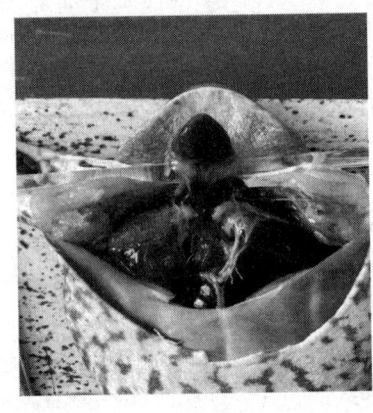

A　　　　　　　　　　　　　　　　B

图 2-3-12　蛙心结构
A 蛙心腹面观　B 蛙心背面观

　　(2)分离出左、右主动脉,穿三根线备用,分别在左主动脉、右主动脉和主动脉干下方各穿一根线。

　　(3)分离下腔静脉,并在其下穿线。用玻璃分针将心脏轻轻翻向头端,可看到静脉窦与下腔静脉及左、右肝静脉,小心分离并剪开与左、右肝静脉相连的心包膜等组织,仔细辨认静脉窦、下腔静脉和肝静脉。然后,在下腔静脉下穿线备用。接着将穿在主动脉干下的一根线结扎,把除两主动脉和下腔静脉及左、右肝静脉以外的全部血管扎住,结扎一定要靠下,切勿扎静脉窦。

　　(4)做静脉插管:用眼科剪在下腔静脉上做一小切口,将事先充满任氏液(不含气泡)

的静脉插管插入下腔静脉,直至静脉窦内,用备用线结扎固定。这样,回流至心脏的液体只有来自静脉插管的液体。

(5)做动脉插管:将心脏翻回原位,结扎右主动脉,然后提起左主动脉,以尽量长的距离在其远心端做一小切口。随着心脏的舒缩活动,切口一张一合,血液逐渐流出,待流出液为清亮的任氏液时,将事先充满任氏液的动脉插管插入,并用备用线结扎固定。这样,心脏内液体的流出通道只有左主动脉插管。

3.实验观察

观察项目如下。

(1)肉眼观察心舒张容积、心肌收缩能力变化,计算有效心功率。

1)心排血量:用小烧杯收集 1 min 心脏搏出的灌流液,用小量筒测定搏出液量(mL)。

2)心率:1 min 心脏搏动次数(次/分),在测定心排血量的同时计数心率。

计算:有效心功率(g·cm/min)= 心排血量(mL/min)×心功管高度(侧管高度)(cm)× 水密度(1 g/cm^3)。

(2)改变后负荷对心功能的影响:把前负荷固定在固定高度(高于心脏平面 5 cm),通过逐个调整动脉插管排出管液面高度,使总外周阻力依次分别处在高于心脏 5 cm、10 cm、15 cm、20 cm、25 cm 的高度,观察并测定上述"(1)"中各项指标。

(3)心肌收缩能力对心功能的影响:分别滴加以下试液进行观察。

1)去甲肾上腺素的影响:用滴管将 1∶1 000 去甲肾上腺素 1~2 滴均匀滴加于心脏表面,待效果明显后,观察心率的变化,基本不变时再重复实验观察"(2)"的操作。

2)乙酰胆碱的影响:用任氏液将去甲肾上腺素冲洗干净,恢复固定前负荷和测管 5 cm高度,待心脏活动恢复后,滴加 1∶1 000 乙酰胆碱 1~2 滴于心脏表面,待效果明显后,重复实验观察"(2)"的操作。

(4)制备药物性全心衰模型:用任氏液将乙酰胆碱冲洗干净,恢复固定前负荷和测管液面高出心脏 5 cm,待心脏活动恢复后,用 $2×10^{-6}$ 硫酸镉任氏液灌流。当硫酸镉任氏液完全进入心脏 1~2 min 后,重复实验观察"(2)"的操作,观察比较更换灌流液前后各项指标有何不同。

(5)治疗:恢复固定前负荷和动脉插管出口液面高度 5 cm,待心脏活动恢复后,分 A、B 两组观察以下药物的作用。

1)A组:在心脏表面滴加 10% 洋地黄酊 3~4 滴,待作用明显后,观察并测量心排血量、心率、有效心功率。

2)B组:在心脏表面滴加 0.001% 异丙肾上腺素 1~2 滴,待作用明显后,观察并测量心排血量、心率、有效心功率。

六、实验注意事项

(1)破坏牛蛙的脑和脊髓完好的标志是四肢松软,呼吸消失,各种反射消失,有时会出现尿失禁。

(2)牛蛙心脏表面应及时滴加任氏液,避免干燥。

(3)实验过程中勿用手捏拿心脏,以免损伤心脏。

(4)每使用一种药物后,一定要用任氏液冲洗心脏,待心脏跳动恢复正常后再进行下一项实验。

(5)在整个实验过程中,管道不要扭曲,避免堵塞。

(6)应及时回收并循环利用任氏液或硫酸镉任氏液。

七、思考题

(1)影响心功能的因素有哪些?

(2)临床上,左、右心衰及全心衰的临床表现各是什么?其治疗原则是什么?

(3)洋地黄酊和异丙肾上腺素相比,哪个更适合用于治疗心衰?

(胡瑞瑞)

影响心功能的因素及实验性心力衰竭的发生与治疗实验报告

姓名_____ 班级_____ 学号_____
实验室(组)_____ 日期_____ 室温_____
实验目的：

实验对象：

实验结果：

表 2-3-4 影响心功能的因素及实验性心力衰竭的发生与治疗实验结果记录表

条件及负荷(cm)		心率(次/分)	心排血量(mL/min)	有效心功率(g·cm/min)
后负荷 （前负荷 5 cm）	5			
	10			
	15			
	20			
	25			
去甲肾上腺素 （前负荷 5 cm）	5			
	10			
	15			
	20			
	25			
乙酰胆碱 （前负荷 5 cm）	5			
	10			
	15			
	20			
	25			
治疗(前负荷 5 cm) 　洋地黄酊（　　） 　异丙肾上腺素（　　）				

注：在"治疗"栏中用"√"选出你使用的药物。

结果分析和讨论：

实验结论：

　　　　　　　　　　　　　　　　　　实验成绩_____
　　　　　　　　　　　　　教师签名_____　日期_____

项目五　影响动脉血压与呼吸运动的综合因素

案例导学与分析

患者,女,62岁,长期高血压,因反复头晕、头痛,活动后气促就诊,询问病史发现患者白天有嗜睡症状,夜间打鼾严重。经睡眠呼吸监测显示,血氧饱和度明显下降,夜间平均 SPO_2 为90.2%,呼吸暂停低通气指数(AHI)为48次/min,诊断为:高血压合并重度睡眠呼吸暂停综合征。

分析:

1. 该患者长期高血压和睡眠呼吸暂停综合征有关联吗?
2. 动脉血压与呼吸运动会相互影响吗?

一、实验目的

(1)掌握神经、体液因素变化对动脉血压和呼吸运动的影响。

(2)熟悉动脉血压的直接测量方法。

(3)了解运用电生理仪器记录动脉血压和呼吸运动的变化。

(4)熟练掌握家兔麻醉、颈部气管插管、动脉插管以及分离坐骨神经的方法和三通管、压力换能器的使用。

(5)培养针对患者症状初步判断病情的能力;能够用相关医学知识对患者及其家属进行病因的解释。

二、实验原理与临床应用

患者,女,62岁,长期高血压,因反复头晕、头痛,活动后气促就诊,询问病史发现患者白天有嗜睡症状,夜间打鼾严重。经睡眠呼吸监测显示,血氧饱和度明显下降,夜间平均 SPO_2 为90.2%,呼吸暂停低通气指数(AHI)为48次/min,诊断为:高血压合并重度睡眠呼吸暂停综合征。研究充分显示,动脉血压调节与呼吸运动变化虽然相对独立,但又密切联系。

在中枢神经系统的协调控制下,血液循环和呼吸运动保持正常的功能活动。动脉血压受到机体诸多因素的影响,如心排血量、外周阻力、血管容量、有效循环血量、动脉血管壁弹性、神经体液等。这些因素一旦发生变化,将直接影响动脉血压。与此同时,需要考虑的是这些因素能否处于正常状态,又取决于机体呼吸运动的功能状态。呼吸运动受呼吸中枢和化学感受器的共同调节。当受到刺激时,除引起呼吸加深、加快外,还可以间接地引起心率加快、心排血量增加、外周血管阻力增大,从而导致动脉血压升高。

另外，血压对呼吸也有一定的影响。大幅度的血压变化可反射性地影响呼吸运动。如血压升高，呼吸运动减弱、减慢；血压降低，呼吸加强加快。同时呼吸中枢通过支配呼吸肌的传出神经（膈神经和肋间神经），引起呼吸肌收缩，从而引起呼吸运动。呼吸运动之所以能够维持其节律性，并适应机体代谢需要的各种变化，是因为体内存在着一套完整的调节机制。体内外的各种刺激均可以通过人体功能的调节，影响血压和呼吸运动。

三、实验对象

家兔（体重2.5 kg左右，雌雄不拘）。

四、实验器材与试剂

1. 器材

MedLab生物信号采集处理系统、哺乳动物手术器械1套、兔手术台、气管插管、动脉套管、三通管、万能支架、压力换能器、张力换能器、保护电极、注射器（20 mL、5 mL各1支，1 mL 2支）及针头、玻璃分针、纱布、球胆2个、缚兔带、婴儿秤。

2. 试剂

生理盐水和医用液状石蜡（加温至38～40 ℃）、20%氨基甲酸乙酯溶液（乌拉坦）、1%肝素、肝素生理盐水（1%肝素溶液1 mL+0.8%生理盐水溶液9 mL配制而成）、3%的乳酸溶液、1∶10 000肾上腺素溶液、CO_2、N_2。

五、实验步骤

1. 麻醉家兔

家兔称重后，由兔耳缘静脉缓慢注入20%氨基甲酸乙酯溶液（按5 mL/kg体重剂量）进行麻醉（图2-3-13），在麻醉药缓慢注入的过程中，家兔会由站立位逐渐转变为半卧位。此时检查麻醉深度，用手牵拉家兔的四肢，若出现软弱无力，同时角膜反射消失，说明麻醉较为合适，应停止给药。

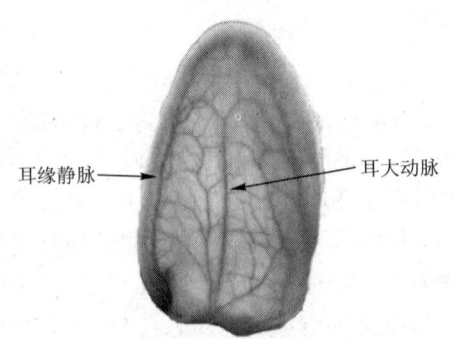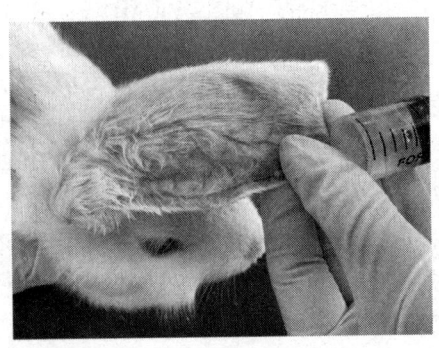

图2-3-13　家兔耳缘静脉麻醉
A 耳缘静脉示意图　B 耳缘静脉注射

2.固定家兔

观察家兔腹式呼吸,待呼吸平稳后,将家兔仰卧位放于兔手术台上,用缚兔带固定四肢及头部(图2-3-14)。颈部放正,必要时可适当垫高颈部,以便于手术。

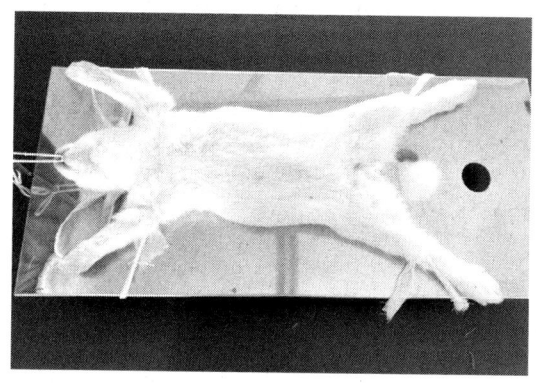

图 2-3-14　固定家兔

3.器材准备

步骤如下。

(1)将血压换能器连于动脉套管,在斜侧接口处连上三通管阀门进行调试,与外界相通。用10 mL注射器抽取生理盐水并注入换能器中,以排净血压换能器的空气,确保压力换能器内无气泡。然后锁定三通管阀门,同时用5 mL注射器抽取肝素生理盐水注入动脉插管头端,以防止插入动脉后血液凝固。

(2)调试MedLab生物信号采集处理系统,设定参数,做好项目观察的准备。

4.手术

步骤如下。

(1)暴露气管并进行气管插管:剪掉颈部前面的毛,助手用皮钳夹住颈部正中甲状软骨下的皮肤,主刀拿手术剪剪开一小口,将组织钳插入小口,张开挑起皮肤,钝性分离皮下组织,用手术剪将切口扩大到6 cm左右,助手用组织钳逐层分离皮下组织与肌肉,暴露并分离气管,注意将食管与气管分离开,在气管下面穿一根线备用,主刀在甲状软骨下3、4软骨环之间做一倒"T"形切口,确保插管通畅后插入气管插管并固定(图2-3-15)。

(2)分离迷走神经:在进行气管插管的同时,将气管两旁的肌肉组织进行牵引并拉开,即可在气管的两侧深部找到颈动脉鞘,用玻璃分针纵行分离出颈总动脉、迷走神经、交感神经和减压神经,其中迷走神经最粗(直径约1 mm),交感神经次之,减压神经最细。仔细游离两侧迷走神经,并在其下穿线备用(图2-3-16)。

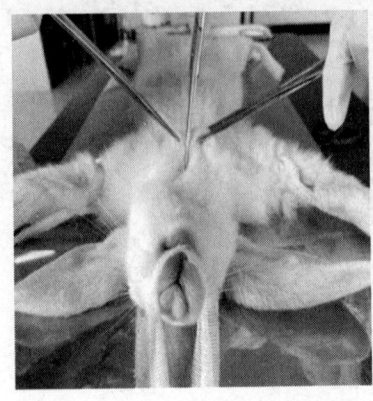
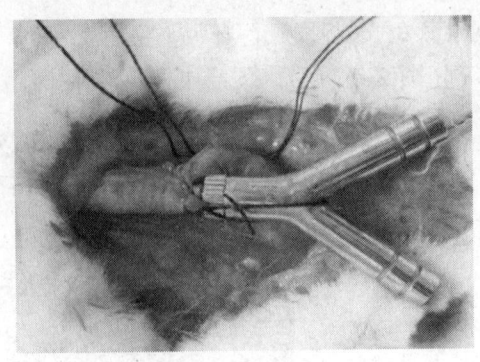

图 2-3-15　家兔气管插管
A 剪开颈部皮肤　B 气管插管

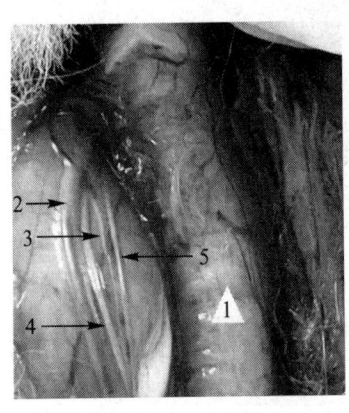
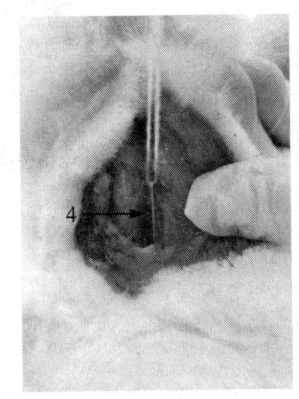

图 2-3-16　分离迷走神经
1.气管　2.颈总动脉　3.减压神经　4.迷走神经　5.交感神经

（3）左侧颈总动脉插管：分离覆于气管上的胸骨舌肌和侧面斜行的胸锁乳突肌及颈动脉鞘。在气管左侧深处，用左手示指和中指顶起颈动脉鞘，右手持玻璃分针纵行分离左侧颈总动脉，在其下穿2根线备用，结扎远心端，用动脉夹夹住近心端（结扎处与夹闭处距离尽可能长些），用眼科镊托在动脉下，用眼科剪在靠远心端结扎处的动脉上剪一斜口，斜口深度约占动脉周径的1/3，随后把动脉插管插入近心端动脉内（插管前动脉插管内充满肝素）。插管时斜面朝上，插入血管后斜面朝下，用另一根备用线固定（图2-3-17）。松开动脉夹，用颈动脉导管连接压力换能器正方开口以记录血压。

（4）分离坐骨神经：剪除左后肢大腿背侧的毛发，切开皮肤，分离股二头肌与半膜肌。在两条肌肉的深部找到白色的坐骨神经，穿一丝线结扎，于结扎线的远心端剪断备用（图2-3-18）。

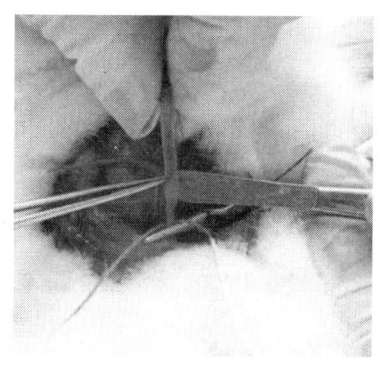 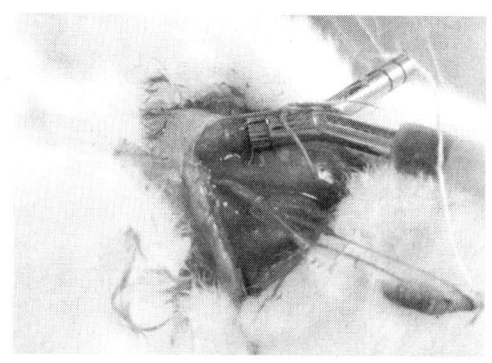

图 2-3-17　左侧颈总动脉插管

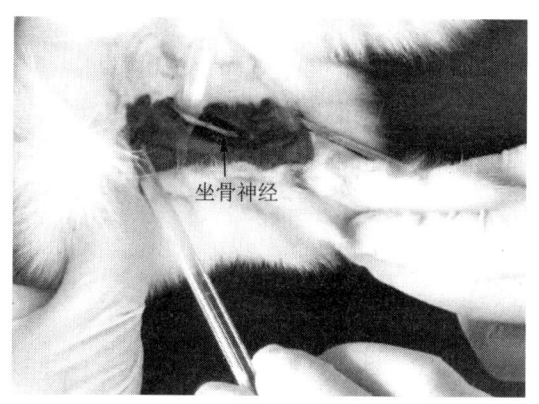

图 2-3-18　分离家兔左后肢坐骨神经

5.仪器连接

步骤如下。

(1)把压力换能器与 MedLab 生物信号采集处理系统的相应通道连接,设置仪器参数,采样并观察血压曲线。

(2)把呼吸换能器连接家兔后与 MedLab 生物信号采集处理系统的相应通道连接,设置仪器参数,观察呼吸运动曲线。也可暴露膈肌,将张力换能器连于 MedLab 生物信号采集处理系统,记录呼吸运动变化曲线。

6.观察项目

具体项目如下。

(1)正常曲线:描记一段正常呼吸运动和血压曲线,仔细辨认呼吸曲线和血压曲线波形的特点。

(2)缺氧:将气管插管的一侧与装有氮气的球胆相连,夹闭气管插管的另一侧,打开球胆管的皮夹子,让家兔吸入氮气,以达到缺氧的目的。观察此时血压和呼吸运动的变化。

(3)增加吸入气中的 CO_2 浓度:将装有 5% CO_2 的球胆与气管插管连接,打开球胆管的皮夹子,使 CO_2 随吸气冲入气管,增加吸入气中的 CO_2 浓度,让家兔吸入球囊内高浓度的 CO_2 气体若干毫升,观察此时血压和呼吸运动的变化。

(4) 增加血液 H^+ 浓度:用 5 mL 注射器由耳缘静脉注射 3% 乳酸溶液 2 mL,观察此时血压和呼吸运动的变化。

(5) 静脉注射肾上腺素:由家兔耳缘静脉注射 0.01% 肾上腺素 0.2~0.3 mL,观察此时心率、血压和呼吸运动的变化。

(6) 静脉注射氨基甲酸乙酯:由兔耳缘静脉注射 20% 氨基甲酸乙酯溶液 0.2~0.3 mL,观察此时心率、血压和呼吸运动的变化。

(7) 刺激坐骨神经:用刺激强度和频率不同的电流刺激坐骨神经的向心端,观察此时心率、血压和呼吸运动的变化。

(8) 刺激迷走神经:描记一段家兔正常呼吸运动曲线。结扎两侧迷走神经,先切断一侧迷走神经,观察血压和呼吸运动发生何种变化。再切断另一侧迷走神经,观察呼吸运动有何变化。用不同频率的电刺激刺激迷走神经中枢端,观察切断迷走神经后血压和呼吸运动发生何种变化。

六、实验注意事项

(1) 注射过程中注意观察动物肌张力、呼吸频率及角膜反射等生命体征的变化,防止麻醉过深导致动物死亡。

(2) 气管插管前应先将气管清理干净后再进行插管,实验过程中一旦发现家兔呼吸异常,气管插管中分泌物过多,要及时清理分泌物。

(3) 手术过程中要观察,防止家兔失血过多;游离神经时要小心;注意给家兔保暖,以防止肌电干扰。

(4) 在进行每一项观察时,应待呼吸运动和血压基本恢复正常后再进行下一项操作。

(5) 进行缺氧和 CO_2 浓度增加的实验项目时,气流速度不宜过快,时间不能太久,以免影响呼吸运动,干扰实验结果。

七、思考题

(1) 影响血压的因素有哪些?如何产生影响?

(2) 针对本次实验的观察结果,解释其变化的产生原因。

(胡瑞瑞)

影响动脉血压与呼吸运动的综合因素实验报告

姓名_____ 班级_____ 学号_____
实验室(组)_____ 日期_____ 室温_____

实验目的：

实验对象：

实验结果：

表 2-3-5　影响动脉血压与呼吸运动的综合因素实验结果记录表

	心率	呼吸曲线	血压曲线
①正常曲线			
②缺氧			
③增加吸入气中 CO_2 浓度			
④增加血液 H^+ 浓度			
⑤静脉注射肾上腺素			
⑥静脉注射乌拉坦			
⑦刺激坐骨神经			
⑧剪断一侧迷走神经			
⑨剪断双侧迷走神经			
⑩电刺激迷走神经中枢端			

结果分析和讨论：

实验结论：

实验成绩_____
教师签名_____ 日期_____

项目六 家兔呼吸衰竭模型复制

> **案例导学与分析**
>
> 患者,男,78岁,有55年吸烟史,慢性支气管炎病史15年,肺气肿病史8年,长期咳喘,活动后加重,呼吸困难2天入院。查体:桶状胸,双肺呼吸音粗,可闻及痰鸣音,口唇发绀。X线检查显示:双肺布满片状阴影。实验室检查:WBC 12.1×10^9/L,PaO_2 40 mmHg,PCO_2 60 mmHg。
>
> 分析:
> 1.从血气分析上看,该患者出现了哪种类型的呼吸衰竭?
> 2.可能是什么原因造成的呢?

一、实验目的

(1)掌握不同类型呼吸衰竭时血气及呼吸的变化,并分析其发生机制。

(2)熟悉复制Ⅰ型与Ⅱ型呼吸衰竭模型的方法。

(3)了解动脉采血和血气测定的方法。

(4)掌握血气分析取血的方法。

(5)培养初步判断呼吸衰竭的能力;能根据患者的血气分析及呼吸表现进行分析解释,并与家属和患者进行有效沟通,指导其进行照护。

二、实验原理与临床应用

患者,男,78岁,有55年吸烟史,慢性支气管炎病史15年,肺气肿病史8年,长期咳喘,活动后加重,呼吸困难2天入院。查体:桶状胸,双肺呼吸音粗,可闻及痰鸣音,口唇发绀。X线检查显示:双肺布满片状阴影。实验室检查:WBC 12.1×10^9/L,PaO_2 40 mmHg,PCO_2 60 mmHg。由血气分析上看,该患者出现了Ⅱ型呼吸衰竭。

呼吸功能不全是指在安静状态下,外呼吸功能严重障碍,导致动脉血氧分压(PaO_2)降低,伴或不伴有动脉血二氧化碳($PaCO_2$)增高的病理生理过程。而呼吸衰竭是呼吸功能不全的失代偿阶段,以 PaO_2 低于 60 mmHg,$PaCO_2$ 高于 50 mmHg 作为判断呼吸衰竭的标准。按血气分析来分,可将呼吸衰竭分为Ⅰ型呼吸衰竭(PaO_2 降低,不伴有 $PaCO_2$ 增高)和Ⅱ型呼吸衰竭(PaO_2 降低,伴有 $PaCO_2$ 增高)。

本次实验中,通过动物窒息的方法,O_2 吸入不足和 CO_2 排出障碍,复制Ⅱ型呼吸衰竭模型；用高渗葡萄糖溶液造成肺泡毛细血管损伤，复制Ⅰ型呼吸衰竭模型。

三、实验对象

家兔（体重 2.5 kg 左右，雌雄不拘）。

四、实验器材与试剂

1. 器材

MedLab 生物信号采集处理系统、哺乳类动物手术器械 1 套、家兔手术台、张力换能器、水检压计、弹簧夹、连接三通的动脉插管、气管插管、注射器（1 mL、2 mL、5 mL、10 mL、20 mL）、针头（6 号、9 号、16 号）、血气分析仪。

2. 试剂

20%氨基甲酸乙酯溶液、10%葡萄糖溶液、1%普鲁卡因溶液、0.5%肝素生理盐水、生理盐水。

五、实验步骤

1. 麻醉家兔

家兔称重后，由兔耳缘静脉缓慢注入 20%氨基甲酸乙酯溶液（按 5 mL/kg 体重剂量）进行麻醉（图 2-3-19），在麻醉药缓慢注入的过程中，家兔会由站立逐渐转变为半卧位。此时，检查麻醉深度，用手牵拉家兔的四肢，若出现软弱无力，同时角膜反射消失，说明麻醉较为合适，应停止给药。

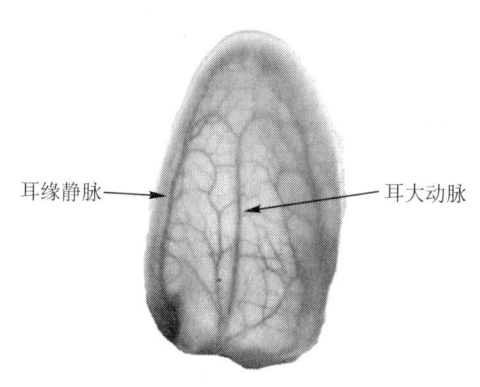 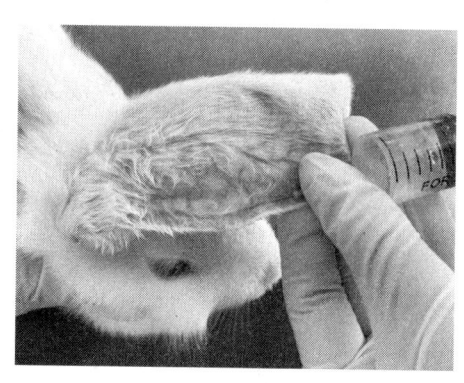

图 2-3-19　家兔耳缘静脉麻醉

A 耳缘静脉示意图　B 耳缘静脉注射

2. 固定家兔

观察家兔腹式呼吸，待呼吸平稳后，将家兔仰卧位放于兔手术台上，用缚兔带固定四肢及头部(图2-3-20)。颈部放正,必要时可适当垫高颈部,以便于手术。

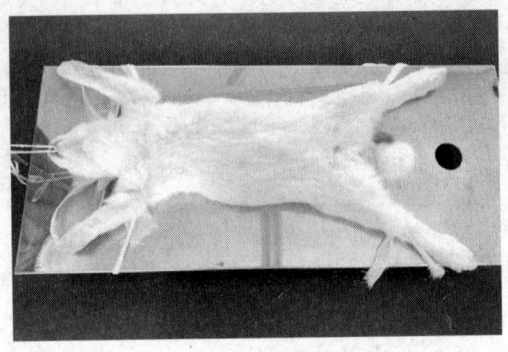

图 2-3-20　固定家兔

3.手术

步骤如下。

(1)暴露气管并进行气管插管:剪掉颈部前面的毛,助手用皮钳夹住颈部正中甲状软骨下的皮肤,主刀拿手术剪剪开一小口,再将组织钳插入小口,张开挑起皮肤,钝性分离皮下组织,用手术剪将切口扩大到6 cm左右,用组织钳逐层分离皮下组织和肌肉,暴露并分离气管,注意分离开气管与食管,在气管下面穿一根线备用。主刀在甲状软骨下3、4软骨环之间做一倒"T"形切口,确保插管通畅后插入气管插管并固定插管(图2-3-21)。

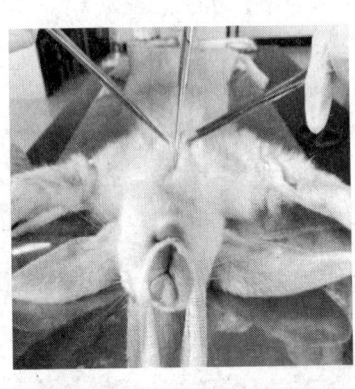
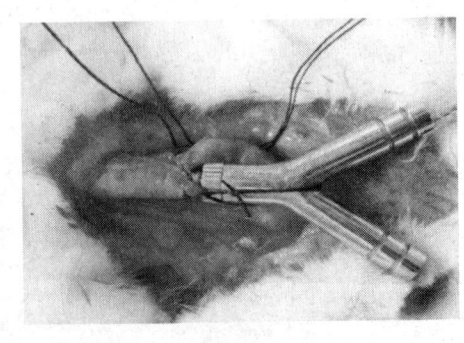

图 2-3-21　家兔气管插管
A 剪开颈部皮肤　B 气管插管

(2)左侧颈总动脉插管:分离覆于气管上的胸骨舌肌和侧面斜行的胸锁乳突肌及颈动脉鞘,在气管左侧深处,用左手示指和中指在颈部皮肤下向上顶起颈动脉鞘,右手持玻璃分针纵行分离左侧颈总动脉,在其下穿2根线备用,结扎远心端,用动脉夹夹住近心端(结扎处与夹闭处距离尽可能长些),用眼科镊托在动脉下,用眼科剪在靠远心端结扎处的动脉上剪一斜口,斜口深度约占动脉管径的1/3,随后把动脉插管插入近心端动脉内

(插管前,动脉插管内充满肝素)。插管时斜面朝上,插入血管后斜面朝下,用另一根备用线固定(图2-3-22)。松开动脉夹,用颈动脉导管连接压力换能器正方开口以记录血压。

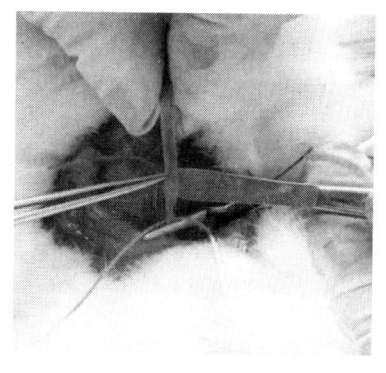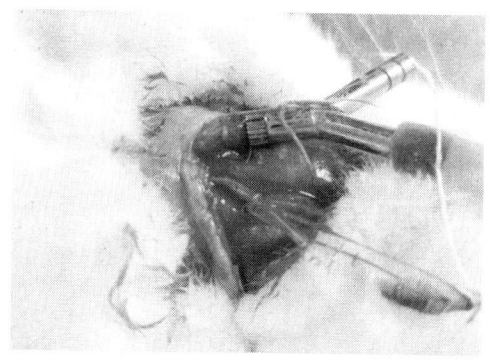

图 2-3-22　左侧颈总动脉插管

4. 仪器连接

连接 MedLab 生物信号采集处理系统,描记正常的呼吸、血压曲线,测量血压、心率以及呼吸频率和幅度。

5. 取血及血气分析

用 2 mL 注射器抽出动脉导管内的死腔液,随即用预先以肝素生理盐水溶液浸润管壁的 1 mL 注射器取血 0.3~0.5 mL(依血气分析仪要求而定),取下注射器,迅速套上带橡皮塞的针头,立即送作血气分析,测 PaO_2、$PaCO_2$、pH 值。

6. 复制窒息模型

步骤如下。

(1)用弹簧夹将套在气管插管上的橡皮管夹闭完全,造成动物窒息 10 min 后取动脉血 1 mL 作血气分析,并观察兔唇颜色、呼吸频率、幅度及变化曲线。

(2)去除弹簧夹,约 10 min 后,再次观察兔唇颜色、呼吸频率、幅度及变化曲线,直至呼吸恢复正常。

7. 高渗葡萄糖溶液引起肺水肿

步骤如下。

(1)抬高兔头约 30°,保持气管位于正中部位。

(2)用 5 mL 注射器取 10%葡萄糖溶液 1~2 mL(剂量大小依动物大小而定),将针头插入气管内,缓慢匀速将高渗葡萄糖溶液滴入气管(5 min 左右滴完),造成渗透性肺水肿。同时观察兔唇颜色、呼吸频率、幅度及变化曲线。5 min 后,放平兔台,取动脉血 1 mL 作血气分析。

(3)当出现明显血气及呼吸变化后,处死动物,打开胸腔,在气管分叉处结扎气管,取出肺脏,称重,计算肺系数。

$$肺系数 = 肺重量(g)/家兔体重(kg)$$

六、实验注意事项

(1) 手术过程中,操作应尽量避免过多出血,注意结扎小血管。
(2) 压力换能器测定压力时一定要排空气泡,避免影响实验结果。
(3) 高渗葡萄糖复制肺水肿时,葡萄糖溶液一定要沿气管分叉处缓慢滴入。

七、思考题

(1) 试分析窒息和肺水肿引起呼吸衰竭的发生机制。
(2) 实验中,窒息和肺水肿的血气指标差异说明了什么?

(胡瑞瑞)

家兔呼吸衰竭模型复制实验报告

姓名_____ 班级_____ 学号_____
实验室（组）_____ 日期_____ 室温_____

实验目的：

实验对象：

实验结果：

表 2-3-6　家兔呼吸衰竭模型复制实验结果记录表

	心率（次/分）	血压（mmHg）	呼吸（次/分）	呼吸幅度	pH值	$PaCO_2$	PaO_2	SB	AB	BB	BE
正常											
窒息											
肺水肿											

结果分析和讨论：

实验结论：

实验成绩_____
教师签名_____ 日期_____

项目七 尿生成的影响因素及利尿药的作用

> **案例导学与分析**
>
> 患者,周女士,58岁,无明显诱因出现口干、多饮、多食、多尿、体重减轻,经当地医院检查,空腹血糖15.8 mmol/L,糖化血红蛋白10.2%,被诊断为"2型糖尿病"。
>
> 分析:
> 1.血糖的正常范围是多少?
> 2.为什么周女士会出现多尿的现象?

一、实验目的

(1)掌握神经体液因素对尿量的影响及常见利尿药的作用机制。

(2)熟悉肾小球有效滤过压及肾小管重吸收功能,观察血压与尿量的变化。

(3)了解膀胱插管的操作方法、尿液计滴的方法。

(4)熟练掌握导尿管或膀胱套管的使用方法;熟悉计滴器的使用方法。

(5)培养初步判断影响尿生成因素的能力;能根据患者尿量的变化进行分析解释,并与家属及患者进行有效沟通,指导其进行照护。

二、实验原理与临床应用

患者,周女士,58岁,无明显诱因出现口干、多饮、多食、多尿、体重减轻,经当地医院检查,空腹血糖15.8 mmol/L,糖化血红蛋白10.2%,被诊断为"2型糖尿病"。出现尿量增多的主要原因是血糖水平过高,形成渗透性利尿。

尿生成的基本过程包括肾小球滤过、肾小管和集合管重吸收和分泌。原尿量的多少主要取决于有效滤过压,此外,还有滤过膜的面积及通透性和肾血浆流量,每人每天产生原尿量约180 L,但终尿量仅为1~2 L,其中99%的水被肾小管和集合管重吸收。终尿量的多少不仅取决于原尿量的多少,还取决于肾小管与集合管的重吸收,其中肾小管与集合管的重吸收是影响终尿的主要因素。

尿液在产生的过程中,受到各种神经、体液因素及自身调节因素的影响。

在体液调节中,抗利尿激素(ADH)由下丘脑视上核和室旁核的神经内分泌细胞分泌,由下丘脑垂体束运送至神经垂体储存,当机体需要时释放入血,到达靶器官(肾),作用于远曲小管与集合管上皮细胞管周膜上V_2受体,形成水通道,提高远曲小管和集合管对水的通透性,促进水分的重吸收,使尿量减少。抗利尿激素的释放主要受血浆晶体渗透压和循环血量的调节。其中,血浆晶体渗透压是生理状态下的重要影响因素。醛固酮主要由肾上腺皮质球状带合成分泌,主要受肾素-血管紧张素系统和血 Na^+、血 K^+ 浓度的调节,主要作用于远曲小管和集合管,促进 Na^+、水的重吸收及 K^+ 的分泌。

正常情况下,神经系统对尿液生成影响比较小。在失血、休克、缺氧等应激状态时,肾交感神经兴奋,球旁细胞释放肾素,启动肾素-血管紧张素-醛固酮系统,醛固酮分泌增加,Na^+、水重吸收增加;入球小动脉收缩程度大于出球小动脉,肾小球毛细血管血压降低,有效滤过压降低,滤出的原尿量减少。除此之外,交感神经兴奋还可以促进近端小管及髓袢上皮细胞对 Na^+、水等物质的重吸收增加。

除此,尿液的生成还受肾内自身调节的影响。一方面是渗透性利尿,另一方面为球-管平衡。

肾小管重吸收的前提是肾髓质的高渗状态,外髓部的高渗主要原因是髓袢升支粗段主动重吸收 Na^+、Cl^- 而对水不通透,内髓部的高渗主要由髓袢升支细段 NaCl 的被动重吸收和尿素再循环形成。本次实验用到的呋塞米主要通过抑制髓袢升支粗段 NaCl 的重吸收,影响肾外髓部高渗的形成,进而影响到集合管对水的重吸收,产生利尿作用。高渗葡萄糖主要通过提高血液和原尿的渗透压,产生组织脱水和渗透性利尿作用。

三、实验对象

家兔(体重 2.5 kg 左右,雌雄不拘)。

四、实验器材与试剂

1. 器材

MedLab 生物信号采集处理系统、哺乳类动物手术器械 1 套、兔手术台、膀胱套管、保护电极、记滴器、带针头细塑料管 1 根、静脉输液装置 1 套、眼科剪、粗剪刀、动脉夹、5 mL 注射器 3 支、20 mL 注射器 2 支、留置针头 2 个、试管架、酒精灯、烧杯、纱布、丝线、手术灯、5~10 mL 试管 6 支、刻度吸管(5 mL)2 支、量筒(10 mL、50 mL)、缚兔带、三角烧瓶、滴定管、婴儿秤。

2. 试剂

20% 氨基甲酸乙酯溶液(乌拉坦)、0.01% 去甲肾上腺素、50% 葡萄糖溶液、0.1% 呋塞米溶液、班氏试剂、抗凝剂(肝素溶液或 3.8% 枸橼酸钠溶液)、生理盐水。

五、实验步骤

1. 麻醉家兔

给家兔称重后,由兔耳缘静脉缓慢注入 20% 氨基甲酸乙酯溶液(按 5 mL/kg 体重剂量)进行麻醉(图 2-3-23),在麻醉药缓慢注入的过程中,家兔会由站立逐渐转变为半卧位。此时,检查麻醉深度,用手牵拉家兔的四肢,若出现软弱无力,同时角膜反射消失,说明麻醉较为合适,应停止给药。

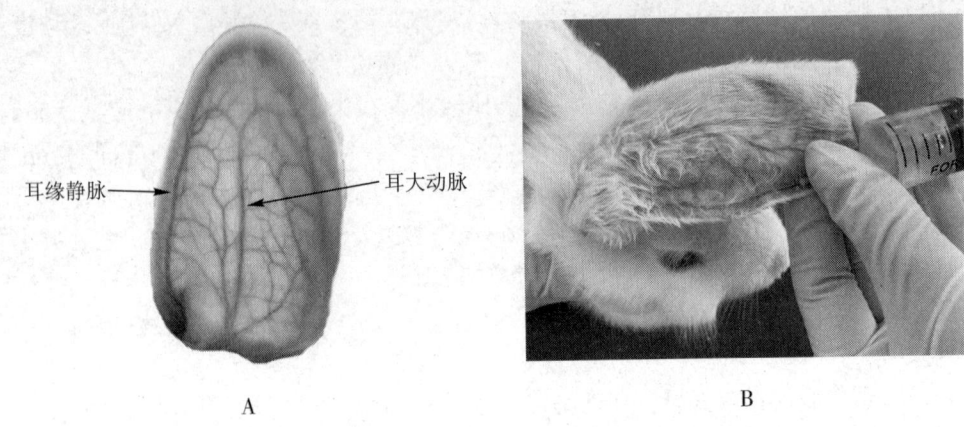

图 2-3-23　家兔耳缘静脉麻醉
A 耳缘静脉示意图　B 耳缘静脉注射

2.固定家兔

观察家兔腹式呼吸,待呼吸平稳后,将家兔仰卧位放于兔手术台上,用缚兔带固定四肢及头部(图 2-3-24)。颈部放正,必要时可适当垫高颈部,以便于手术。

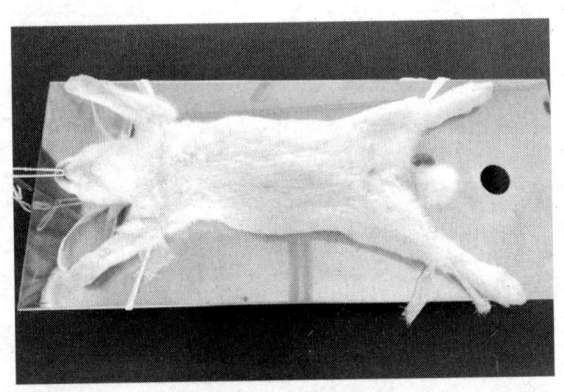

图 2-3-24　固定家兔

3.手术

步骤如下。

(1)左侧颈总动脉插管:剪掉颈部前面的毛,助手用皮钳夹住颈部正中甲状软骨下的皮肤,主刀拿手术剪剪开一小口,再将组织钳插入小口,张开挑起皮肤,钝性分离皮下组织。用手术剪将切口扩大到 6 cm 左右,助手用组织钳逐层分离皮下组织与肌肉,暴露气管进行气管插管。将气管左侧的肌肉组织进行牵引并拉开,即可在气管的深部找到颈动脉鞘,用左手示指和中指在皮肤外侧顶起颈动脉鞘,右手持玻璃分针纵行分离左侧颈总动脉,在其下穿2根线备用。结扎远心端,用动脉夹夹住近心端(结扎处与夹闭处距离尽可能长些),用眼科镊托在动脉下,用眼科剪在靠远心端结扎处的动脉上剪一斜口,斜口深度约占动脉周径的1/3。随后把动脉插管插入近心端动脉内(插管前,动脉插管内充满肝素),插管时斜面向上,插入血管后斜面向下,用另一根备用线固定(图2-3-25)。松开动脉夹,用颈动脉导管连接压力换能器以记录血压。

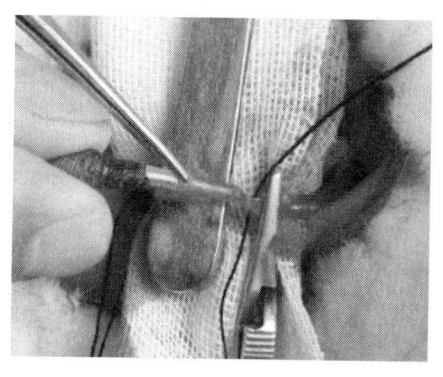
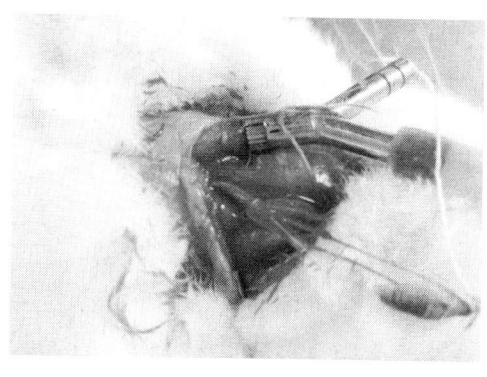

A

B

图 2-3-25　家兔气管、动脉插管示意图

A 动脉插管　B 气管、动脉插管

(2)分离右侧迷走神经:用以上方法找到右侧颈动脉鞘,仔细游离迷走神经,并在其下穿线备用(图2-3-26)。

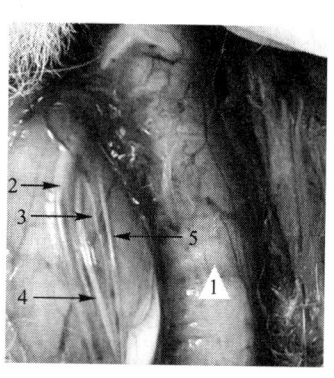

图 2-3-26　分离右侧迷走神经

1.气管　2.颈总动脉　3.减压神经　4.迷走神经　5.交感神经

(3)膀胱插管:剪除下腹部毛发,在耻骨联合向上前正中线切开皮肤4~6 cm,沿腹白线剪开腹壁肌肉,打开腹腔,暴露膀胱。先将膀胱轻轻拉至腹壁外,认真辨认膀胱和输尿

管的解剖位置,并在输尿管下方穿线备用。将膀胱翻向头端,用丝线结扎膀胱颈部,阻断尿道,避免尿液从尿道流出,然后将膀胱翻回尾端,用组织钳夹起膀胱前壁,在血管较少处剪一长约 1.5 cm 纵向切口,将充满生理盐水的膀胱插管插入膀胱,插管后膀胱随尿液流出而缩小,用丝线结扎牢固(图 2-3-27)。将膀胱套管连接到计滴装置上,用烧杯盛接由引流管流出的尿液,用温热的生理盐水纱布覆盖腹部伤口,及时关闭腹腔。

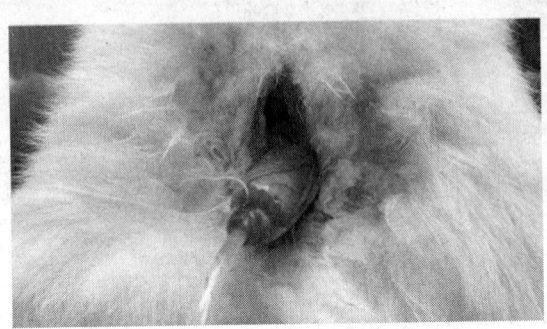

图 2-3-27 膀胱插管

4.仪器连接

按程序打开计算机及 MedLab 生物信号采集处理系统,检查血压描记、尿液记滴、时间描记及刺激标记等。

5.观察项目

具体项目如下。

(1)静脉快速输入 37 ℃生理盐水 30 mL,观察并记录血压及尿量变化。另取 1 mL 中段尿液置于试管中备用。

(2)取尿液 2 滴进行尿糖定性实验,然后耳缘静脉快速注入 50%葡萄糖溶液(按体重计算 2 mL/kg),在尿量明显增多时再取尿液 2 滴做尿糖定性实验。另取 1 mL 中段尿液置于试管中备用。

(3)静脉注入 0.1%呋塞米溶液(按体重计算 2 mL/kg),观察并记录血压及尿量的变化。尿量增多时,取 1 mL 置于试管中备用。

(4)静脉注入 0.01%去甲肾上腺素 0.5 mL,观察并记录血压及尿量的变化。

(5)剪断分离出的迷走神经,用保护电极以中等强度和频率(30 Hz、9.00 V、0.5 ms 的强度,持续时间 30 s)的电流刺激迷走神经外周端,观察并记录血压及尿量的变化。

(6)将前述放置的 1 mL 尿液进行钠离子浓度分析(见附注)。

(7)整理并记录曲线,将血压、尿量、尿糖、尿中钠离子的具体数据填入表中,并进行分析、讨论。

六、实验注意事项

(1)实验前应给兔多食菜叶及水。

(2)手术过程中,操作应尽量避免过多出血,腹部切口不宜太大,防止出现损伤性尿闭。

(3)插入膀胱套管时,避免尿液漏出过多,膀胱体积缩小而增加难度。

(4)由于本次实验耳缘静脉穿刺次数较多,应尽量注意保护耳缘静脉,穿刺时,应从耳尖开始,逐步移向耳根。

(5)在每项实验前,应记录血压和尿量作为对照,等该项实验效应消失后再进行下一项实验。

七、思考题

(1)简述尿液产生的基本过程。

(2)通过本次实验,试分析血压与尿量的关系。

(3)试比较葡萄糖和呋塞米的利尿作用机制和临床用途。

【附注】

1.尿糖定性实验

试管内先加入班氏试剂 1 mL,再加入尿液 2 滴,放置在酒精灯上加热煮沸。加热时,注意振荡试管,防止试管内液体煮沸时溢出管外。冷却后观察尿液和沉淀的颜色。如溶液的颜色由绿色转变成黄色或砖红色,表示尿糖实验阳性。

2.尿钠测定方法

尿钠测定采用火焰光度法,先将尿液标本稀释 100 倍(0.1 mL 尿液+去离子水 9.9 mL),用去离子水条火焰光度计 0 点,然后测出尿液标本光密度,用标准曲线计算尿钠(标准曲线已由准备室做好)。

尿钠含量=尿钠浓度×尿量

(胡瑞瑞)

尿生成的影响因素及利尿药的作用实验报告

姓名_____ 班级_____ 学号_____
实验室(组)_____ 日期_____ 室温_____

实验目的：

实验对象：

实验结果：

表 2-3-7　尿生成的影响因素及利尿药的作用实验结果记录表

药物	血压(mmHg)		尿量(滴/分)		尿糖(-/+)		尿 Na^+(mmol/L)	
	前	后	前	后	前	后	前	后
①静脉注射生理盐水(30 mL)								
②静脉注射 50%葡萄糖(2 mL/kg)								
③静脉注射 0.1%呋塞米(2 mL/kg)								
④刺激迷走神经(外周端)								
⑤静脉注射 0.01%去甲肾上腺素(0.5 mL)								

结果分析和讨论：

实验结论：

实验成绩_____
教师签名_____ 日期_____

项目八　临床案例讨论

临床案例讨论的目的是将学过的生理学、病理生理学及药理学、病理解剖学等知识与解决实际问题结合起来，做到学以致用，为今后预防、诊断及治疗疾病奠定理论基础。本书所用案例均改编自临床实际病例，请针对案例后的问题，结合基础医学相关理论，探讨病例中出现的症状、体征、检查结果等产生的原因是什么。

案例一

患儿，男，4岁，家住西藏，因"发热6天，咳嗽、气促4天"入院。6天前无明显诱因开始出现发热，体温最高为38.7 ℃，无抽搐、皮疹、关节肿痛，予口服退热药后体温可降至正常，但有反复；4天前患儿开始咳嗽，程度稍剧烈，伴有咳白痰，有气促，无喘息、发绀、呼吸困难，稍有流涕，不伴有唇周发绀。至我院门诊就诊，予口服"阿奇霉素干混悬剂、小儿氨酚黄那敏颗粒、氨溴特罗口服液"治疗，患儿仍有咳嗽，伴有气促、乏力。今日至我院门诊复诊，查胸片考虑"双肺感染"，现拟"支气管肺炎"收住院进一步诊治。起病以来，患儿精神、睡眠欠佳，胃纳欠佳，诉脐周疼痛，程度不剧烈，无腹胀、腹泻，大小便正常，体重变化不详。

查体：体温38.1 ℃，脉搏172次/分，呼吸68次/分，体重13.0 kg，身高100 cm。发育正常，营养欠佳，神清，精神欠佳，急性病容。全身皮肤黏膜稍干燥，未见皮疹、出血点。双侧颈后可触及数个黄豆大小淋巴结，质地软，边界清，可活动，无触痛。双眼睑无浮肿，睑结膜无充血，巩膜无黄染，双侧瞳孔等大等圆，外耳道未见异常分泌物，双侧鼻腔见少量分泌物，无鼻阻，口唇稍干燥，唇周发绀，咽部充血，双侧扁桃体一度肿大，未见分泌物。颈软，气管居中，甲状腺无肿大。呼吸急促，可见吸气性三四征，双肺呼吸音粗，可闻及大量细湿啰音。心律齐，心音有力，心前区未闻及杂音。腹软不胀，未触及包块，肝于右肋下约1 cm可触及，质地软，边锐；脾肋下未扪及，肠鸣音6次/分。四肢肌力、肌张力正常。Brudzinski征、双侧Kernig征均阴性。足底毛细血管再充盈时间小于3 s。

辅助检查：血常规：白细胞$7.1×10^9$/L，中性粒细胞62.1%（50%~70%），淋巴细胞32.8%（20%~40%），血红蛋白156 g/L（120~160 g/L），血小板$182×10^9$/L，CRP<10 mg/L；胸部正位片：两肺野见片絮状密度增高影，肺门结构增浓，考虑双肺感染；超声心动图：室间隔、左室后壁、右室前壁增厚，主肺动脉增宽，三尖瓣中量反流，肺动脉高压（中度，69 mmHg），肺动脉瓣少量反流，心动过速，左侧冠状动脉内径约2.6 mm，右侧冠状动脉内径约2.3 mm。经皮氧饱和度31%（未吸氧情况下）。

案例一问题与思考：

(1)该患儿的临床诊断是什么？请阐明诊断依据。

(2)需与哪些疾病进行鉴别诊断?
(3)需进一步完善哪些检查?
(4)该患儿病情危重,是否考虑立即实施抢救,抢救措施有哪些?

案例二

某工地工人不小心被卷扬机卷住左下肢,胸腹部伏至卷扬机上,导致左下肢疼痛、出血,出血量约 200 mL 以上,工友拨打 120 后送医院救治。

入院后查血压 90/70 mmHg,脉搏 90 次/分。查胸腹部 CT、左下肢骨 X 光片及血管彩超后给予吸氧、心电监护、呼吸机辅助呼吸、输液等治疗。

查体:体温 36.0 ℃,血压 80/43 mmHg,脉搏 140 次/分,呼吸 13 次/分,血氧饱和度 99%。查体较配合,面色及口唇苍白,全身皮肤湿冷,自入院以来无尿。左侧胸壁塌陷,左侧股骨远端、胫骨近端均穿透皮肤外露。出血多,出血量在 400 mL 以上。骶尾部及双侧大腿内侧可见大片青紫瘀斑。立即开通深静脉通道,给予制动、止血等治疗。

患者收缩压低至 70 mmHg,心率 140~150 次/分波动,立即给予多巴胺、去甲肾上腺素针静脉泵入升压,并加压补液,紧急予 400 mL 血浆及 4 U 红细胞静脉输注,纠正休克。

查红细胞 $2.19×10^{12}$/L,血红蛋白 67 g/L,行腹腔穿刺抽出不凝血,建议手术治疗,继续纠正休克及贫血,维持循环。

患者在全麻下行"脾脏摘除术+左股骨下端、左胫骨中上段粉碎性骨折切开复位内固定术",术后转入介入手术室行血管造影,了解足背血管情况。患者突然出现血氧饱和度降至 40%,血压下降,立即持续泵入去甲肾上腺素、多巴胺、肾上腺素维持血压,待生命体征平稳后行左下肢动脉造影及切开取栓术。因病人再次出现生命体征不稳定,遂终止手术。

查体:体温 36.2 ℃,血压 81/52 mmHg,脉搏 115 次/分。麻醉状态下未清醒,面色苍白,全身皮肤湿冷。行左股动静脉离断吻合等手术后入 ICU。

查体:体温 38.1 ℃,血压 95/60 mmHg。实验室检查:RBC $3.37×10^{12}$/L,Hb 99 g/L,WBC $14.59×10^9$/L,中性粒细胞(N) $12.98×10^9$/L,PLT $52×10^9$/L,CRP 47 mg/L。PT 22.3 s(8.8~12.8 s),APTT 65 s(28~42 s),TT 20.58 s(10.0~18.0 s),Fg 0.98 g/L(2.00~4.40 g/L),D-二聚体 36.35 mg/L(0~0.55 mg/L)。提示患者凝血功能障碍,给予抗凝、改善微循环等治疗,密切监测凝血四项和 D-二聚体。当晚查凝血功能有所好转。

第二天早上 6 时 27 分,患者出现气急,自述胸闷,呼吸困难,加大氧流量,给予镇痛镇静药。6 时 40 分患者呼吸困难加重,胸闷,口唇发绀,血氧饱和度下降,呼吸 35~40 次/分波动,脉搏 138 次/分,血压 105/60 mmHg。血气分析结果:pH 7.5,PaO_2 40 mmHg,$PaCO_2$ 35.3 mmHg。X 光片:双肺纹理增粗,左肺出现斑片状阴影,肺间质水肿。立即上呼吸机进行呼气末加压通气,缓解患者呼吸困难。

案例二问题与思考:
(1)该患者属于何种类型休克?

(2)本病例出现哪些主要病理过程？发生机制是什么？
(3)针对该患者的病情进展情况如何与患者家属沟通？

案例三

患者，男，66岁，患糖尿病15余年，突发昏迷而入院。体格检查：血压91/50 mmHg，脉搏105次/分，呼吸深大，28次/分，有烂苹果味。实验室检查：血糖17 mmol/L，血酮体5.0 mmol/L，血K^+ 5.6 mmol/L，血Na^+ 160 mmol/L，血Cl^- 104 mmol/L；血气分析结果：pH值7.10，$PaCO_2$ 29 mmHg，SB 10.8 mmol/L，AB 9.8 mmol/L，BE-17.0 mmol/L；尿检结果：酮体(+++)，糖(++++)。心电图示传导阻滞。入院后给予补液、抗生素、胰岛素等抢救6 h后，患者神志清醒，呼吸平稳。重复上述检查项目，除血K^+偏低外，其他项目均接近正常。

案例三问题与思考：
(1)该患者发生了哪种类型酸碱平衡紊乱？发病原因是什么？
(2)血气指标的变化说明什么？
(3)请试分析患者昏迷、血压降低及心脏传导阻滞的原因。

案例四

某铁路检修工人，已退休，吸烟史20余年，患阻塞性肺气肿10余年，曾反复住院。本次因胸闷、气促加剧而入院。体格检查：患者口唇发绀，呼吸困难，桶状胸，双肺可闻及湿啰音，WBC 6.9×10^9/L，中性粒细胞(N)7.5×10^9/L，C-反应蛋白(CRP) 18 mg/L。血气分析：pH 7.10，PaO_2 50 mmHg，$PaCO_2$ 62 mmHg，AB 26.4 mmol/L，AB>SB。

案例四问题与思考：
(1)该患者发生了何种类型酸碱平衡紊乱？发病原因是什么？
(2)血气指标的变化说明什么？

案例五

患者，女，患十二指肠溃疡病3年，因进食呕吐1周入院。呕吐物有腐败酸臭味，入院时精神恍惚，嗜睡，皮肤干燥松弛，眼窝凹陷，呈中度脱水征。血气分析结果：pH 7.49，$PaCO_2$ 48 mmHg，HCO_3^- 45 mmol/L，BE+ 8.7 mmol/L。血液生化检查：K^+ 3.3 mmol/L，Na^+ 158 mmol/L，Cl^- 90 mmol/L。

案例五问题与思考：
(1)该患者发生了哪种类型酸碱平衡紊乱？原因和机制是什么？
(2)如何分析该患者的血气变化？
(3)该患者有无水、电解质代谢紊乱？
(4)请为患者拟定合理的治疗方案。

案例六

患者,年轻女性,在公交车站等车时突感呼吸困难,大口呼吸,全身发麻,手脚抽搐,即刻被送往医院救治。血气分析:pH 7.50,PaO_2 70 mmHg,$PaCO_2$ 30 mmHg,BE -1.2 mmol/L,HCO_3^- 22 mmol/L。血液生化指标:K^+ 4.5 mmol/L,Na^+ 134 mmol/L,Cl^- 100 mmol/L。

案例六问题与思考:

(1)该患者发生了何种酸碱平衡紊乱?原因和机制是什么?

(2)如何分析该患者的血气变化?

案例七

患者,女,62岁,肺心病15年,入院主诉胸闷、气促伴胸痛。体格检查:血压165/90 mmHg,双肺有哮鸣音,脚踝部有指压性凹陷。血气分析结果示:pH值7.32,$PaCO_2$ 70 mmHg,PaO_2 53 mmHg,HCO_3^- 31 mmol/L。心电图示心室颤动。

案例七问题与思考:

(1)该患者发生了何种类型酸碱平衡紊乱?

(2)引起病人心室纤颤的最可能原因是什么?

(3)对该患者的处理原则中最重要的是什么?

案例八

患者,女,36岁,孕32周。因胎盘早期剥离急诊入院。

既往史:18个月前曾剖宫产1健康女婴。本次妊娠期间无明显不适。查体:血压80/50 mmHg,脉搏100次/分,细数,呼吸20次/分;患者昏迷,牙关紧闭,手足强直;眼球结膜有出血斑,身体多处有瘀点、瘀斑,阴道流血,出血量在1 000 mL以上,流出血不凝固;尿少。

实验室检查:RBC $2.7×10^{12}$/L,Hb 70 g/L,外周血可见裂体细胞>6%;PLT $85×10^9$/L,PT 20.9 s(8.8~12.8 s),APTT 61.5 s(28~42 s),TT 23 s(10.0~18.0 s),纤维蛋白原1.78 g/L(2.00~4.40 g/L),D-二聚体34.42 mg/L(0~0.55 mg/L),鱼精蛋白副凝试验(3P试验)阳性;尿蛋白(+++),血尿(++);B超提示胎盘早剥;抽血化验病理学活体检查报告称血中有羊水成分及胎盘组织细胞。

案例八问题与思考:

(1)该患者发生DIC的病因有哪些?

(2)促使患者发生DIC的因素有哪些?

(3)该患者DIC的临床表现有哪些?

案例九

患者,女,妊娠38周,伴下腹痛4 h入院。体温36.5 ℃,血压150/100 mmHg,脉搏

88次/分,呼吸20次/分;10 h后分娩出1女婴,患者觉气促,心悸明显,心率130次/分,阴道大出血,血压降到90/60 mmHg,全身皮肤出血点逐渐增多呈片状。

案例九问题与思考:

(1)该患者实验室检查PLT 45×10^9/L,纤维蛋白原1.2 g/L,凝血酶原时间延长,3P试验(+)。考虑发生了什么病理过程?

(2)患者出现上述症状的诱发因素是什么?

(3)经治疗症状稳定后,患者长期衰弱乏力,反应迟钝,食欲减退,无乳汁分泌,脉搏缓慢,血压偏低。5个月后,患者出现闭经,阴道干燥,头发、眉毛稀疏,体重下降等表现。该患者可能发生了什么组织器官的功能障碍?

案例十

患者,男,70岁。因反复咳嗽、咳痰30余年,活动后气促5年,加重伴双下肢水肿一周入院。

曾确诊为"慢性支气管炎",患者有40余年吸烟史。

查体:T 37.5 ℃,P 109次/分,R 25次/分,BP 120/60 mmHg。口唇青紫,桶状胸,双肺可闻及干、湿性啰音。肝颈静脉回流征阳性,双下肢轻度凹陷性水肿。辅助检查:右室扩大,肺动脉高压,两肺门增大,左肺肺气肿。血气分析:pH 7.32,PaO_2 54 mmHg,$PaCO_2$ 65 mmHg。

案例十问题与思考:

(1)该患者的血气分析结果:PaO_2 54 mmHg,$PaCO_2$ 65 mmHg提示了什么?

(2)该患者双下肢水肿、右室扩大、肺动脉高压提示了什么?机制是什么?

案例十一

24岁孕妇在乡卫生院产下28周的男性早产儿,出生时有哭声,呼吸正常。但4 h后出现呼吸困难,呈进行性加重,患儿张口呼吸,吸气时胸骨上窝、锁骨上窝、肋间隙出现明显凹陷("三四征"),呼气时出现呻吟,面色逐渐出现青紫。出生后24 h转院到上级医院,胸部X片显示双肺弥漫性透光度降低,双肺可闻及细小啰音,血气结果:PaO_2 40 mmHg,$PaCO_2$ 60 mmHg。

案例十一问题与思考:

(1)该患儿出生后不久出现进行性呼吸困难最可能的原因是什么?说出你的判断理由。

(2)该患儿为什么吸气时胸骨上窝、锁骨上窝、肋间隙出现明显凹陷?

(3)该患者出现低氧血症最主要的原因是什么?

(4)该患儿为什么面色青紫?

(5)假如你是当班医生,你将采取什么措施纠正低氧血症?

案例十二

患者,男,52岁。3天前进食牛肉0.25 kg,而后出现恶心、呕吐、神志恍惚、烦躁而急诊入院。患者患慢性肝炎10余年,4年前症状加重,4个月来,进行性消瘦、无力、憔悴、黄疸、鼻和齿龈易出血。体检:神志恍惚,步履失衡,烦躁不安,皮肤、巩膜深度黄染,肝肋下可触及、质硬、边钝,脾左肋下3横指,质硬,有腹水征。吞钡X线提示食道下静脉曲张。实验室检查:血氨88 μmol/L。入院后经静脉输注葡萄糖、谷氨酸钠、酸性溶液灌肠等,病情好转。第5天大便时患者突觉头晕、虚汗、心跳乏力,昏厥于厕所内。脸色苍白,脉细速,四肢湿冷,BP 8.0/5.3 kPa,第6天再度神志恍惚,烦躁尖叫,扑翼样震颤,解柏油样大便,继而昏迷。经降氨后症状无改善,乃静脉滴注左旋多巴1周,神志转清醒,住院47天,症状基本消失出院。

案例十二问题与思考:
(1)患者第一次"神志恍惚"的诱因是什么?机制是什么?
(2)患者入院治疗过程中再度"神志恍惚"的诱因是什么?机制是什么?
(3)该患者静脉滴注L-多巴1周,神志转清醒,该治疗方法可用肝性脑病的哪一种发病机制学说来解释?
(4)第5天大便时患者突觉头晕、虚汗、心跳乏力,昏厥于厕所内。脸色苍白,脉细速,四肢湿冷,BP 8.0/5.3 kPa。以上表现提示患者发生了什么病理过程?

案例十三

王某,男,18岁,高处坠落伤后5天,突发心慌、出汗2 h。患者5天前上树掏鸟窝,不慎由3 m高树上摔下,臀部着地,左季肋部受外物撞击。当时患者神志清楚,除受伤部位疼痛外,仍可行走。曾到卫生院检查:P 80次/分,BP 110/85 mmHg,胸、腹部X线透视未见明显异常,患者要求回家,医生同意不适随诊观察。2 h前用力解大便时突感心慌,浑身出虚汗,立即来院。

查体:P 118次/分,BP 78/60 mmHg,R 24次/分,T 37.8 ℃。神志清,面色苍白,四肢发冷,尿量减少,心肺未见异常,全腹压痛,左上腹为著,伴有轻度肌紧张、反跳痛。移动性浊音(+)。肠鸣音8次/分。辅助检查:血红蛋白80 g/L,WBC 11×10^9/L。

案例十三问题与思考:
(1)请做出临床诊断(诊断依据)。
(2)需要进一步做哪些检查?
(3)目前急救措施有哪些?

案例十四

患者,女,45岁,菜农。因于当日清晨4时在蔬菜温室为火炉添煤昏倒在温室里。2 h后被其丈夫发现,急诊入院。患者以往身体健康。体检:体温37.5 ℃,呼吸20次/分,脉搏110次/分,血压13.0/9.33 kPa(100/70 mmHg)。神志不清,口唇呈樱桃红色。其他无异常发现。实验室检查:PaO_2 12.6 kPa,血氧容量10.8 mL/dL,动脉血氧饱和度95%,HbCO 30%。入院后立即吸氧,不久醒。给予纠酸、补液等处理后,病情迅速好转。

案例十四问题与思考:
(1)该患者神志不清的原因是什么?简述发生机制。
(2)该缺氧类型是什么?有哪些血氧指标符合该类型缺氧的诊断?

案例十五

患者,女,30岁,患慢性肾小球肾炎10余年。近年来,尿量增多,夜间尤甚。前3天不洁饮食后频繁呕吐,进食困难而急诊入院。入院检查:血 Na^+ 142 mmol/L,血 K^+ 3.6 mmol/L,血 Cl^- 96.5 mmol/L,pH 7.39,$PaCO_2$ 43.8 mmHg(33~46 mmHg),HCO_3^- 26.3 mmol/L(21~27 mmol/L),内生肌酐清除率为正常值的24%。

案例十五问题与思考:
(1)该患者发生何种类型的肾功能衰竭?
(2)是否存在酸碱平衡和钾代谢紊乱?判断依据是什么?

案例十六

患者,男,18岁,学生,2天前因晨跑后淋雨受凉出现体温升高,体温达40.1 ℃,伴有寒战、咳嗽、咽痛、全身肌肉酸痛。当晚急诊入院,诊断为普通感冒。经服用退烧药后患者大汗淋漓,随后体温下降至37.5 ℃。

案例十六问题与思考:
(1)什么是体温?
(2)简述临床常用的测量体温部位及其正常值。
(3)机体如何维持正常体温?

案例十七

2岁患儿3天前上午诉"冷",畏寒,出现"鸡皮疙瘩"和寒战,皮肤苍白。当晚发热,烦躁,不能入睡,哭诉头痛、喉痛。次日,患儿思睡,偶有恶心、呕吐,尿少、色深。入院前半小时突起惊厥而急送入院。查体:T 41 ℃,P 116次/分,R 24次/分,BP 13.3/8 kPa。疲乏、嗜睡、重病容;面红,口唇干燥;咽部明显充血,双侧扁桃体肿大(++)。颈软。心率116次/分,律整。双肺呼吸音粗糙。实验室检查:WBC $17.4×10^9$/L,杆状2%,淋巴16%,酸性2%,分叶80%。入院后立即予物理降温、纠酸及抗生素等治疗。1 h后大量出汗,体温降至38.4 ℃。住院4天痊愈出院。

案例十七问题与思考：
(1)患儿发热的病因是什么？
(2)从患儿发病的过程看，是否有明显的时相分期？典型的发热时相如何分期？各期的临床特点是什么？
(3)患儿发热时为何会伴有寒战现象？又为何出现"鸡皮疙瘩"？
(4)如果患儿不入院治疗，体温是否会继续升高？为什么？

案例十八
患者，女，32岁，因结核性腹膜炎和肠梗阻住院手术，术后禁食，并连续做胃肠减压7天，共抽吸液体2 200 mL。平均每天静脉输注5%葡萄糖盐水2 500 mL，尿量2 000 mL。手术2周后，病人精神不振，面无表情，全身乏力，嗜睡，食欲减退，两下肢软瘫，两上肢活动不便。体检：体温37.8 ℃，脉搏86次/分，呼吸16次/分，血压12.0/8.26 kPa (90/62 mmHg)，四肢肌张力减退，两膝反射消失。实验室检查：血K^+ 1.7 mmol/L。
ECG显示：窦性心律，各导联T波低平，V3、V5有U波。立即开始每日给KCl(加入5%葡萄糖中滴注)，4天后，血钾升至4.6 mmol/L，一般情况好转，食欲增进，面带笑容，四肢活动自如，膝反射恢复，心电图显示正常。

案例十八问题与思考：
(1)该患者为什么会出现明显的神经肌肉症状和心电图改变？请从原因和发生机制两方面分析。
(2)给患者补钾直接静脉推注氯化钾溶液，可以很快提高血清钾浓度，能不能如此补钾？为什么？

案例十九
患儿，男，5岁，因腹泻5天，食少、多饮多尿、乏力2天入院。查体：神志不清，口唇发绀，腹膨隆，肠鸣音消失，四肢呈弛缓性瘫痪。实验室检查：血钠140 mmol/L，血钾2.31 mmol/L(3.5~5.5 mmol/L)，血氯97 mmol/L。

案例十九问题与思考：
(1)该患儿出现低钾血症的原因是什么？
(2)低钾血症对人体的主要危害及其机制是什么？
(3)该患儿出现腹膨隆，肠鸣音消失，四肢呈弛缓性瘫痪的可能原因是什么？

案例二十
患者，男，69岁，因交通事故被汽车撞伤腹部及髋部1 h就诊。入院时神志恍惚，X线片示骨盆线形骨折，腹腔穿刺有血液，血压8/5.3 kPa(60/40 mmHg)，脉搏140次/分。立即快速输血600 mL，给予止痛剂，并行剖腹探查。术中见肝脏破裂，腹腔内积血及血凝块共约 2 500 mL。术中血压一度降至零。又给以快速输液及输全血 1 500 mL。术后输 5%碳酸氢钠 700 mL。由于病人入院以来始终未见排尿,于是静脉注射呋塞米 40 mL,共 3 次。4 h 后,血压回升到 12/8 kPa(90/60 mmHg),尿量增多。次日病人稳定,血压逐步恢复正常。

案例二十问题与思考:
(1)本病例属何种类型的休克?简述其发生机制。
(2)在治疗中为何使用碳酸氢钠和呋塞米?

案例二十一

患者,男,25 岁,因急性黄疸型肝炎入院。入院前 10 天,患者开始感到周身不适,乏力,食欲减退,厌油,腹胀。5 天后上述症状加重,全身发黄而来院求治。体检:神志清楚,表情淡漠,巩膜黄染,肝脏肿大,质软。实验室检查:血红蛋白 100 g/L,白细胞 $3.9×10^9$/L,血小板 $120×10^9$/L。入院后虽经积极治疗,但病情日益加重。入院后第 10 天,腹部及剑突下皮肤出现瘀斑,尿中有少量红细胞,尿量减少,血小板 $50×10^9$/L。第 11 天,血小板 $39×10^9$/L,凝血酶原时间 30 s(正常对照 15 s),纤维蛋白原定量 2.4 g/L,经输血及激素治疗,并用肝素抗凝。第 13 天,血小板 $32×10^9$/L,凝血酶原时间 31 s,纤维蛋白原 1 g/L,继续在肝素化基础上输血。患者当日便血 600 mL 以上,尿量不足 400 mL。第 14 天,血小板 $30×10^9$/L,凝血酶原时间 29 s,纤维蛋白原 1 g/L,继续用肝素,输血,并加 6-氨基己酸,第 15 天,仍大量便血、呕血,血小板 $28×10^9$/L,凝血酶原时间 28 s,纤维蛋白原 0.8 g/L,3P 试验阳性(++),尿量不足 100 mL,血压下降,出现昏迷而死亡。

案例二十一问题与思考:
(1)患者发生了 DIC,导致此病理过程的原因和机制是什么?
(2)患者的血小板计数为什么进行性减少?凝血酶原时间为什么延长?纤维蛋白原定量为什么减少?3P 试验为什么阳性?
(3)患者发生出血的原因和机制是什么?
(4)患者发生少尿甚至无尿的原因是什么?

案例二十二

患者,男,28 岁,因活动后心悸、气促 10 余年,下肢浮肿反复发作 2 年,咳嗽 1 个月而入院。患者自幼起常感全身大关节酸痛。中学阶段,每逢剧烈活动时即感心慌、气喘,休息可缓解,且逐年加重。曾去医院治疗,诊断为"风心病"。近 2 年来,经常感到前胸部发闷,似有阻塞感,夜里常不能平卧,并逐渐出现下肢浮肿,时轻时重。近 1 个月来,常有发热,伴咳嗽和咳少量粉红色泡沫痰,胸闷、气急加剧。体检:体温 37.8 ℃,呼吸 26 次/分,脉搏 100 次/分,血压 14.7/10.6 kPa(110/80 mmHg)。

患者呈半卧位,面部及下肢浮肿,颈静脉怒张。两肺呼吸音粗,闻及散在干啰音,肺底闻及湿啰音。心尖冲动弥散,心界向两侧扩大,心音低钝,心尖区可闻及Ⅲ级粗糙吹风样收缩期杂音和舒张中期隆隆样杂音,肺动脉瓣区第二音亢进。腹软,肝-颈静脉反流征阳性。肝在肋下3 cm,质稍硬。实验室检查:血沉60 mm/h,Hb 100 g/L,RBC 3.8×10^{12}/L,WBC 8×10^9/L,中性粒细胞0.80×10^9/L,抗"O" 625 U,血Na^+ 123 mmol/L,血K^+ 3.8 mmol/L,其余化验正常。心电图:窦性心动过速,P波增宽,右室肥大。胸片示:心腰丰满,心脏呈梨形;两肺纹理增多。入院后积极抗感染,给予吸氧、强心、利尿、血管扩张剂及纠正水、电解质代谢紊乱等措施,病情逐渐得到控制。

案例二十二问题与思考:
(1)试述本例引起心力衰竭的原因、诱因和类型,其发生机理如何?
(2)患者早期症状通过休息和一般治疗即可缓解,为什么?
(3)本例患者出现了哪些水、电解质代谢方面的异常?发生机理如何?
(4)患者呼吸困难的表现形式属哪一种?发生机理如何?

案例二十三

患者,女,40岁。四天前因交通事故造成左侧股骨与尺骨骨折,伴有严重的肌肉损伤及肌肉内出血。治疗时,除给予止痛剂外,曾给予口服抗凝药,以防血栓栓塞。一天前晚上有轻度发热,现突然感到呼吸困难。体格检查:病人血压为18/12 kPa,心率110次/分,肺底部可听到一些啰音与散在的喘鸣音。血气分析:PaO_2 7 kPa,$PaCO_2$ 4.7 kPa,pH 7.46。肺量计检查:每分通气量(V)为9.1 L,肺泡通气量(VA)为4.1 L/分,为V的46%(正常应为60%~70%),生理无效腔为5 L/分,为V的54%(正常为30%~40%)。PaO_2在呼吸室内空气时为13.3 kPa,PA-aO_2为6.3 kPa,怀疑有肺内血栓形成,于是作了进一步检查:心排血量3.8 L/min(正常为4.8 L/min),肺动脉压8.7/6 kPa(正常为1.6~3.7/0.4~1.7 kPa),肺动脉造影显示右肺有两叶充盈不足。

案例二十三问题与思考:
(1)如何解释肺泡和动脉血间的氧分压差(PA-aO_2)增大?
(2)为什么本例出现缺氧而没有出现高碳酸血症?

案例二十四

患者,男,55岁,3个月来自觉全身乏力,恶心、呕吐,食欲缺乏,腹胀,常有鼻出血。近半月来腹胀加剧而入院。既往有慢性肝炎史。体检:营养差,面色萎黄,巩膜轻度黄染,面部及上胸部可见蜘蛛痣,腹部胀满,有明显移动性浊音,下肢轻度凹陷性水肿。实验室检查:红细胞3×10^{12}/L,血红蛋白100 g/L(10 g/dl),血小板61×10^9/L,血清凡登白试验呈双相阳性反应,胆红素51 μmol/L(3 mg/dl),血钾3.2 mmol/L,血浆白蛋白25 g/L(2.5 g/dl),球蛋白40 g/L(4.0 g/dl)。入院后给予腹腔放液及大量呋塞米等治疗,次日患者陷入昏迷状态,经应用谷氨酸钾治疗,神志一度清醒。以后突然大量呕血,输库血

100 mL,抢救无效死亡。

案例二十四问题与思考：
(1)该患者的原发病是什么？请说出诊断依据。
(2)分析该患者发生了哪些水、电解质和酸碱紊乱？
(3)分析该患者的凝血功能。
(4)分析该患者昏迷的发生机制及诱发因素。
(5)治疗措施上有无失误之处？提出你的正确治疗措施。

案例二十五

患者,男,30岁。3年前因着凉引起感冒、咽痛,出现眼睑、面部和下肢水肿,两侧腰部酸痛,尿量减少,尿中有蛋白、红细胞、白细胞及颗粒管型,在某院治疗两月余,基本恢复正常。约1年前,又出现少尿,颜面和下肢水肿,并有恶心、呕吐和血压升高,仍在该院治疗。好转出院后,血压持续升高,需经常服降压药,偶尔出现腰痛、尿蛋白、红细胞和管型。近1月来,全身水肿加重,伴气急入院。入院查体:全身水肿,慢性病容,体温37.8 ℃,脉搏92次/分,呼吸24次/分,血压20/13.3 kPa(150/100 mmHg)。心浊音界稍向左扩大,肝在肋缘下1 cm。实验室检查:24 h尿量450 mL,尿比重1.010～1.012,尿蛋白(++)。血液检查:红细胞$2.54×10^{12}$/L,血红蛋白74 g/L,血小板$100×10^9$/L;血浆蛋白50 g/L,其中白蛋白28 g/L,球蛋白22 g/L,血K^+ 3.5 mmol/L,血Na^+ 130 mmol/L,NPN 71.4 mmol/L,肌酐1 100 μmol/L。患者在住院5个月内采用抗感染、降血压、利尿、低盐和低蛋白饮食等治疗,病情未见好转。在最后几天内,血NPN 150 mmol/L,血压22.6/14.6 kPa(170/110 mmHg)。出现左侧胸痛,可听到心包摩擦音。经常呕吐,呼出气有尿味,精神极差,在住院后的第164天出现昏迷、抽搐、呼吸心搏骤停,抢救无效死亡。

案例二十五问题与思考：
(1)该患者病史中3年和1年前的两次发病与本次有无关系？从肾功能不全的发生发展角度试述整个发病过程的大致情景。
(2)就肾功能而言,本次入院时,应作何诊断？有何根据？住院后病情又如何发展？
(3)整个疾病过程中发生了哪些病理生理变化？这些变化是如何引起的？

案例二十六

患者,女,32岁,曾因"风湿性心脏病二尖瓣狭窄、关闭不全"入院治疗。5年前发现心房纤颤,近年来症状逐渐加重,在上坡或登楼梯时感到头晕、心悸、气短,休息后好转,最近症状进一步恶化,2周来有时夜晚入睡后感到气闷而惊醒,坐起喘气和咳嗽后减轻,3天前因感冒引起气喘加重而入院。

查体:体温37 ℃,心率146次/分,血压105/82 mmHg (14/10.9 kPa),呼吸26次/分,神志清楚,慢性病容,端坐呼吸,口唇明显发绀,颈静脉怒张,呼吸浅快,双肺水泡音。心尖抬举性搏动,心音强弱不等,节律不齐,心尖部可听到收缩期吹风样及舒张期隆隆样杂音。肝大于肋下 5 cm,有压痛。双下肢浮肿,腹水(+)。胸部 X 线片可见自肺门开始的蝶形云雾状阴影,肺纹理增多,双侧膈肌下移。心脏呈球形,向左右扩大。心电图显示心房纤颤、左心室劳损。多普勒超声心动图显示有二尖瓣狭窄和关闭不全,舒张期及收缩期左室壁包括膈面普遍肥厚及动力增强,左右心腔扩大。

案例二十六问题与思考:
(1)该患者心力衰竭的病因是什么?
(2)该患者近 3 天病情加重的原因是什么?心力衰竭最常见的诱发因素是什么?为什么?
(3)依据心力衰竭的发展过程分类该患者属于哪一类心力衰竭?依据心力衰竭的发病部位分类,该患者属于哪一类心力衰竭?
(4)病人的心率为什么会加快?这有什么利弊?
(5)该患者有心力衰竭的哪些临床表现?
(6)该患者存在哪些呼吸困难的表现形式?为什么会出现夜间阵发性呼吸困难?端坐姿势能否缓解呼吸困难?为什么?

案例二十七

患者,男,38 岁,近一年来出现反复的腹部绞痛,并向外阴及大腿内侧放射,疼痛发作时四肢冷、血压下降。近半年来出现食欲缺乏、全身乏力、嗜睡等症状,经常晕倒,并时有恶心、呕吐,呕吐物为食物或呈清水样。曾多次就诊于某卫生所,虽经治疗,病情仍日渐加重,并出现全身水肿,面色发黄,尿量减少(约 500 mL/d),故急诊入院。

检查:体温 38 ℃,脉搏 84 次/分,血压 16/10.7 kPa(120/80 mmHg),慢性病容,表情淡漠,精神萎靡,嗜睡,全身水肿,皮肤微黄,腹部饱满,腹水征(±)。右下腹有深压痛,左上腹肋缘下三横指可触及一圆形肿块,边缘不清楚,中等硬度,有轻压痛,可轻微移动。左肾区有叩击痛,右肾区无压痛与叩击痛。

实验室检查:血红蛋白 50 g/L(120~160 g/L),红细胞 $1.6×10^{12}/L[(4.0~5.5)×10^{12}/L]$,中性粒细胞 81%(50%~70%),淋巴细胞 19%(20%~40%)。尿常规:蛋白(+),红细胞 2~3/HP,白细胞 10~15/HP,管型无。血非蛋白氮含量增加,尿素氮 19.99 mmol/L(3.2~7.1 mmol/L),肌酐 442 μmol/L(44~133 μmol/L),血钾 6.04 mmol/L(3.5~5.5 mmol/L),血钠 122.67 mmol/L(130~150 mmol/L)。超声检查:左上腹可见一宽约 5 cm 的液平段,右肾区有一宽 3.75 cm 的液平段。静脉肾盂造影:显影慢淡。腹部平片:第五腰椎右侧有一个 1 cm×0.6 cm 的阴影,第三、四腰椎左侧有一个 2.7 cm×1.2 cm 的阴影。

入院治疗:经输血、抗感染、纠正酸中毒等处理后,立即进行双侧输尿管结石取石术。结石部位以上的输尿管明显扩张,左肾下极成囊状。结石取出后,两侧均放置引流管。术后输液、输血、调整水、电解质平衡及酸碱平衡,并给抗生素。尿量逐渐增加,术后第 3

天及第 4 天分别为 4 900 mL 与 3 200 mL，此后一周尿量维持于 2 000 mL/d，全身水肿消退。术后第 7 天，非蛋白氮 66.4 mmol/L，尿素氮 13.9 mmol/L。术后第 9 天拆线，伤口愈合好，术前症状基本消失，体力渐恢复，上述生化指标除肌酐仍为 282.88 μmol/L 以外，其余均正常。于第 15 天出院。

案例二十七问题与思考：
(1) 按照病因分类肾功能衰竭分几大类型？该患者属于哪一型？
(2) 简述患者近半年来出现食欲缺乏、恶心、呕吐的病理生理学机制。
(3) 简述患者近半年来出现嗜睡症状，经常晕倒的病理生理学机制。
(4) 简述患者血红蛋白 50 g/L，红细胞 1.6×10^{12}/L 的病理生理学机制。
(5) 简述患者全身水肿，尿量减少的病理生理学机制。
(6) 简述患者血非蛋白氮含量增加，尿素氮 19.99 mmol/L，肌酐 442 μmol/L 的病理生理学机制。

案例二十八

患者，男，55 岁，3 个月来自觉全身乏力、恶心、呕吐、食欲缺乏、腹胀，常有鼻出血。近半月来腹胀加剧而入院。既往有慢性肝炎史。体检：营养差，面色萎黄，巩膜轻度黄染，面部及上胸部可见蜘蛛痣，腹部胀满，有明显移动性浊音，下肢轻度凹陷性水肿。实验室检查：红细胞 3×10^{12}/L [$(4 \sim 5.5) \times 10^{12}$/L]，血红蛋白 100 g/L（120~160 g/L），血小板 61×10^{9}/L [$(100 \sim 300) \times 10^{9}$/L] 胆红素 51 μmol/L（1.71~17.1 μmol/L），血钾 3.2 mmol/L（3.5~5.5 mmol/L），血浆白蛋白 25 g/L（40~55 g/L），球蛋白 40 g/L（25~35 g/L）。入院后给予腹腔放液及大量呋塞米等治疗，次日患者陷入昏迷状态，经应用谷氨酸钾治疗，神志一度清醒。以后突然大量呕血，四肢厥冷，心率 134 次/分，血压 63/45 mmHg，立即输库血 100 mL，抢救无效死亡。

案例二十八问题与思考：
(1) 该患者的原发病是什么？请说出诊断依据。
(2) 试分析该患者出现了哪些水、电解质和酸碱平衡紊乱。
(3) 该患者是否伴有凝血功能障碍？为什么？
(4) 分析本病例昏迷的发生机制及诱发因素。
(5) 治疗措施上有无失误之处？提出你的正确治疗措施。
(6) 治疗后病人出现四肢厥冷，心率加快，血压下降，说明体内发生了什么病理变化，机制是什么？

(许丽娜)

第三篇

实验设计的原理与方法

根据生理学、病理生理学的学科特点,对于医学高职高专学生而言,在完成传统的经典实验任务的基础上参与一些实验设计项目,对于其分析解决问题能力的提高有一定帮助,对于培养具有扎实的基础知识、创造性思维和开拓性作风的实用型人才也起到了一定的助力作用。

一、实验设计课程的目的

(1)培养学生实事求是的科学态度及严谨的工作作风。
(2)使学生了解实验设计的基本概念和基本程序,了解实验设计的基本原则和要素。
(3)引导学生尝试设计撰写一个简单的小实验,为日后的科研工作增加感性认识并奠定良好的基础。
(4)提高学生自行设计并独立完成某项科研任务的能力。

二、实验设计的基本程序

实验设计的基本程序包括立题,设计,预备和正式实验,实验资料的收集、整理和统计分析,总结和完成论文。

立题是实验过程中非常关键的一步,需要注意科学性、先进性、可行性和实用性。科学性指选题有充分的科学依据,先进性指对已知的规律有所发现和创新,可行性指立题时考虑已经具备的主、客观条件,实用性指立题有明确的目的和意义。立题的过程是一个创造性思维过程,它包含以下几点:①提出设想:在确立题目之前首先要有一个初步设想或初始意念,初始意念不是凭空想象的,大多数是根据原有的知识,通过分析、广泛联想、认真思考和酝酿而形成的。②查阅文献:查阅大量的文献资料及实验资料,阅读与所选课题相关的教科书、论著、实验技术与方法、实验指导等,了解有关课题的研究现状、已取得的成果和尚存在的问题、今后的研究趋势等,提出新的构思或想法,并对相关实验技术和方法做到心中有数。③确立题目:题目是实验设计的出发点和归结点,也是实验内容的集中体现,对学生而言,应强调其可行性和创新性。

一旦课题选定,第二步就是根据先前实践积累的经验和知识,包括文献资料和访问中获得的间接知识,大体分析对象的内部联系,提出对该题目的可能结果或解释这种预先假定的结果,这叫作假说。假说也是对问题的一种初步分析和综合。一般程序是先建立假说,下一步再设计一些实验或观察项目来加以验证。如果实验观察结果与假说的答案一致,那么后者就有可能是问题的真正答案或解释。

实验前的准备工作,除了理论准备外,还包括仪器的购置、配套和校准,药品选择或提纯及试剂的配置,实验者熟悉实验方法,实验对象的准备等,特别是方法的建立和标准化也需要一段时间的设计。实验准备是一项比较烦琐的工作,但在学生实验中,由于其并不参与实验准备工作,所以对实验前准备工作的重要性没有深刻认识。因此,在实验设计课堂或学生自己设计的实验中,应安排学生参与全部或部分实验准备工作,这样会提高实验质量和实验的成功率。在实验前准备工作基本就绪的基础上,应作出初步实施方案,在方案的指导下进行预实验。根据预实验的过程中遇到的问题,进行方案调整。预实验成功后或取得一定结果,即可开始正式实验。收集实验结果,进行整理分析,得出结论并提出后续研究方向。

当然,一个科学完美的实验设计不是简单的资料堆积过程,它需要遵循一定的设计原则。

三、实验设计的基本原则

(一) 对照原则

对照是比较的基础,要确定处理因素与实验效应之间的关系,没有对照不能说明任何问题。比如想知道新的手术方案是否会降低术后并发症的发生率,就得知道旧的术式并发症的发生情况;想知道新的手术方案主要降低哪种并发症的出现概率,就要按照不同并发症设置不同的观察组。所以对照的形式有多种,可根据研究目的和内容加以选择。生理学和病理生理学实验常用的有以下几种。

(1) 同体对照:即同一个体实验前后实验结果及数据的对照,不另设对照。如化疗药物治疗白血病小鼠,一个疗程后,该鼠异常白细胞数量是否降低。

(2) 阴性对照:①空白对照,对照组不施加任何处理因素,通过对比得出实验组的变化和结果,增加说服力。如观察中医方药对新冠肺炎患者干咳、发热等临床症状的缓解作用,观察组给研究方药,对照组不给该方药,但其他治疗方案均相同。②假处理对照,也称实验对照,除不用被研究的药物或操作外,对照组的动物要经受和给药组同样的处理,如麻醉、手术、注射不含药的溶媒等。如摘除胸腺引起免疫机制破坏的实验,由于附加手术损伤的影响,所得结果不能确定是胸腺摘除或手术本身引起,需在对照组动物中进行摘除胸腺之外的同样手术处理。③安慰剂对照,对照组采用一种无药理作用的假药,它在药物剂型或处置上不能为受试者识别,称安慰剂。使用安慰剂有助于避免对照组患者产生与实验组患者不同的心理作用,但在使用时一定要慎重,作好保密工作。

(3) 阳性对照:①标准对照,以标准或正常值作为对照,这种对照在临床实验中使用较多;②弱阳性对照,以药效较弱的旧药作对照,如新药各方面优于老药,对比有显著意义,则可以肯定新药的临床价值。

(4) 双盲对照:医生和患者均不了解观察药物的分组,只有设计者知道用药组和对照组的划分。

(5) 历史对照:与过去的研究结果作对照。

(6) 相互对照:几种处理方式互为对照,如三种方案治疗高血压,三个方案可以互相对照,比较疗效的高低。

(二) 重复原则

重复原则是指用来实验的样本例数要有一定数量。如果例数太少,有可能把个别情况认为普遍情况,把偶然性或巧合的现象当作必然的规律性现象,以致实验结果错误地推广到群体,得出错误的结论。一般来讲,实验的重复数越多,重现率越高,实验的可信度越高。重现率可用统计学中规定的概率来表示:重现率>95%,$P<0.05$,不出现的概率<5%,得出错误结论的可能性小于5%。如用80只小鼠来研究两种新药A和B的毒副作用,用A药的40只,死亡20只;用B药的40只,死亡1只。统计分析80只小鼠的相关数据得出$P<0.05$,说明A药比B药的毒副作用大的重现率>95%,A药比B药的毒副作用小的概率<5%,所以,由80例样本实验推出群体中使用A药的毒副作用大于B药的结论成立。

例数多或实验次数多可以提高重现率,但过多的样本量会增加相当的人力物力,还可能造成严格控制实验条件的困难。因此,应该在保证实验结果具有一定可靠性的条件下,确定最少的样本例数,以节省人力和经费。样本例数的计算如下。

(1) 动物实验的样本量:小动物(鼠、蛙)每组10~40例为宜,中等动物(兔、豚鼠)每组8~30例适宜,大动物(犬、猫)每组5~20例为宜。计量资料要比计数资料样本例数少,但不应少于5例,10~20例较好。

(2) 根据以往资料估算实验例数,由于研究资料类型不同,研究的方法和要求不同,对样本量大小的估计方法也不同。形式上有样本均数与总体均数的比较、两样本均数比较、多个样本率比较等,详情请参阅统计学资料,不再赘述。

(三) 随机原则

在实验研究中,不仅要求有对照,还要求各组间除了处理因素外,其他产生混杂效应的非处理因素尽可能保持一致,即均衡性要好。贯彻随机化原则是提高组间均衡性的一个重要手段,也是资料统计分析时进行统计推断的前提。

随机是指每个实验对象都有相同的机会,按随机原则分组或接受处理,以减少主观因素的干扰,减少误差。

(1) 完全随机:将动物全部编号,按统计学专著所附的随机数字表,任取一段数字,依次排配各个动物的编号,然后按排配随机数字的奇偶(分2组时)作为归入的组别。之后随机调整,使各组的动物达到均衡。

(2) 分层随机:对重要因素进行均衡,使各组基本一致;对次要因素则按随机处理。例如对小鼠的体重及性别进行均衡,先雌雄分层,而雌雄再按体重分层,得到"雌重、雌轻、雄重、雄轻"四个层,每层小鼠随机分到各观察组,此时各组中的雌雄、轻重基本一致,而其他因素如毛发颜色等则得到随机处理。

四、实验设计的要素

(一) 明确实验目的

进行实验设计,首先要明确实验的目的,明确要解决什么问题,从而做到有的放矢。如要研究一种药物是否具有降血糖作用,可以设立空白对照,实验组给药、空白组不给药,观察血糖的变化情况来分析药效;或者通过动物给药前、后血糖的变化情况来分析药效。这里的主要问题是解决药物对血糖的调控作用,通过两组或自身比较来实现这一目的。

(二) 实验方法和观测指标的选择

在实验性研究中可供选择的实验方法种类繁多,按学科可分为生理学、生物化学、生物物理学、免疫学的方法等;按性质可分为功能学和形态学的方法;按层次或研究水平可分为整体水平、器官与系统水平、细胞和分子水平。指标与实验方法是紧密相关的,实验方法是暴露研究对象内部矛盾性的一种主动活动,而指标则是在实验中用来指示(反映)研究对象中某些特征的可被研究者或仪器感知的某种现象。医学实验指标就是反映实验对象所发生的生理的或病理现象的标志。在实验方法中常含有多种实验指标,而且指标要符合特异性、客观性、重现性、灵敏性、关联性等条件。

(三) 实验对象的选择

(1) 患者:无损伤技术、遥测遥探技术及微量和超微量技术的发展,使得直接在患者身上进行实验性研究成为可能。患者的实验性研究的最大优点就是排除种属差异,其结果可直接应用于临床。但其缺点是实验方法受到限制,实验条件难以控制,目前只是用于少数疾病或病例。随着科学技术的发展,选用患者作为实验对象将展现广阔的前景。

(2) 实验动物:在动物身上复制人类疾病动物的模型,目的在于从中找出可以推广应用于人类疾病防治的规律。灵长类动物最接近人,但价格昂贵,有时需要开展手术的实验可选用犬、羊、猪等大型动物。一般实验常用家兔、鼠类,它们也比较接近人类,价格也相对便宜,所以动物种类要选择接近人类而经济的动物,根据实验要求进行品种和纯度的选择,目前主要用纯种动物。动物的健康状态和营养状态要良好。最好选择年龄一致或接近的动物、体重一致或接近的动物,在年龄上一般应选择发育成熟的年轻动物。如对性别要求不高的实验可雌、雄混用,分组时应雌、雄动物搭配开。与性别直接相关者,只能用一种性别的动物。

(3) 离体器官和组织:如研究心衰影响因素时可选自律性高的蛙离体心脏,研究骨骼肌收缩形式时选择较容易得到标本的蛙坐骨神经-腓神经标本,研究药物对胃肠蠕动影响时选择体外易存活的豚鼠离体肠管等。此外还有离体子宫、离体气管等研究对象。

(4)细胞株:如研究干细胞移植治疗疾病、不同种类癌细胞的生物学特性等问题,需要用到培养好的细胞株。其优点是由同种细胞分裂增殖而得,种的纯度高,而且实验条件可以严格控制,可恒温、可精细和动态观察等。对于培养的细胞,增殖只会增加细胞数量,不会进行性繁殖,只要是同一型号的细胞株,就容易获得再现性结果,也就是不同的研究机构操作方法相同可以得到复制性的数据。其缺点是离体的细胞,其所得的结论尚不能完全代表整体,尚需与整体实验所得的结果互相印证,才能得出完整的结论。

(四)实验误差和误差控制

实验误差的来源有很多方面。有实验动物的种属性差异、个体差异;有实验者主观偏差、操作训练程度差异、感官生理误差、工作责任心和工作态度差异、实验者的个体差异等;有仪器的稳定性和灵敏度、药品的纯度等偏差;有实验方法和指标的准确度和精密度偏差;还受实验条件的影响,如环境湿度、温度、时间等;以及实验对象分配中的分配误差、实验观测次序造成的顺序误差、原因不明的偶发误差等。

要控制误差,首先要遵循重复原则,重复实验的主要意义在于消除个体本身的生物学差异、偶发误差等所造成的误差。实验的"重现性"是检验实验结果真实性的重要尺度。因此,在实验性研究中一定要重复实验,否则只进行1~2次实验,两组虽有显著差异,也可能是因误差造成的假结果。其次是注重客观性原则,如实验方法和指标的客观性、分组的随机性、结果或数据切忌任意的主观取舍、实验者不得随意更换等。力戒主观偏性对实验观察的干扰。还要有足够的样本量,一定的实验例数能消除生物学差异和偶然误差,能提高实验的精密度,使结果更有意义。最后,不管是移植的方法还是自创的方法,必须进行方法标准化。所谓方法标准化,一般来说即该法达到重复误差小(组内变异系数、组间变异系数小)、回收率高的要求。若使用未经标准化的方法,必然会影响实验结果的真实性。实验前熟悉实验方法,进行仪器的校准,掌握仪器的性能和操作规程,检查试剂的纯度,细心配制试剂等,也是减小误差的手段。同时一人称量或计算会出现失误,因此应有人进行校对和校算,计算时也可用不同的方法进行校算。

(五)观察的客观性、系统性、精确性

最好用观测仪器进行观察,非设备观察也应持科学态度,实事求是,力戒主观片面性的干扰。观察时按计划顺序进行,只有这样观察,才能保证观察的全面性,才不至于遗漏实验现象,特别是那些初看不重要而以后才发现其重要性的生理变化或病理变化。要注意发现相似事物中的微小差异,发现不同事物中的微小共同点,善于发现实验对象中发

生的任何微小变化等。要排除错觉、幻觉以及先入为主的主观感觉,不能由于粗心而造成观察的不准确。

(六) 实验结果和数据的整理、分析与判断

实验者在取得原始数据或资料后,首先要对其整理,使之系统化、明确化。数据不得随意取舍,但出现明确违反客观规律的极端值应舍去。整理数据时有效数字中保留1位可疑数字,其后的数字,按4舍6入,如为5时则按奇进偶舍处理,如6.555进为6.56,如为6.545则舍为6.54。小数点位数应一致,加减乘除等计算,小数的保留位数以有效数字位数最短为准。图表可以更加直观地说明问题,可根据需要选用直方图、线图、百分构成图等。在数据整理的基础上按照统计学要求,计算出均值标准差或标准误,进而进行显著性测验等(请参看统计学)。

五、实验设计大纲

实验设计大纲包括以下内容。

(1)立题:根据学生在生理学、病理生理学、药理学所学的知识自由选题。选题时注意科学性、先进性、可行性和实用性。

(2)实验动物选择和分组:选择经济实用的动物,根据研究的目的和处理的方式进行分组。如果是单因素设计,只有一种因素而无非处理因素者用完全随机设计分组法;如果有一种处理因素和一种非处理因素,则采用配伍处理分组;在多因素设计时,即实验安排两种以上处理因素时,则采用析因设计法分组(详见统计学)。

(3)动物处理:包括疾病模型复制和实验治疗两部分,注意模型相似性、重复性与实用性原则,动物麻醉、固定、疾病模型复制,给药剂量、途径等具体的方法。

(4)观察指标:指标测定的具体步骤,包括样本采集、样本处理、测定方法和使用仪器等。注意指标的特异性、客观性、重现性和灵敏性。

(5)数据收集和分析:实验数据的完整性和准确性是对实验研究的最根本要求,可靠的数据分析是建立在完整的、准确的实验数据基础之上的。因此,只有高质量的数据,才谈得上高质量的实验研究。

(6)论文的撰写:自然科学论文的基本结构通常包括四部分,即"前言""材料与方法""结果""讨论与结论"。当然,这几部分也不是绝对的,可根据不同的情况或分或合,灵活运用,但这几部分所包含的内容是不可缺少的。按照医学期刊编排格式的规范化要求,医学论文的模块主要包括题目、作者信息、摘要、关键词、正文、参考文献等。

(7)以下附生理学、病理生理学实验设计题目供大家参考。

1)迷走神经对心脏活动的紧张性作用。

2)神经干动作电位的产生与钠离子的关系。

3) 影响骨骼肌兴奋-收缩耦联的因素。

4) 麻醉药物对家兔血压、体温、心率、呼吸的影响。

5) 抗利尿激素对尿量的影响。

6) 影响胰液分泌的因素。

7) 影响神经干动作电位传导速度的因素。

8) 家兔肺牵张反射对呼吸运动的调节作用。

9) 肾上腺素的抗休克作用。

(张秋莹)

附 录

参考文献

[1] 冯向功,陈道云.医学机能实验指导[M].上海:第二军医大学出版社,2010.
[2] 赵明耀.病理生理学实验指导与典型病例分析[M].郑州:河南科学技术出版社,2000.
[3] 王庭槐.生理学[M].9版.北京:人民卫生出版社,2018.
[4] 秦川,魏泓.实验动物学[M].2版.北京:人民卫生出版社,2015.
[5] 孙银平.病理生理学基础[M].郑州:郑州大学出版社,2017.
[6] 余万桂,钱锋.医学机能学实验指导[M].南京:东南大学出版社,2021.
[7] 王建枝,钱睿哲.病理生理学[M].9版.北京:人民卫生出版社,2018.
[8] 严杰,邓冰湘.医学机能学实验教程[M].北京:人民军医出版社,2010.
[9] 吕同德,于兰,陈新民,等.生物疗法在荷瘤裸鼠体内的抗瘤效应[J].细胞与分子免疫学杂志,1999(1):53.

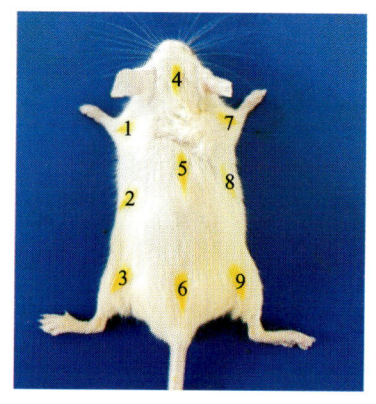 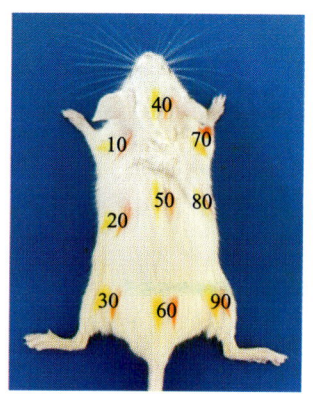

图 1-3-16　背部染色标记法　　　　图 1-3-17　背部双色标记法

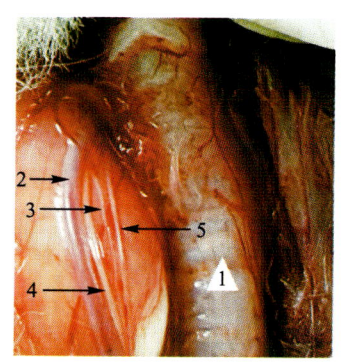

图 1-3-31　家兔颈部结构示意图
1.气管　2.颈总动脉　3.减压神经　4.迷走神经　5.交感神经

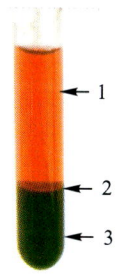

图 2-1-10　血液组成
1.血浆；2.白细胞与血小板；3.红细胞

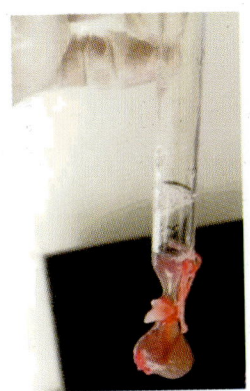 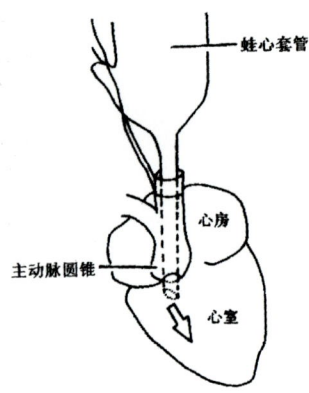

图 2-1-18　蛙心插管

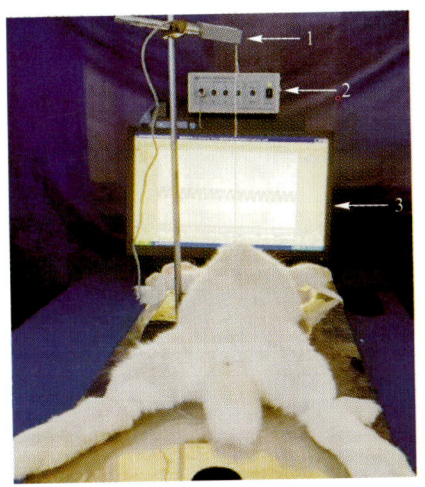

图 2-1-32　家兔呼吸运动调节实验装置

1.张力换能器　2.MedLab 信号采集器　3.呼吸变化曲线

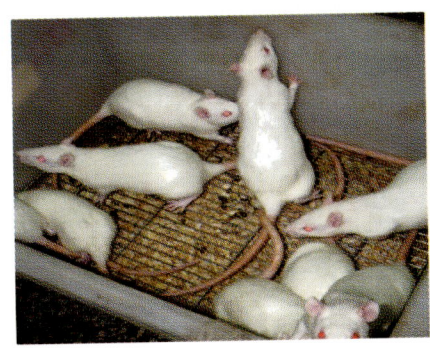 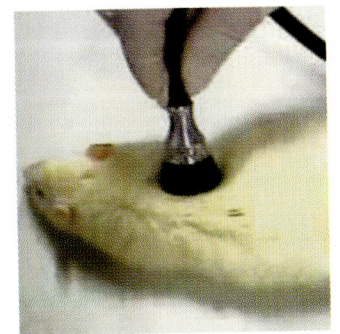

A　　　　　　　　　　　　　B

图 2-2-1　给药前观察

A 皮肤黏膜颜色观察　B 大鼠肺部进行听诊

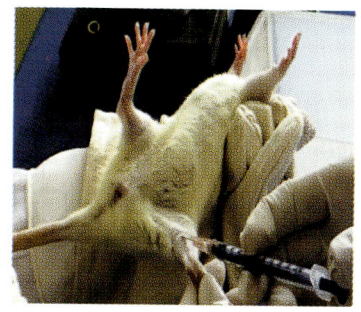
图 2-2-2 大鼠肌肉注射操作示范

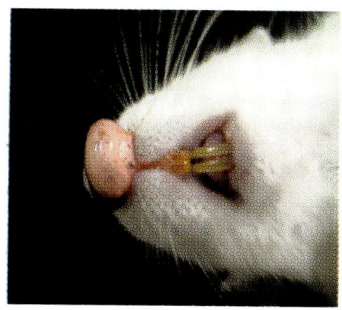
图 2-2-3 粉红色泡沫样痰

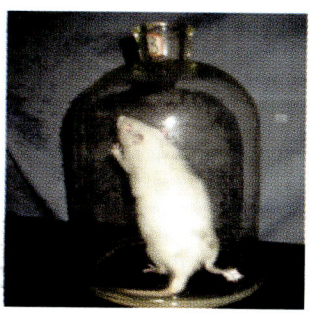
图 2-2-4 端坐呼吸

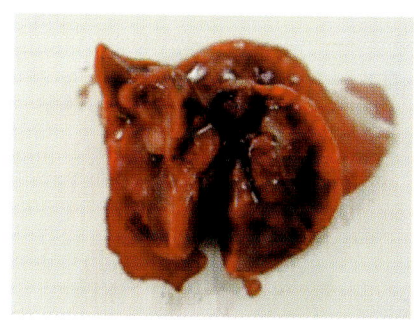
A

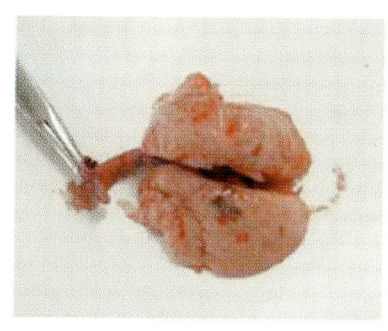
B

图 2-2-5 水肿肺与正常肺的大体观
A 水肿肺 B 正常肺

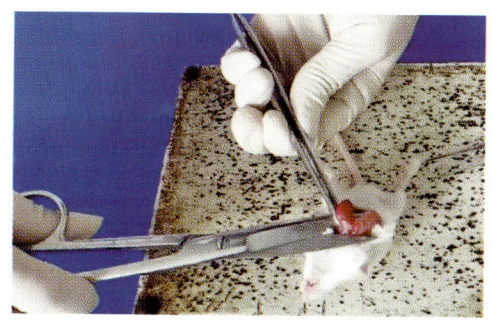
图 2-2-9 分离心脏操作示范

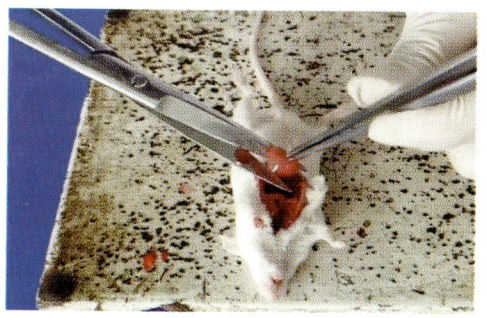
图 2-2-10 分离肝脏操作示范

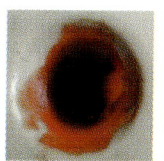
正常血色

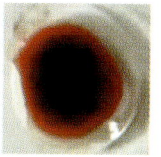
低张性缺氧血色

图 2-2-11 低张性缺氧小鼠血液与正常小鼠血液颜色对比

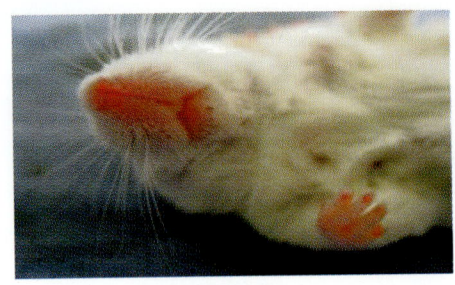 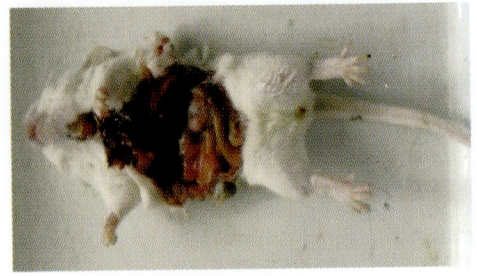

A 樱桃红色改变　　　　　　　　　　　　B 青石板色改变

图 2-2-13　血液性缺氧小鼠口唇、尾巴颜色

A 一氧化碳中毒　B 亚硝酸盐中毒

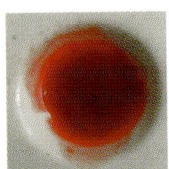 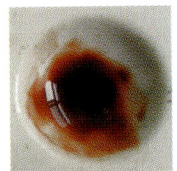 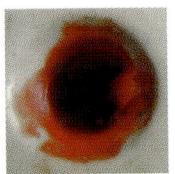

A 樱桃红色改变　　　　B 暗褐色改变　　　　C 鲜红色

图 2-2-14　血液性缺氧小鼠血液颜色

A 一氧化碳中毒　B 亚硝酸盐中毒　C 正常

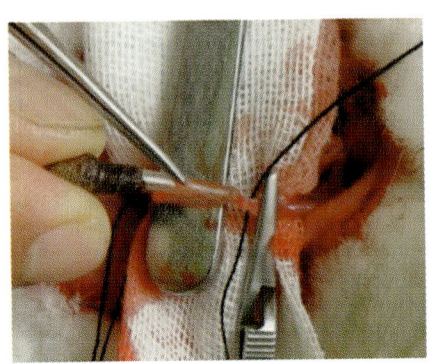 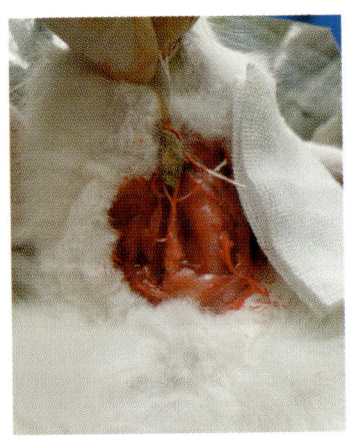

图 2-3-4　家兔动脉插管　　　　图 2-3-5　颈外静脉插管

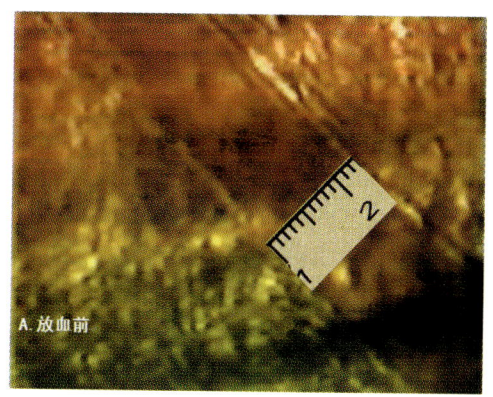 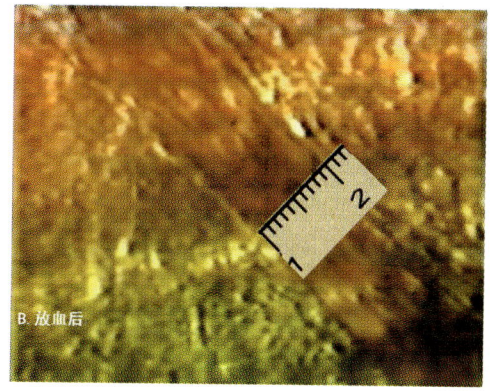

图 2-3-6 放血前后微动脉口径比较
A 2 000×超高倍视野下,放血前微动脉
B 2 000×超高倍视野下,放血后同一微动脉,口径明显缩小(标尺仅供对比参考,非显微镜下真实长度)

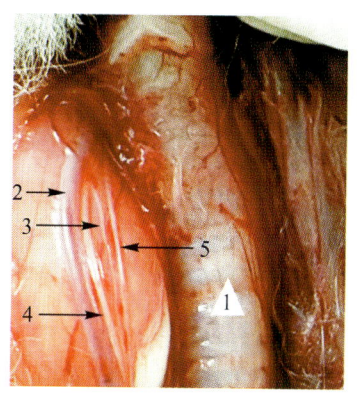 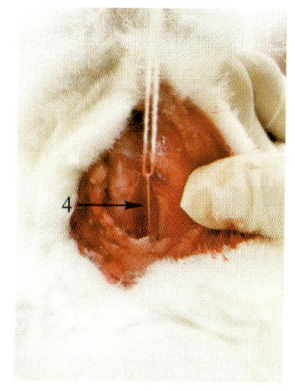

图 2-3-16 分离迷走神经
1.气管 2.颈总动脉 3.减压神经 4.迷走神经 5.交感神经

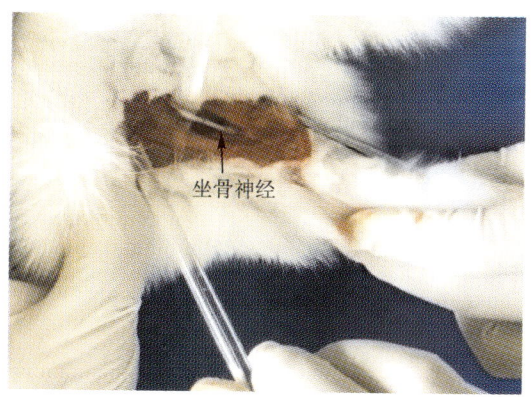

图 2-3-18 分离家兔左后肢坐骨神经